XIANDAI ERBIYANHOU-
TOUJING WAIKE ZHENLIAO

现代耳鼻咽喉-头颈外科诊疗

主编 朱向阳 冯娟 李奇志 吕颜露

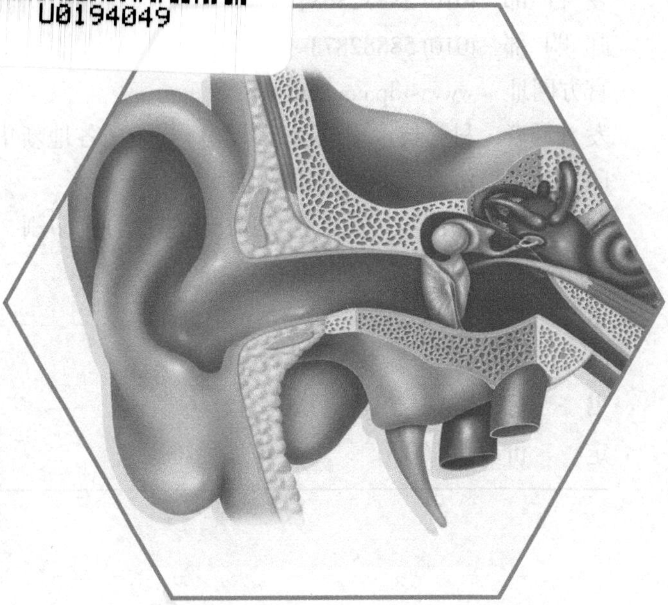

科学技术文献出版社
SCIENTIFIC AND TECHNICAL DOCUMENTATION PRESS
·北京·

图书在版编目（CIP）数据

现代耳鼻咽喉-头颈外科诊疗 / 朱向阳等主编. — 北京：科学技术文献出版社, 2018.5
ISBN 978-7-5189-4472-9

Ⅰ. ①现… Ⅱ. ①朱… Ⅲ. ①耳鼻咽喉病—诊疗②头—疾病—诊疗③颈—疾病—诊疗 Ⅳ. ①R762②R65

中国版本图书馆CIP数据核字(2018)第104419号

现代耳鼻咽喉-头颈外科诊疗

策划编辑：曹沧晔　　责任编辑：曹沧晔　　责任校对：赵　瑗　　责任出版：张志平

出 版 者　科学技术文献出版社
地　　址　北京市复兴路15号　邮编 100038
编 务 部　(010) 58882938，58882087（传真）
发 行 部　(010) 58882868，58882874（传真）
邮 购 部　(010) 58882873
官方网址　www.stdp.com.cn
发 行 者　科学技术文献出版社发行　全国各地新华书店经销
印 刷 者　济南大地图文快印有限公司
版　　次　2018年5月第1版　2018年5月第1次印刷
开　　本　880 × 1230　1/16
字　　数　350千
印　　张　11
书　　号　ISBN 978-7-5189-4472-9
定　　价　148.00元

前　言

科学的不断进步为医学科学的发展开辟了广阔的领域。近年来，我国耳鼻喉学的发展尤为迅速，多种诊断方法和治疗手段相继应用到临床工作中来，极大地丰富了耳鼻喉学的内容。为适应耳鼻喉学的快速发展，满足耳鼻喉科临床工作者的实际需求，我们组织了长期从事临床一线的医务工作者，参阅了大量文献，并结合丰富的临床经验，着手撰写了此书。

本书重点阐述了耳鼻喉最常见、最多发疾病的病因、临床表现、诊断及治疗原则。内容丰富，重点突出，简明实用。着重介绍了一些新的理论、新的观念，期望能给阅读者提供一点新思路，以便从多个角度去归纳、总结、分析临床上出现的问题，找出恰当的解决办法。

本书在编写过程中参阅了许多相关专业的书籍，但由于编者较多，文笔不一，加之时间和篇幅有限，虽尽力而为，不当与错误之处在所难免，望广大读者批评指正。

编　者

2018 年 5 月

目 录

第一章

耳鼻咽喉头颈部的解剖与生理学

第一节　耳的应用解剖与生理学

一、耳的应用解剖

耳包括外耳、中耳和内耳（图1－1）。

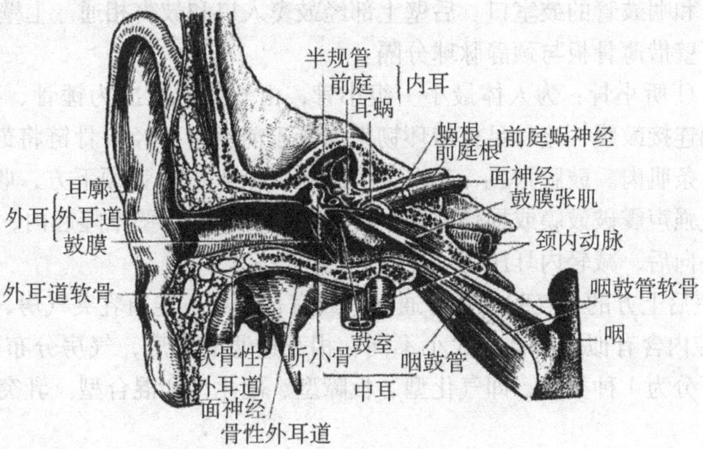

图1－1　耳的解剖关系示意

（一）外耳

外耳包括耳郭及外耳道。

1. 耳郭　由软骨、软骨膜及皮肤构成，耳垂处无软骨。耳郭皮下组织少，炎症时疼痛剧烈。皮肤菲薄，易发生冻伤。

2. 外耳道　起自外耳道口，止于鼓膜，略呈“S”形弯曲。外1/3为软骨部，内2/3为骨部。软骨部皮肤有耵聍腺、毛囊和皮脂腺。外耳道皮下组织少，当感染肿胀时神经末梢受压可引起剧痛。

3. 外耳神经来源　①下颌神经的耳颞支，分布于外耳道前壁，故牙痛时可引起反射性耳痛；②迷走神经的耳支，分布于外耳道的后壁，故刺激外耳道的后壁可引起反射性咳嗽；③耳大神经、枕小神经、面神经和舌咽神经的分支也有分布。

外耳的淋巴引流至耳郭周围淋巴结。耳郭前面的淋巴流入耳前淋巴结与腮腺淋巴结，耳郭后面的淋巴流入耳后淋巴结，耳郭下部及外耳道下壁的淋巴流入耳下淋巴结、颈浅淋巴结及颈深淋巴结上群。

（二）中耳

中耳由鼓室、鼓窦、乳突和咽鼓管组成。

1. 鼓室　位于鼓膜与内耳外侧壁之间。向前经咽鼓管与鼻咽相通，向后经鼓窦入口与乳突相连。鼓膜紧张部上缘平面以上部分为上鼓室，紧张部下缘平面以下部分为下鼓室，下达鼓室底；上、下鼓室之间为中鼓室（图1－2）。

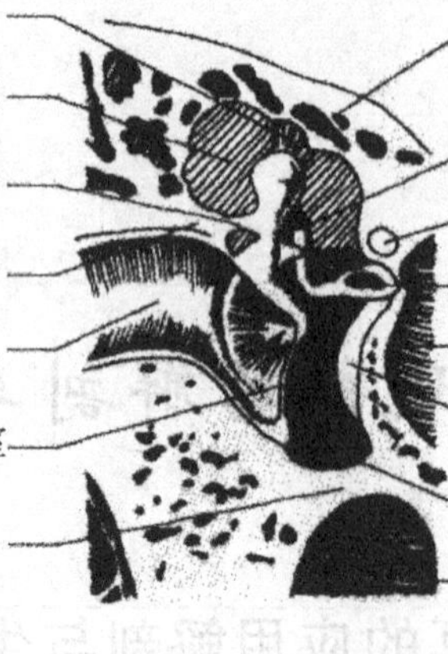

图1－2　鼓室的划分

（1）鼓室壁：有外、内、前、后、上、下6个壁。外壁主要被鼓膜占据。鼓膜为椭圆形、半透明薄膜，介于鼓室与外耳道之间。内壁即内耳的外壁，中央膨隆处为鼓岬系耳蜗底周所在。前庭窗位于鼓岬后上方。蜗窗位于鼓岬后下方。前庭窗上方为面神经管突。面神经管突后上方为外半规管凸。前壁有鼓膜张肌半管的开口和咽鼓管的鼓室口。后壁上部经鼓窦入口和鼓窦相通。上壁与颅中窝的大脑颞叶分隔，又称鼓室盖。下壁借薄骨板与颈静脉球分隔。

（2）鼓室内容：①听小骨：为人体最小一组小骨，由外向内依次为锤骨、砧骨和镫骨。三者相连构成听骨链。锤骨柄连接鼓膜，镫骨足板借环韧带连接于前庭窗，经听骨链将鼓膜的振动传导至内耳。②肌肉：鼓室内有2条肌肉。鼓膜张肌，起自鼓岬的匙突，止于锤骨颈下方，收缩时牵拉锤骨柄向内，增加鼓膜张力，以免强声震破鼓膜或损伤内耳。镫骨肌起自鼓室后壁锥隆起内，肌腱止于镫骨颈，肌肉收缩时牵拉镫骨小头向后，减轻内耳压力。

2. 鼓窦　为鼓室后上方的含气腔，前方通向上鼓室，向后下连通乳突气房，上壁与颅中窝相隔。

3. 乳突　乳突腔内含有似蜂窝样、大小不同、相互连通的气房，气房分布范围因人而异，根据气房发育程度，乳突可分为4种类型，即气化型、板障型、硬化型和混合型。乳突后壁借骨板与乙状窦和颅后窝相隔。

4. 咽鼓管　咽鼓管是连通鼓室及鼻咽之间的管道。外1/3为骨部，内2/3为软骨部，平时处于关闭状态，防止声音经咽鼓管传至中耳。鼓室口起于鼓室前壁，向内、下、前方斜行开口于鼻咽侧壁的咽鼓管咽口。当张口、吞咽、打呵欠时，咽口开放，以调节鼓室内气压，保持鼓膜内、外压力平衡。咽鼓管黏膜为假复层纤毛柱状上皮，纤毛运动方向朝向鼻咽部，可使鼓室分泌物得以排除；咽鼓管在软骨部的黏膜呈皱襞样，具有活瓣作用，故能防止咽部液体等进入鼓室。小儿咽鼓管短而宽，又接近水平，因此小儿的咽部感染较易经此咽鼓管侵入鼓室引起中耳炎。

（三）内耳

内耳位于颞骨岩部内，结构复杂而精细，故又称迷路。按解剖和功能分为前庭、半规管和耳蜗3个部分（图1－3）。组织学上可分为形状相似的2部分，即骨迷路和膜迷路。膜迷路位于骨迷路之内，两者之间充满外淋巴，膜迷路含有内淋巴，内、外淋巴互不相通。膜迷路内有听觉与位觉感受器。

1. 骨迷路　为骨性结构，包括耳蜗、前庭和半规管。

（1）前庭：位于耳蜗和半规管之间，略呈椭圆形。后上部有3个骨半规管的5个开口。外壁即鼓室内壁的一部分，有前庭窗为镫骨足板所封闭。

（2）骨半规管：位于前庭的后上方，为3个相互垂直的2/3环形的小骨管，依其位置分别称为外（水平）、上（前）、后半规管。每个半规管的两端均开口于前庭，其一端膨大部称壶腹。前、后半规管的另一端合成一总脚通向前庭，因此3个半规管共有5孔通入前庭（图1－4）。

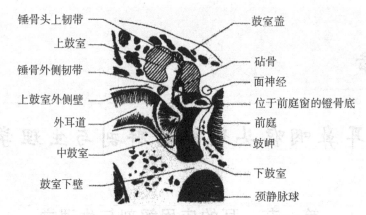

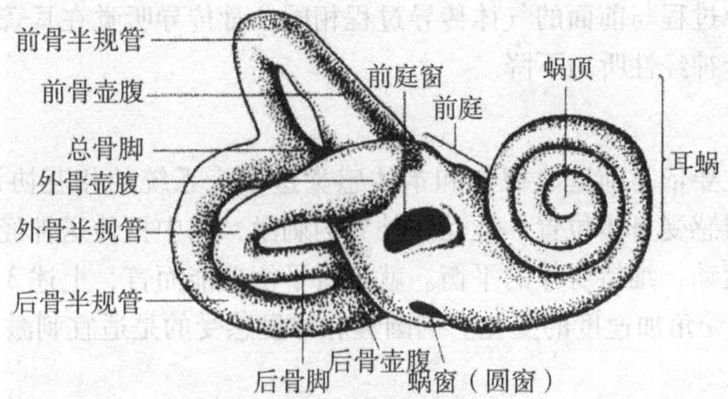

图1-3 骨迷路示意

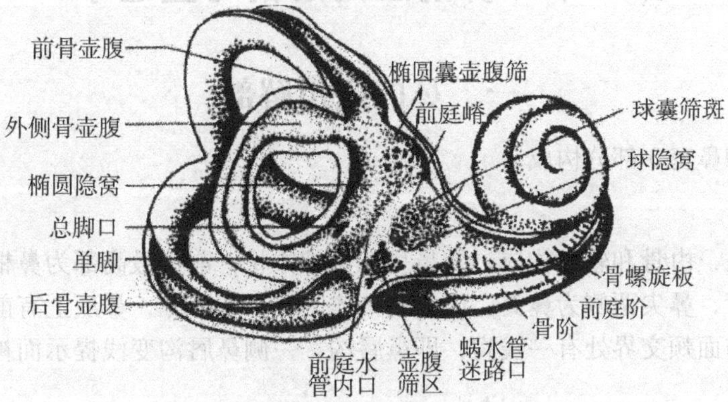

图1-4 骨迷路剖面示意

（3）耳蜗：位于前庭的前面，形似蜗牛壳，由周围的骨蜗管沿中央的蜗轴盘旋构成。骨蜗管绕蜗轴2.5~2.75周，底周相当于鼓岬。骨蜗管再被前庭膜和基底膜分成3个阶，上方者为前庭阶，起自前庭；中间为膜蜗管，又名中阶，系迷路；下方者名鼓阶。前庭阶和鼓阶内含外淋巴，通过蜗尖的蜗孔相通。中阶内充满内淋巴。

2. 膜迷路　借纤维束固定于骨迷路内，由椭圆囊、球囊、膜蜗管及膜半规管组成，各部相互连通。膜蜗管的基底膜上有螺旋器又名Corti器，由内、外毛细胞，支柱细胞和盖膜等组成，是听觉感受器。椭圆囊和球囊内有位觉斑，膜半规管内有壶腹嵴，能够感受位觉变化。

二、耳的生理

耳具有听觉和平衡功能。

（一）听觉功能

声音可以通过2种途径传入内耳：①振动通过鼓膜和听骨链传导；②通过颅骨传导，前者称空气传导（简称气导），后者称骨传导（简称骨导）。在正常生理状态下，以空气传导为主。

1. 空气传导　传导过程简示如下。

声波
↓
耳郭→外耳道→鼓膜→听骨链→前庭窗→外、内淋巴→螺旋器→听神经→听觉中枢
空气震动　传声变压　液体波动　感音 神经冲动 综合分析
（外耳）　（中耳）　（内耳）　（迷路后）（大脑皮质）

在前庭窗以外的任何部分出现问题，都可能导致听力下降，例如鼓膜穿孔、听骨链侵蚀破坏或固定等，往往需要手术来解决。

2. 骨传导　骨传导指声波通过颅骨传导到内耳使内耳淋巴液发生相应的振动而引起基底膜振动，

耳蜗毛细胞之后的听觉传导过程与前面的气体传导过程相同。骨传导听觉在耳聋性质鉴别诊断中意义重大，骨导曲线下降表明感音神经性听力下降。

（二）平衡功能

在日常生活中，人体主要依靠前庭、视觉和本体感觉这3个系统的相互协调作用来维持身体的平衡。这些系统的外周感受器感受身体位置、运动及外界的刺激，向中枢传送神经冲动，经中枢神经系统整合后，通过各种反射性运动，维持身体的平衡。就维持平衡功能而言，上述3个系统中以前庭系统最为重要。3对半规管主要感受角加速度的变化。椭圆囊和球囊感受的是适宜刺激，是直线加速度运动。

（朱向阳）

第二节　鼻的应用解剖与生理学

一、鼻的应用解剖

鼻由外鼻、鼻腔和鼻窦3部分构成。

（一）外鼻

外鼻位于面部中央，由骨和软骨构成。外鼻呈三棱锥体状，前棱最高部为鼻根，向下依次为鼻梁及鼻尖，鼻梁两侧为鼻背，鼻尖两侧为鼻翼。该三棱锥体的底部即鼻底，鼻底上有前鼻孔，两前鼻孔间是鼻小柱。鼻翼向外下与面颊交界处有一浅沟，即鼻唇沟，一侧鼻唇沟变浅提示面神经麻痹。

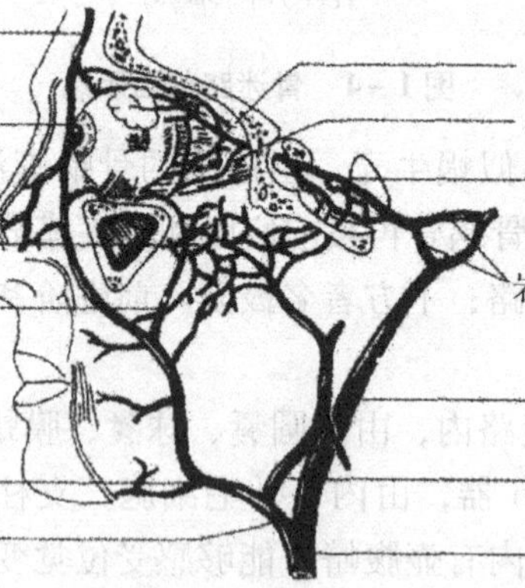

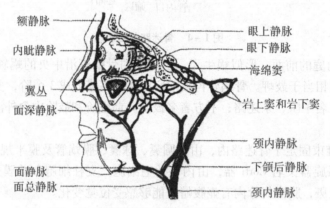

图1－5　外鼻静脉与眼静脉及海绵窦的关系

鼻尖、鼻翼皮肤富有皮脂腺、汗腺和毛囊，为鼻疖、痤疮、酒糟鼻的好发部位。外鼻的静脉主要经内眦静脉和面静脉汇入颈内静脉，内眦静脉又可经眼上、下静脉与海绵窦相连通（图1－5）。面部静脉无瓣膜，血液可双向流动，所以当挤压鼻或上唇疖肿时，有引起海绵窦血栓性静脉炎之危险。临床上将鼻根部与上唇三角形区域称为“危险三角区”。

外鼻的运动神经为面神经，感觉神经主要是三叉神经第1支（眼神经）和第2支（上颌神经）的一些分支。

（二）鼻腔

鼻腔被鼻中隔分成左右两侧，每侧鼻腔又分为鼻前庭和固有鼻腔。

1. 鼻前庭　位于鼻腔前部，向后经内孔区通固有鼻腔，其皮肤部分由复层扁平上皮覆盖，富含皮脂腺和汗腺，并长有鼻毛，较易发生疖肿。由于缺乏皮下组织，皮肤与软骨膜紧密黏合，一旦发生疖肿，疼痛剧烈。

2. 固有鼻腔　简称鼻腔，起于内孔区，后界为后鼻孔。鼻前庭皮肤与固有鼻腔黏膜移行处称鼻阈。鼻腔分为内、外侧和顶、底4壁。

（1）内侧壁：即鼻中隔主要由鼻中隔软骨和筛骨正中板构成。鼻中隔前下部的黏膜内动脉血管丰富，密集成网，此处称为利特尔区，又称易出血区（图1-6），是鼻出血的好发部位。

（2）外侧壁：是鼻腔解剖结构中最为复杂的区域，也是最具生理和病理意义的部位。主要由筛骨及上颌骨的内侧壁组成。从下向上有3个呈阶梯状排列的长条骨片，依次称为下、中、上鼻甲。各鼻甲的外下方均有一裂隙样空间，对应地依次称为下、中、上鼻道（图1-7）。

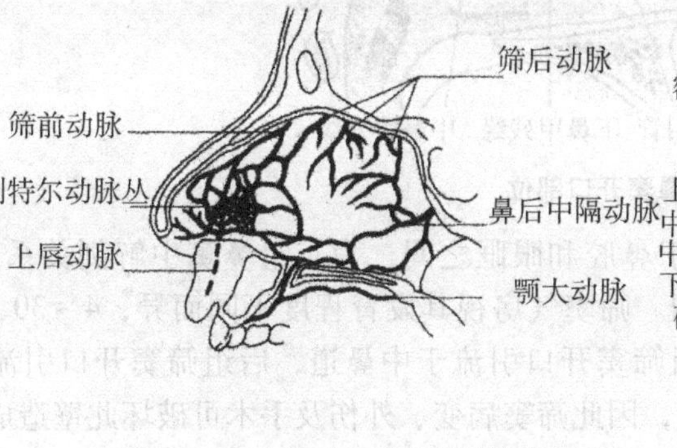

图1-6　鼻中隔动脉分布及利特尔区

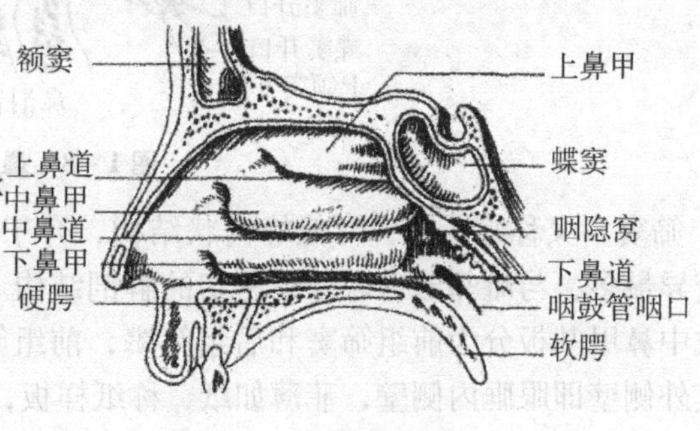

图1-7　鼻腔外侧壁

下鼻甲及下鼻道：下鼻甲是位置最靠前，也是最大的鼻甲，其前端接近鼻阈，后端距咽鼓管咽口1cm。下鼻甲肿大或肥大时可引起鼻塞，也可引起耳部症状。下鼻道前上方有鼻泪管的开口，距前鼻孔3～3.5cm。下鼻道外侧壁前端近下鼻甲附着处骨质最薄，是上颌窦最佳穿刺部位。

中鼻甲及下鼻道：中鼻甲属筛骨的一部分，为筛窦内侧壁的标志。中鼻道有2个隆起，前下者呈弧形嵴状隆起，称钩突，其后上者称筛泡，属筛窦结构，内含1～4个气房。2个突起之间有一半月形裂隙，名半月裂孔，此孔向前下和外上扩大呈漏斗状，名筛漏斗，额窦、前组筛窦及上颌窦均开口于此。中鼻甲、中鼻道及其附近的区域统称为窦口鼻道复合体，中鼻甲、钩突和筛泡亦是鼻内镜手术的重要解剖标志。

上鼻甲和上鼻道：上鼻甲是3个鼻甲中最小的一个，亦属筛骨结构，位于鼻腔外侧壁上后部位，前鼻镜检查一般窥不到上鼻甲。上鼻甲后端的后上方有蝶筛隐窝，是蝶窦开口所在。后组筛窦则开口于上鼻道。

各鼻甲与鼻中隔之间的共同狭长腔隙称总鼻道。以中鼻甲游离缘为界，其上方鼻甲与鼻中隔之间的腔隙为嗅裂，亦称嗅沟。嗅沟最上面的一小部分鼻腔黏膜为嗅区黏膜。占鼻腔绝大部分的为呼吸区黏膜，含有丰富的腺体及杯状细胞，其表面有一层黏液毯，对维持鼻腔的生理功能具有重要意义。黏膜下的毛细血管与小静脉之间形成海绵状血窦，具有重要的生理和病理意义。

（3）顶壁：呈穹隆状。前段倾斜上升，为鼻骨和额骨鼻突构成；后段倾斜向下，即蝶窦前壁；中段水平，即为分隔颅前窝的筛骨水平板，属颅前窝底的一部分，板上有许多小孔称筛孔，有嗅丝通过。筛板菲薄而脆，易因外伤或手术误伤导致脑脊液鼻漏或鼻源性颅内并发症。

（4）底壁：即硬腭的鼻腔面，与口腔相隔。前3/4由上颌骨腭突构成，后1/4由腭骨水平部构成。

（三）鼻窦

鼻窦是鼻腔周围颅骨内的一些含气空腔，一般两侧对称排列，共有4对。依其所在颅骨命名，分别为上颌窦、筛窦、额窦和蝶窦。依照窦口所在的位置不同，将鼻窦分为前、后2组：前组鼻窦包括上颌窦、前组筛窦和额窦，分别开口于中鼻道；后组鼻窦包括后组筛窦和蝶窦，前者开口于上鼻道，后者开口位于蝶筛隐窝（图1-8）。

1. 上颌窦　位于上颌骨内，为鼻窦中最大者。共有5壁：前壁或称面壁，向外下倾斜，骨壁甚薄，在眶下缘下方有一眶下孔，眶下神经及血管通过此孔；后外壁与翼腭窝和颞下窝毗邻，近翼内肌，故上颌窦恶性肿瘤破坏此壁时，此肌受累可致张口受限；上壁为眼眶底壁，故上颌窦疾病和眶内疾病可相互影响；底壁相当于上颌牙槽突，常低于鼻腔底部，与上列第二双尖牙和第一、第二磨牙根部关系密切，故牙根感染有时可引起牙源性上颌窦炎；内侧壁即鼻腔外侧壁下部，经上颌窦开口通于中鼻道，因窦口位置较高，不易引流，故易感染成上颌窦炎。

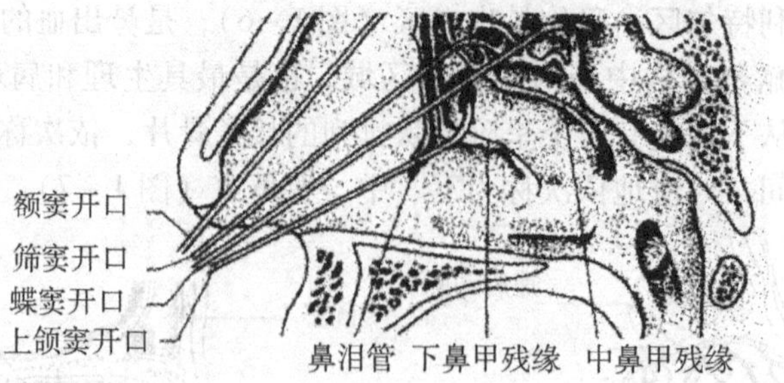

图1－8　鼻窦开口部位

2. 筛窦　又称筛迷路，形似蜂窝状结构，介于鼻腔和眼眶之间，为4组鼻窦中解剖关系最复杂、自身变异最多、与毗邻器官联系最密切的解剖结构。筛窦气房视其发育程度不同而异，4～30个不等。筛窦被中鼻甲基板分为前组筛窦和后组筛窦，前组筛窦开口引流于中鼻道，后组筛窦开口引流于上鼻道。其外侧壁即眼眶内侧壁，菲薄如纸，称纸样板，因此筛窦病变、外伤及手术可破坏此壁造成眶内并发症。

3. 额窦　位于额骨内外两层骨板之间，经额窦中隔分为两侧额窦。前壁为额骨外骨板，较坚厚，含骨髓，炎症或外伤可致骨髓炎。后壁较薄，毗邻颅前窝，额窦黏膜的静脉常通过此壁与硬脑膜静脉相连，故额窦感染可侵入颅内。底壁即为眼眶顶壁和前组筛窦之顶壁，此壁甚薄，炎症时有明显压痛。额窦囊肿亦可破坏此处侵入眶内。底壁内下方有额窦开口，经鼻额管引流到中鼻道前端。

4. 蝶窦　位于蝶骨体内。外侧壁为颅中窝底的一部分，与海绵窦、颈内动脉和视神经管等毗邻。气化较好的蝶窦，此壁菲薄甚至缺损，使上述结构裸露于窦腔内，手术不慎将出现失明及大出血。顶壁上方为颅中窝底的一部分，呈鞍形，称为蝶鞍，承托垂体。前壁参与构成鼻腔顶的后段和筛窦后壁，有蝶窦开口。下壁即后鼻孔上缘和鼻咽顶，翼管神经孔位于下壁外侧的翼突根部。

二、鼻的生理

（一）鼻腔的生理功能

1. 呼吸功能

（1）清洁作用：正常人鼻毛及其生长方向（朝向前外）可以过滤吸入气流中的颗粒状物，并使异物难进易出。鼻毛可阻挡空气中的较大尘粒，黏膜表面的黏液毯能黏附小的尘埃和微生物，借纤毛运动送入咽部吐出或咽下，纤毛运动是维持鼻腔正常生理功能的重要机制。鼻腔分泌的酸性黏液及溶菌酶可抑制和溶解微生物。

（2）温度调节作用：吸入的空气通过鼻腔时，依赖鼻腔黏膜血管（主要是海绵窦）的舒缩作用，使吸入鼻腔的气流保持相对恒定的温度。空气经过鼻腔到达咽部时，可被调节至32～34℃。

（3）湿度调节作用：鼻黏膜中的分泌性上皮（如杯状上皮）的分泌物、各种腺体（如黏液腺、浆液腺、嗅腺等）的分泌物以及毛细血管的渗出维持鼻腔的湿度，鼻黏膜每昼夜分泌1 000mL左右的液体，用以提高吸入空气的湿度，有利于肺泡的气体交换和维持呼吸道黏膜的正常纤毛运动。

2. 嗅觉功能　嗅觉功能主要依赖嗅区黏膜及其中的嗅细胞。嗅觉起着识别、报警、增进食欲、影响情绪等作用。吸入鼻腔内含有气味的微粒到达嗅区黏膜，刺激嗅细胞产生神经冲动，经嗅神经通路传至嗅觉中枢而感知嗅觉。

3. 共鸣作用　鼻腔在发音时起共鸣作用。鼻塞时出现闭塞性鼻音，鼻咽腔闭合不全或不能关闭时可出现开放性鼻音。

（二）鼻窦的生理功能

一般认为鼻窦对鼻腔的共鸣功能有辅助作用，并可减轻头颅重量，缓冲外来冲击力，对重要器官有一定的保护作用。

（朱向阳）

第三节　咽的应用解剖与生理学

一、咽的应用解剖

咽是呼吸道和消化道上端的共同通道，上宽下窄略呈漏斗状。上起颅底，下至第6颈椎，成人全长约12cm。前方与鼻腔、口腔和喉相通；后壁邻接椎前筋膜；两侧与颈部大血管和神经毗邻。

（一）咽的分部

咽自上而下分为鼻咽、口咽和喉咽3部分（图1-9）。

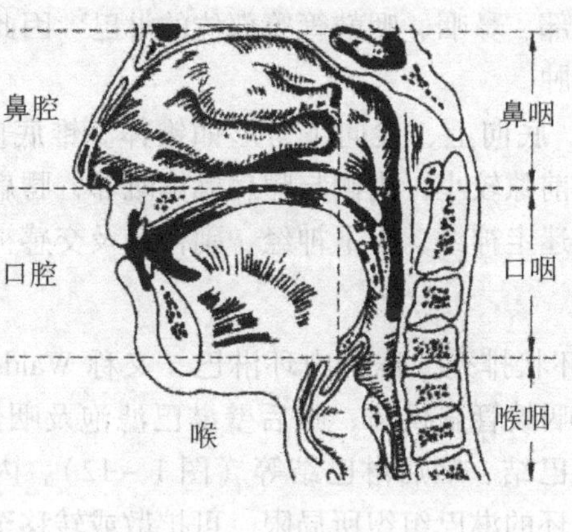

图1-9　咽的分区

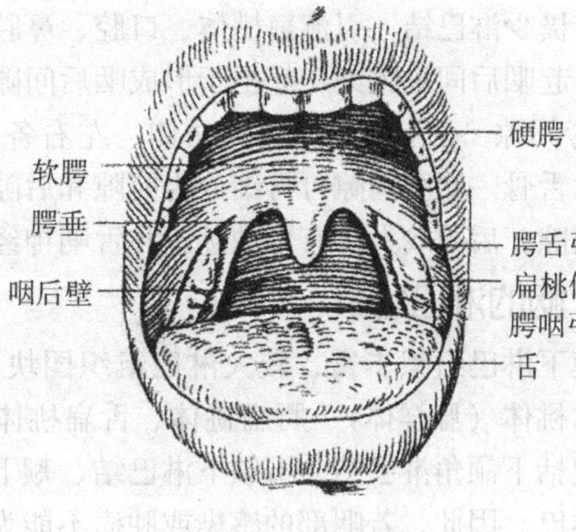

图1-10　咽峡的组成

1. 鼻咽　又称上咽，位于颅底与软腭游离缘平面之间。前方经后鼻孔与鼻腔相通，后壁平对第1、第2颈椎，下方与口咽相通。顶部黏膜下有丰富的淋巴组织集聚，呈桔瓣状，称咽扁桃体，又称腺样体。两侧壁有咽鼓管咽口，此管与中耳腔相通。咽鼓管咽口周围有散在的淋巴组织，称咽鼓管扁桃体。咽口后上方有一半环形隆起，称咽鼓管圆枕。咽鼓管圆枕后上方有一凹陷区，称咽隐窝，较隐蔽，为鼻咽癌好发部位。若腺样体肥大，可堵塞鼻咽腔影响鼻呼吸；若阻塞咽鼓管咽口可引起听力减退。

2. 口咽　又称中咽，为口腔向后方的延续，介于软腭与会厌上缘平面之间，通常所谓咽部即指此区。向前经咽峡与口腔相通。咽峡是指由腭垂（又称悬雍垂）、软腭游离缘、舌背、两侧腭舌弓和腭咽弓共同构成的一个环形狭窄部分。腭舌弓和腭咽弓之间为腭扁桃体；在每侧腭咽弓的后方有条状淋巴组织，名咽侧索；咽后壁黏膜下有散在淋巴滤泡；舌根上面有舌扁桃体（图1-10）。

3. 喉咽　又称下咽，位于会厌上缘与环状软骨板下缘平面之间，上接口咽，下连食管入口，该处有环咽肌环绕，前面与喉腔相通。前面自上而下有会厌、杓会厌皱襞和杓状软骨所围成的入口，称喉口。在喉口两侧各有一较深的隐窝名为梨状窝，是异物常嵌顿之处。舌根与会厌之间左右各有一浅窝，称会厌谷，是异物易存留之处。两侧梨状窝之间、环状软骨板之后称环后隙（图1-11）。

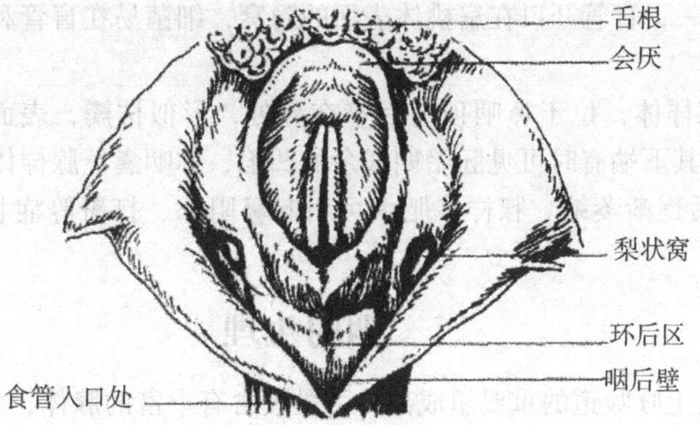

图1-11　喉咽

（二）咽壁的构造

咽壁由内向外有4层，即黏膜层、纤维层、肌肉层和外膜层。咽壁的肌肉按其功能分为3组，包括咽缩肌组、提咽肌组和腭帆肌组。这些肌肉相互协调，完成吞咽动作并保持咽鼓管正常功能。外膜层即筋膜层，位于咽肌的外层，包绕颈部的肌肉、血管、神经等重要器官和组织。在咽筋膜与邻近的筋膜之间的疏松组织间隙中，较重要的有咽后隙、咽旁隙。这些间隙的存在，有利于咽腔在吞咽时的运动，协调头颈部的自由活动，获得正常的生理功能。咽间隙的存在既可将病变局限于一定范围之内，又为病变的扩散提供了途径。

1. 咽后间隙　位于椎前筋膜和颊咽筋膜之间，上起颅底、下达上纵隔，相当于第1、第2胸椎平面，咽缝将此间隙分为左、右2部分。间隙内有淋巴组织，婴幼儿期有数个淋巴结，儿童期逐渐萎缩，至成人仅有极少淋巴结，引流扁桃体、口腔、鼻腔后部、鼻咽、咽鼓管等部位的淋巴。因此，这些部位的炎症可引起咽后间隙感染，甚至于形成咽后间隙脓肿。

2. 咽旁间隙　位于咽后间隙的两侧，左右各一，底向上、尖向下，形如锥体。锥底向上至颅底，锥尖向下达舌骨。咽旁间隙可再细分为前隙和后隙，前隙较小，内侧与腭扁桃体毗邻，腭扁桃体炎症可扩散到此间隙；后隙较大，有颈动脉鞘和舌咽神经、迷走神经、舌下神经、副神经及交感神经干通过。

（三）咽的淋巴组织

咽黏膜下淋巴组织丰富，较大淋巴组织团块呈环状排列，称为内环淋巴，又称 Waldeyer 淋巴环，主要由咽扁桃体（腺样体）、腭扁桃体、舌扁桃体、咽鼓管扁桃体、咽后壁淋巴滤泡及咽侧索等组成。淋巴外环包括下颌角淋巴结、下颌下淋巴结、颏下淋巴结、咽后淋巴结等（图1-12）。内环淋巴可引流到外环淋巴。因此，若咽部的感染或肿瘤不能为内环的淋巴组织所局限，可扩散或转移至相应的外环淋巴结。内环的淋巴组织在儿童期处于增生状态，一般在10岁以后开始萎缩退化。

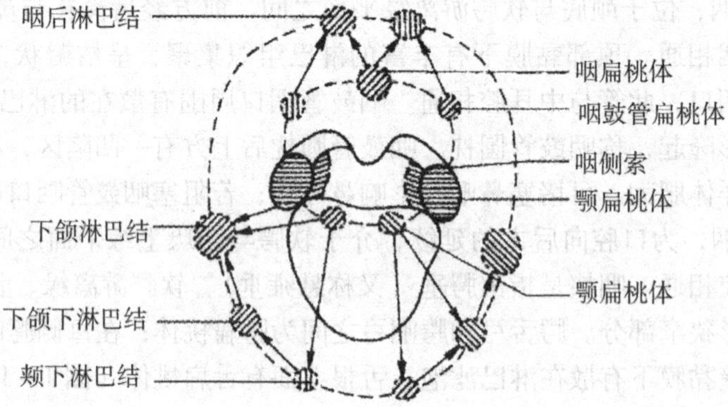

图1-12　咽淋巴环

1. 腭扁桃体　习惯称为扁桃体，位于腭舌弓和腭咽弓之间的扁桃体窝内，是一对扁卵圆形的淋巴上皮器官，为咽淋巴组织中最大者。其内侧游离面黏膜上皮为鳞状上皮，上皮向扁桃体实质内陷入形成一些分支状盲管，深浅不一，盲管开口在扁桃体表面的隐窝，细菌易在盲管和陷窝内存留繁殖，形成感染“病灶”。

2. 咽扁桃体　又称腺样体，位于鼻咽顶与后壁交界处，形似桔瓣，表面不平，有5~6条纵行沟裂，细菌易存留于此；在其下端有时可见胚胎期残余的凹陷，称咽囊。腺样体于出生后即已发育，6~7岁时最大，通常10岁以后逐渐萎缩。腺样体肥大可引起鼻阻塞、打鼾等症状，也可影响咽鼓管功能，引发中耳炎。

二、咽的生理

1. 呼吸功能　咽腔是上呼吸道的重要组成部分，黏膜含有丰富的腺体，对吸入的空气有调节温度、湿度及清洁的作用。

2. 吞咽功能　吞咽动作是一种由许多肌肉参加的反射性协同运动。吞咽动作一经发动即不能中止。吞咽中枢可能位于延髓的迷走神经核附近、呼吸中枢上方。其传入神经包括来自软腭、咽后壁、会厌和食管等处的脑神经传入纤维。

3. 防御保护功能　主要通过吞咽反射来完成。一方面，协调的吞咽反射，可封闭鼻咽和喉咽，在吞咽或呕吐时，避免食物吸入气管或反流鼻腔；另一方面，当异物或有害物质接触咽部，会发生恶心呕吐，有利于异物及有害物质的排除。

4. 言语形成功能　咽腔为共鸣腔之一，发音时，咽腔和口腔可改变形状，产生共鸣，使声音清晰、和谐、悦耳，并由软腭、口、舌、唇、齿等协同作用，构成各种言语。其中软腭的活瓣作用尤为重要。

5. 扁桃体的免疫功能　人类的扁桃体、淋巴结、消化道集合淋巴小结和阑尾等均属末梢免疫器官。扁桃体为外周免疫器官，其生发中心含有各种吞噬细胞，同时可以制造具有自然免疫力的细胞和抗体，如T细胞、B细胞、吞噬细胞及免疫球蛋白等，它们对从血液、淋巴或其他组织侵入机体的有害物质具有防御作用。在儿童期，扁桃体具有特殊活跃的免疫功能。3～5岁时，因接触外界变应原的机会多，扁桃体显著增大，不应视为病理现象，可能是免疫活动的征象。青春期后，扁桃体组织逐渐缩小。

（朱向阳）

第四节　喉的应用解剖与生理学

一、喉的应用解剖

喉是呼吸道的门户，位于舌骨之下的颈前正中部，上通喉咽腔，下接气管，在成人相当于第3～6颈椎平面之间。喉由软骨、肌肉、韧带、纤维组织和黏膜等构成，其形状呈锥形管腔（图1－13）。

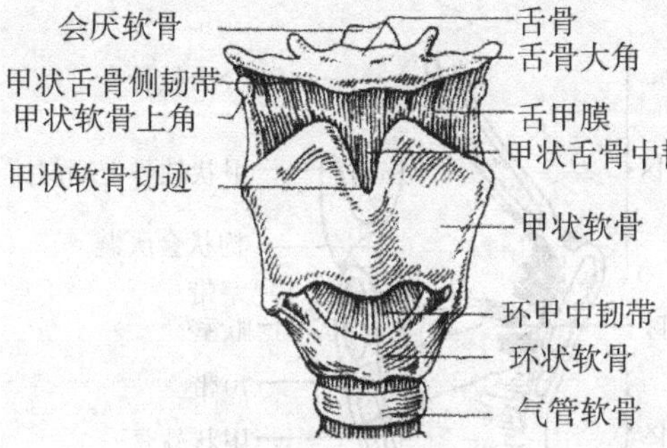

图1－13　喉的前面观

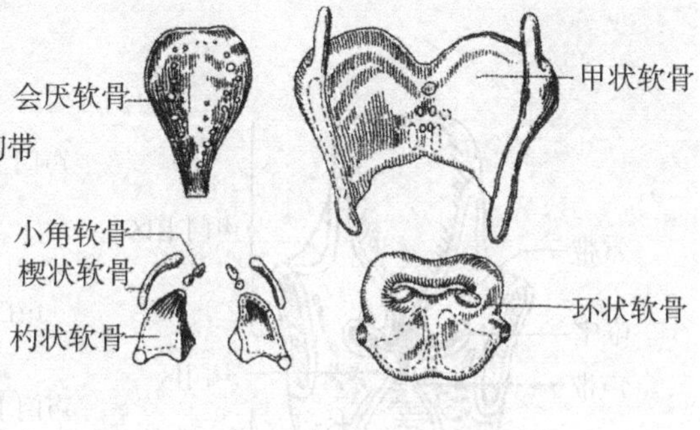

图1－14　喉的软骨

（一）喉软骨

构成喉支架的软骨共有11块（图1－14）。会厌软骨、甲状软骨、环状软骨为单一软骨，杓状软骨、小角软骨、楔状软骨及麦粒软骨左右各一个。喉软骨间由纤维韧带连接。

1. 会厌软骨　通常呈叶片状，上宽下窄，稍卷曲，其上有一些小孔，使会厌喉面和会厌前间隙相连。会厌软骨位于喉的上部，其表面覆盖黏膜，构成会厌。吞咽时会厌盖住喉入口，防止食物进入喉腔。会厌可分为舌面和喉面。舌面组织疏松，易患会厌炎。儿童时期会厌呈卷叶状，质较软。

2. 甲状软骨　为喉部最大软骨。由2块对称的四边形甲状软骨板在前方正中融合而成，和环状软骨共同构成喉支架的主要部分。甲状软骨正中上方呈“V”型陷凹，称甲状软骨切迹，是颈部中线的标志。成年男性此切迹下方向前突出，称为喉结。左右侧软骨板后缘分别向上、向下延伸，形成上角和下角。

3. 环状软骨　位于甲状软骨之下，第1气管环之上，形状如环。前部较窄，称环状软骨弓；后端宽，称环状软骨板，此软骨是喉气管中唯一完整的环形软骨，对保持喉气管的通畅至关重要。如果外伤或疾病引起环状软骨损伤，常可引起喉狭窄。

4. 杓状软骨　形如三棱锥体，左右各一，位于环状软骨板上缘。其底部和环状软骨之间形成环杓关节，其运动使声带张开或闭合。底部前端有声带突，为声带附着处。底部外侧为肌突，有环杓后肌和环杓侧肌附着其后部及前外侧面。

5. 小角软骨　位于杓状软骨的顶部，居杓会厌襞后端。

6. 楔状软骨　位于两侧杓会厌襞中，在小角软骨之前，可能缺如。

（二）喉肌

分为喉内肌和喉外肌2组。喉外肌位于喉的外部，将喉与周围结构相连接，有固定喉和牵拉喉体上升或下降的功能。喉内肌是与声带运动有关的肌肉，按其功能分为以下4组。

（1）使声门张开的肌肉：主要来自环杓后肌，该肌起自环状软骨背面的浅凹，止于杓状软骨肌突的后面。该肌收缩使杓状软骨的声带突向外侧转动，将声门裂的后端分开，开大声门。

（2）使声门关闭的肌肉：其中有环杓侧肌和杓肌。环杓侧肌起于环状软骨弓上缘，止于杓状软骨肌突的前面。杓肌附着在两侧杓状软骨上。环杓侧肌和杓肌收缩使声带内收声门闭合。

（3）使声带紧张和松弛的肌肉：包括甲杓肌和环甲肌。甲杓肌收缩使声带松弛，并且该肌的紧张度与发音的音调相关。环甲肌收缩时以环甲关节为支点，使甲状软骨和环状软骨弓接近，从而拉紧甲杓肌，使声带紧张度增加。

（4）使会厌活动的肌群：包括使喉入口关闭的杓会厌肌和使喉入口开放的甲状会厌肌。会厌游离缘两侧杓会厌皱襞及杓区构成喉入口，杓会厌肌收缩将会厌拉向后下方，使喉入口关闭。甲状会厌肌收缩将会厌拉向前上方使喉入口开放。

（三）喉腔

喉腔上界为喉入口，下界相当于环状软骨下缘。被声带分隔成声门上区、声门区和声门下区（图1－15）。

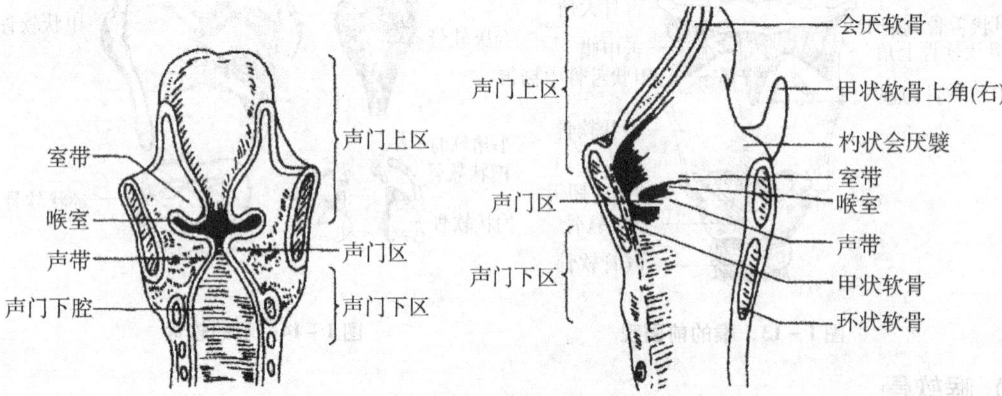

图1－15　喉腔的分区

1. 声门上区　声带上缘以上的喉腔称为声门上区，其上界为由会厌游离缘、杓会厌襞及杓状软骨间切迹组成的喉入口。前壁为会厌软骨，后壁为杓状软骨，两侧为杓会厌襞。声带上方与之平行的皱襞为室带，亦称假声带，声带和室带之间开口呈椭圆形的腔隙称为喉室，其前端向上向外延展成一小憩室，名喉室小囊，囊内有黏液腺分泌黏液，润滑声带。喉前庭位于喉入口与室带之间。

2. 声门区　两侧声带之间的区域称之为声门区。声带左右各一，在室带下方，由黏膜、声韧带、肌肉构成白色带状组织，边缘整齐。声带张开时，出现一个顶向前的等腰三角形的裂隙称声门裂，简称声门，为喉腔最狭窄处。声门裂的前端称前联合。

3. 声门下区　位于声带下缘和环状软骨下缘之间，声门下区和气管相连。该腔上小下大。幼儿期该区黏膜下组织疏松，炎症时容易发生水肿，常引起喉阻塞。

（四）喉的淋巴

喉的淋巴以声门区为界，分为声门上区组和声门下区组。声门上区的组织中有丰富的淋巴管，汇集于杓会厌皱襞后形成较粗大的淋巴管，主要进入颈内静脉周围的颈深上淋巴结，有少数淋巴管汇入颈深下淋巴结或副神经淋巴结链。声门区几乎没有深层淋巴组织，故将声门上区和声门下区的淋巴系统隔开。声门下区组织中的淋巴管较少，汇集后通过环甲膜，进入颈深下淋巴结下群及气管前淋巴结。通常喉部的淋巴引流按区分开，左右不交叉。

（五）喉的神经

有喉上神经和喉返神经，两者均为迷走神经分支（图1－16）。喉上神经于舌骨大角平面分为内、外支。外支主要为运动神经，支配环甲肌和咽下缩肌，内支主要为感觉神经。喉返神经是喉的主要运动神经。左侧喉返神经绕主动脉弓，右侧喉返神经绕锁骨下动脉，继而上行，支配除环甲肌外的喉内各肌的运动。同时也有一些感觉支配声门下区黏膜的感觉。左侧喉返神经的径路较右侧长，故临床上受累机会也较多。

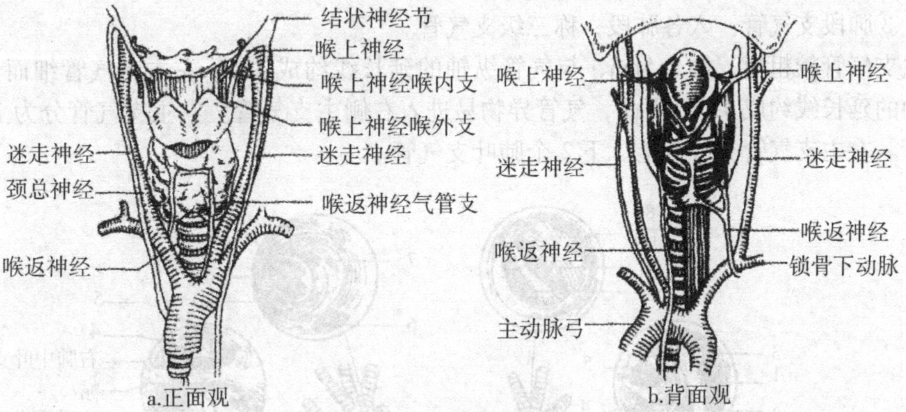

图1－16　喉的神经

二、喉的生理

1. 呼吸功能　喉腔是呼吸的通道，喉的声门裂又是呼吸通道最狭窄处，声带的内收或外展，可调节声门裂大小。声门大小的改变又可调节呼吸，当人们运动时声带外展，声门裂变大，以便吸入更多的空气。反之，安静时所需吸入的空气减少，声门裂就变小。声带运动是受中枢神经系统反射作用调节进而来维持正常的呼吸功能。

2. 发声功能　喉是发声器官，人发声的主要部位是声带。呼出的气流冲击内收的声带使之振动而发出基音。其音调的高低与声带振动频率有关，其频率又与声带的长度、张力、质量和呼出气体的强弱有关。声音的强度与肺部呼出气体和声门下气压成正比。发出的基音，受咽、口、鼻、鼻窦、气管及肺等器官的共鸣作用影响而使之发生变化，又由舌、唇、牙及软腭协调配合而完成语言构成。

3. 保护功能　喉的杓状会厌襞、室带、声带具有括约肌作用，分别形成三道防线，防止误吸。吞咽时，喉被上提，会厌向后下盖住喉入口，形成保护下呼吸道第一道防线。此时两侧室带内收向中线靠拢，形成第二道防线。还有声带也内收、声门闭合，形成第三道防线。喉上部黏膜非常敏感，稍受刺激即刻引起反射性咳嗽，将异物或痰咳出。喉黏膜还有加温和湿润吸入空气的作用。

4. 屏气功能　当机体在完成咳嗽、排便、分娩、举重物等生理功能时，需增加胸腔和腹腔内的压力，此时声带内收、声门紧闭，这就是屏气。声门紧闭时间随需要而定，如咳嗽时声门紧闭时间短，排便、分娩、举重物等时声门紧闭时间较长。

（朱向阳）

第五节　气管、食管的应用解剖与生理学

一、气管支气管的应用解剖

气管（图1－17）始于喉的环状软骨下缘，通过胸腔入口进入上纵隔，在第5胸椎上缘水平分为左、右主支气管，由软骨环、平滑肌、黏膜及结缔组织构成。成人男性气管平均长度12cm左右，女性则为10cm左右。气管黏膜为假复层纤毛柱状上皮，含有杯状细胞，与黏膜的腺体共同分泌浆液及黏液。气管由10～20个马蹄形透明软骨环构成支架，软骨环位于前壁和侧壁，缺口向后，由平滑肌及弹性结缔组织纤维封闭组成气管后壁，并与食管前壁紧密附着。

左、右主支气管的分界处有一矢状位的突起，称气管隆嵴，边缘锐利光滑，是支气管镜检查时的重要解剖标志。大约在第5胸椎上缘水平，气管分成左、右主支气管，分别进入两侧肺门后，继续分支如树枝状，顺序如下：①主支气管：入左肺、右肺，称一级支气管；②肺叶支气管：分别入各肺叶，称二级支气管；③肺段支气管：入各肺段，称三级支气管。

右侧主支气管较粗短，约2.5cm，与气管纵轴的延长线约成25°。左主支气管细而长，约5cm长，与气管纵轴的延长线约成45°。因此，气管异物易进入右侧主支气管。右主支气管分为上、中、下3个肺叶支气管。左主支气管又分为上、下2个肺叶支气管。

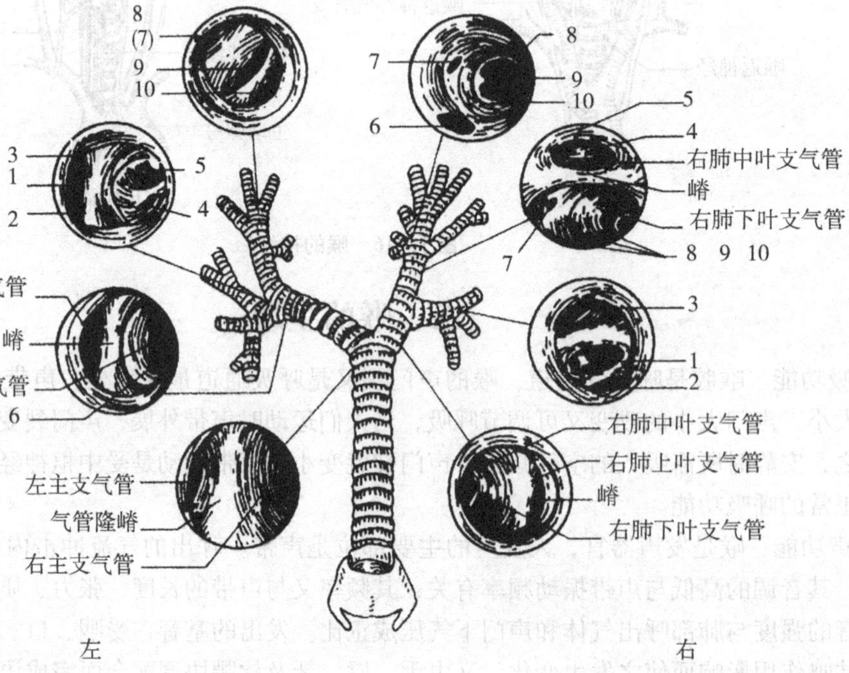

图1－17　气管及支气管树形结构

左：1. 左上叶上支的尖支；2. 左上叶上支的后支（尖下支）；3. 左上叶上支的前支；4. 左上叶下支（舌支）的上支（胸支）；5. 左上叶下支（舌支）的下支（后支）；6. 左下叶尖支；7. 左下叶的基底支（心支）从前基底支分出；8. 左下叶前基底支；9. 左下叶中基底支（侧基底支）；10. 左下叶后基底支

右：1. 右上叶尖支；2. 右上叶后支（尖下支）；3. 右上叶前支（胸支）；4. 右中叶侧支；5. 右中叶内支；6. 右下叶尖支；7. 右下叶内基底支；8. 右下叶前基底支；9. 右下叶侧基底支；10. 右下叶后基底支

二、气管及支气管的生理功能

1. 清洁功能　呼吸道的清洁作用，主要依靠气管、支气管内纤毛和黏液的协同作用。气管及支气管的黏膜为假复层纤毛柱状上皮，其表面有黏液层。随空气被吸入的尘埃、细菌及其他微粒沉积在黏液

层上，通过纤毛节律性拍击式摆动，黏液层由下而上的波浪式运动，推向喉部而被咳出。感染或吸入有害气体影响黏液分泌或损害纤毛运动时，均可影响呼吸道的清洁功能。

2. 免疫功能　呼吸道含有各种参与体液免疫相关的球蛋白，包括 IgA、IgG、IgM、IgE，其中 IgA 最多，主要是分泌性 IgA。呼吸道细胞免疫主要是产生各种淋巴因子，如巨噬细胞移动抑制因子、巨噬细胞活化因子、淋巴毒素、转移因子、趋化因子等。另外，溶菌酶可溶解杀死细菌；补体被抗原抗体复合物激活后，有溶菌、杀菌、灭活病毒作用。

3. 防御性呼吸反射　气管、支气管黏膜下富含感觉传入神经末梢，主要来自迷走神经，机械性或化学性刺激沿此神经传入延髓，再经传出神经支配声门及呼吸肌，引起咳嗽反射。咳嗽时先做深吸气，继而关闭声门，并发生强烈的呼气动作，同时肋间肌、腹肌收缩，膈肌上升，胸腔缩小，肺内压、肺腔内压升高，继之声门突然开放，呼吸道内气体迅速咳出。同时将呼吸道内异物和分泌物排出，维持呼吸道通畅。此外，当突然吸入冷空气及刺激性化学气体时，可反射性引起呼吸暂停，声门关闭和支气管平滑肌收缩的屏气反射，使有害气体不易进入，保持下呼吸道不受伤害。

三、食管的应用解剖

食管为一黏膜衬里的肌性管道，起自环咽肌下缘，相当于第 6 颈椎水平，下通贲门，食管平均长度约 25cm。食管有 4 个生理性狭窄（图 1 –18），第 1 狭窄即食管入口，在距上切牙的 16cm 处，是食管最狭窄处，异物最易嵌顿于此。第 2 狭窄由主动脉弓压迫食管左侧壁而成，位于距上切牙的 23cm 处。第 3 狭窄为左侧主支气管压迫食管前壁所形成，位于第 2 狭窄下 4cm 处。第 4 狭窄系食管通过横膈裂孔而成，位于距上切牙 40cm 处。

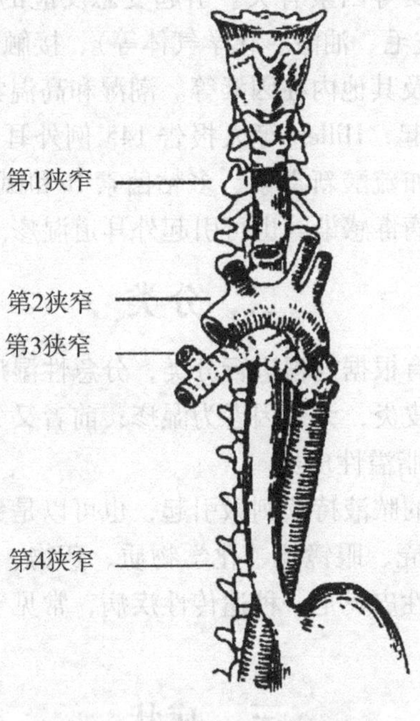

图 1 –18　食管的 4 个生理狭窄

四、食管的生理

食管的主要生理功能是作为摄入物质的通道，能将咽下的食团和液体运送到胃，并能阻止反流。食管具有分泌功能，但无吸收功能。食管壁黏膜下层有黏液腺分泌黏液，起润滑保护作用。食管黏膜感觉迟钝，轻微的病变一般无明显症状。

（朱向阳）

第二章

外耳道炎性疾病

第一节　外耳湿疹

湿疹（eczema）是指由多种内外因素引起的变态反应性多形性皮炎。发生在外耳道内称外耳道湿疹（eczema of external acoustic meatus）。若不仅发生在外耳道，而且还包括耳郭和耳周皮肤则为外耳湿疹（eczema of external ear）。

一、病因

湿疹的病因和发病机制尚不清楚，多认为与变态反应有关，还可能和精神因素、神经功能障碍、内分泌功能失调、代谢障碍、消化不良等因素有关。引起变态反应的因素可为食物（如牛奶、鱼虾、海鲜等）、吸入物（如花粉、动物的皮毛、油漆、化学气体等）、接触物（如漆树、药物、化妆品、织物、肥皂、助听器外壳的化学物质等）及其他内在因素等。潮湿和高温常是诱因，

外耳道内湿疹常由接触过敏引起，Hillen 等人报告 145 例外耳道炎中三分之一是过敏性接触性皮炎。最重要的过敏源是局部用药，如硫酸新霉素、多粘菌素 B 和赋形剂。化脓性中耳炎脓性分泌物对外耳道皮肤的刺激，外伤后细菌或病毒感染等也可引起外耳道湿疹。

二、分类

对外耳道湿疹有不同的分类，有根据病程进行分类，分急性湿疹、亚急性湿疹和慢性湿疹。也有按有无外因分类，有外因者为湿疹样皮炎，无外因者为湿疹；前者又分为传染性和非传染性湿疹。后者则分为异位性皮炎（异位性湿疹）和脂溢性皮炎。

外耳的传染性湿疹多由中耳炎的脓液持续刺激引起，也可以是头颈和面部皮炎的蔓延。非传染性湿疹一般是物体（如助听器的塑料外壳、眼镜架、化学物质、药物、化妆品等）直接刺激皮肤引起的反应性皮炎，又称接触性皮炎。异位性皮炎是一种遗传性疾病，常见于婴儿，又称遗传性过敏性皮炎或婴儿湿疹。

三、症状

不同阶段湿疹的表现不同。

急性湿疹：患处奇痒，多伴烧灼感，挖耳后流出黄色水样分泌物，凝固后形成黄痂。有时分泌物流到何处就引起何处的病变。

亚急性湿疹：多由急性湿疹未经治疗、治疗不当或久治不愈迁延所致。局部仍瘙痒，渗液比急性湿疹少，但有结痂和脱屑。

慢性湿疹：急性和亚急性湿疹反复发作或久治不愈，就成为慢性湿疹，外耳道内剧痒，皮肤增厚，有脱屑。

外耳道湿疹可以反复发作。

四、检查

急性湿疹：患处红肿，散在红斑、粟粒状丘疹、小水泡；这些丘疹水泡破裂后，有淡黄色分泌物流出，皮肤为红色糜烂面，或有黄色结痂。

亚急性湿疹：患处皮肤红肿较轻，渗液少而较稠，有鳞屑和结痂。

慢性湿疹：患处皮肤增厚，粗糙，皲裂，苔藓样变，有脱屑和色素沉着。

五、诊断

传染性湿疹：有化脓性中耳炎并有脓液流出，或有头颈和面部皮炎。非传染性湿疹有某种物质接触史，发病的部位一般在该物质接触的部位；病变的轻重和机体变态反应的强度以及刺激物质的性质、浓度、接触的时间有关。

六、治疗

病因治疗：尽可能找出病因，去除过敏源。病因不明者，停食辛辣、刺激性或有较强变应原性食物。

告诉患者不要抓挠外耳道，不要随便用水清洗；如怀疑局部用药引起应停用这些药物：如由中耳脓液刺激引起者应用有效药物治疗中耳炎，同时要兼顾外耳道炎的治疗。

全身治疗：口服抗组胺药物，如氯雷他定、西替利嗪等。如继发感染，全身和局部加用抗生素。

局部治疗：有人提出“湿以湿治，干以干治”的原则。

急性湿疹渗液较多者，用炉甘石洗剂清洗渗液和痂皮后，用硼酸溶液或醋酸铝溶液湿敷。干燥后用氧化锌糊剂或硼酸氧化锌糊剂涂搽。局部紫外线照射等物理治疗也有帮助。

亚急性湿疹渗液不多时，局部涂搽2%甲紫溶液，但应注意外耳道内用甲紫可能影响局部检查；干燥后用氧化锌糊剂或硼酸氧化锌糊剂涂搽。

慢性湿疹，局部干燥者，局部涂搽氧化锌糊剂或硼酸氧化锌糊剂、10%氧化锌软膏、氯化氨基汞软膏、抗生素激素软膏等。干痂较多者先用过氧化氢溶液清洗局部后再用上述膏剂。皮肤增厚者可用3%水杨酸软膏。

七、预防

避免食用或接触变应原物质，及时治疗中耳炎及头部的湿疹，改掉挖耳等不良习惯。

（朱向阳）

第二节　外耳道疖

外耳道疖（furuncle of external acoustic meatus）是外耳道皮肤的局限性化脓性炎症。多发生在热带/亚热带地区或炎热潮湿的夏季，发病率与地区和季节有关，有报道占耳鼻咽喉病初诊患者的1.8%～2.3%。

一、病因

外耳道疖都发生在外耳道软骨部，因此处皮肤含毛囊、皮脂腺和耵聍腺，细菌侵入这些皮肤附件，感染而形成脓肿。外耳道疖的致病菌绝大多数是金黄色葡萄球菌，有时为白色葡萄球菌感染。

（1）挖耳引起外耳道皮肤损伤，细菌感染。

（2）游泳、洗头、洗澡时不洁的水进入外耳道，长时浸泡、细菌感染。

（3）化脓性中耳炎的脓液刺激外耳道软骨部的皮肤引起局部的感染。

（4）全身性疾病使全身或局部抵抗力下降，是引起本病的诱因，如糖尿病，慢性肾炎，营养不良等。

二、症状

（1）疼痛剧烈，因外耳道皮下软组织少，皮肤和软骨膜紧贴，炎性肿胀刺激神经末梢。如疖在外耳道前壁，咀嚼或说话时，疼痛加重。

（2）疖破溃，有稠脓流出，可混有血液，但由于外耳道无黏液腺，脓中不含黏液。

（3）脓液污染刺激附近皮肤，可发生多发脓肿。

（4）疖部位不同可引起耳前或耳后淋巴结肿胀疼痛。

（5）疖如在外耳道后壁，皮肤肿胀水肿可蔓延到耳后，使耳后沟消失，耳郭耸立。

（6）严重者体温升高，全身不适。

三、检查

因外耳道疖，疼痛剧烈，检查者动作要轻柔；先不要置入耳镜，因疖肿在外耳道外段，置入耳镜很容易触碰到疖，引起患者剧烈疼痛。

（1）有明显的耳屏压痛和耳郭牵引痛。

（2）外耳道软骨部有局限性红肿隆起，或在肿胀的中央有白色脓头。

（3）疖形成后探针触之有波动感。

（4）如已流脓，脓液很稠。

（5）做白细胞检查可有白细胞升高。

四、诊断和鉴别诊断

根据症状和检查所见，外耳道疖多不难诊断，但当肿胀波及耳后，使耳后沟消失，耳郭耸立，需与急性乳突炎和慢性化脓性中耳炎耳后骨膜下脓肿相鉴别。

（1）急性乳突炎和慢性化脓性中耳炎耳后骨膜下脓肿一般没有耳屏压痛和耳郭牵引痛。

（2）由于外耳道没有黏液腺，因此外耳道疖的脓液中不含黏液，脓液稠，有时含脓栓；而中耳乳突炎的脓液较稀，含有黏液。

（3）外耳道疖可有耳前淋巴结的肿大和压痛，而急性乳突炎和慢性化脓性中耳炎耳后骨膜下脓肿不会引起耳前淋巴结肿大。

（4）如疖不大，或已破溃，可擦干外耳道脓液，用耳镜观察鼓膜，如鼓膜完整，多提示中耳无感染。

（5）听力检查外耳道疖听力损失不如中耳乳突炎重。

（6）急性乳突炎和慢性化脓性中耳乳突炎耳后骨膜下脓肿的影像学检查可显示乳突内软组织影。

五、治疗

局部治疗：外耳道疖的局部治疗很重要，根据疖的不同阶段，采取不同的治疗方法。

疖的早期，局部局限性红肿疼痛，可用鱼石脂甘油纱条或紫色消肿膏纱条敷于红肿处，每日更换一次；也可局部物理治疗、微波治疗，促进炎症消散。

未成熟的疖禁忌切开，防止炎症扩散；如疖的尖端有白色脓头时，可轻轻刺破脓头，用棉棍轻轻将脓头压出；如疖较大，有明显的波动，应局麻下切开引流，注意切口应与外耳道纵轴平行，防止痊愈后外耳道形成瘢痕狭窄；为防止损伤外耳道软骨，刀尖不可切入太深。切开后用镊子将稠厚的脓栓取出，脓液应作细菌培养和药物敏感试验，脓腔置引流条。如疖已经破溃，用3%的过氧化氢溶液将脓液清洗干净，必要时也需在脓腔放置引流条，保持引流通畅。无论是切开引流，还是自行破溃，都要根据病情逐日或隔日换药，直到痊愈。

全身治疗：严重的疖除局部治疗外，另需口服抗生素，因外耳道疖大多数是金黄色葡萄球菌感染，首选青霉素或大环内酯类抗生素。如已做细菌培养和药物敏感试验，则根据试验结果首选敏感的抗生素。

（朱向阳）

第三节 外耳道炎

外耳道炎（otitis externa）是外耳道皮肤或皮下组织的广泛的急、慢性炎症。这是耳鼻咽喉科门诊的常见病、多发病。由于在潮湿的热带地区发病率很高，因而又被称为“热带耳”。

一、分类

根据病程可将外耳道炎分为急性弥漫性外耳道炎和慢性外耳道炎。这里主要介绍急性弥漫性外耳道炎。

二、病因

正常的外耳道皮肤及其附属腺体的分泌对外耳道具有保护作用，当外耳道皮肤本身的抵抗力下降或遭损伤，微生物进入引起感染，发生急性弥漫性外耳道炎症。如患者有全身性慢性疾病，抵抗力差，或局部病因长期未予去除，炎症会迁延为慢性。这里主要列出引起急性外耳道炎的病因。

（1）温度升高，空气湿度过大，腺体分泌受到影响，甚至阻塞，降低了局部的防御能力。

（2）外耳道局部环境的改变：游泳、洗澡或洗头，水进入外耳道，浸泡皮肤，角质层被破坏，微生物得以侵入。另外，外耳道略偏酸性，各种因素改变了这种酸性环境，都会使外耳道的抵抗力下降。

（3）外伤：挖耳时不慎损伤外耳道皮肤，或异物擦伤皮肤，引起感染。

（4）中耳炎脓液流入外耳道，刺激、浸泡，使皮肤损伤感染。

（5）全身性疾病使身体抵抗力下降，外耳道也易感染，且不易治愈，如糖尿病、慢性肾炎、内分泌紊乱、贫血等。

外耳道的致病菌因地区不同而有差异，在温带地区以溶血性链球菌和金黄色葡萄球菌多见，而在热带地区，则以铜绿假单胞菌最多，还有变形杆菌和大肠埃希菌等感染。同一地区的致病菌种可因季节而不同。

三、病理

急性弥漫性外耳道炎病理表现为局部皮肤水肿和多核白细胞浸润，上皮细胞呈海绵样变或角化不全。早期皮脂腺分泌抑制。耵聍腺扩张，其内可充满脓液，周围有多核白细胞浸润。皮肤表面渗液、脱屑。

四、症状

1. 急性弥漫性外耳道炎　如下所述。

疼痛：发病初期耳内有灼热感，随着病情的发展，耳内胀痛，疼痛逐渐加剧，甚至坐卧不宁，咀嚼或说话时加重。

分泌物：随着病情的发展，外耳道有分泌物流出，并逐渐增多，初期是稀薄的分泌物，逐渐变稠成脓性。

2. 慢性外耳道炎　慢性外耳道炎常使患者感耳痒不适，不时有少量分泌物流出。如由于游泳、洗澡水进入外耳道，或挖耳损伤外耳道可转为急性感染，具有急性弥漫性外耳道炎的症状。

五、检查

（1）急性外耳道炎有耳屏压痛和耳郭牵引痛，因患者疼痛剧烈，检查者动作要轻柔。

（2）外耳道弥漫性充血，肿胀，潮湿，有时可见小脓疱。

（3）外耳道内有分泌物，早期是稀薄的浆液性分泌物，晚期变成稠或脓性。

（4）如外耳道肿胀不重，可用小耳镜看到鼓膜，鼓膜可呈粉红色，也可大致正常。如肿胀严重，看不到鼓膜，或不能窥其全貌。

（5）如病情严重，耳郭周围可水肿，耳周淋巴结肿胀或压痛。

（6）将分泌物作细菌培养和药物敏感试验有助于了解感染的微生物种类和对其敏感的药物。

慢性外耳道炎外耳道皮肤多增厚，有痂皮附着，撕脱后外耳道皮肤呈渗血状。外耳道内可有少量稠厚的分泌物，或外耳道潮湿，有白色豆渣状分泌物堆积在外耳道深部。

六、诊断和鉴别诊断

一般来说，急、慢性外耳道炎的诊断并不难，但有时需与下列疾病相鉴别：

1. 化脓性中耳炎　急性化脓性中耳炎听力减退明显，可有全身症状；早期有剧烈耳痛，流脓后耳痛缓解；检查可见鼓膜红肿或穿孔；脓液呈黏脓性。慢性化脓性中耳炎鼓膜穿孔，听力明显下降，流黏脓性脓液。当急、慢性化脓性中耳炎的脓液刺激引起急、慢性外耳道炎，慢性化脓性中耳炎松弛部穿孔被干痂覆盖时，或各自症状不典型，需将脓液或干痂清除干净。根据上述特点仔细检查，必要时暂时给予局部用药，告诉患者要随诊。

2. 急、慢性外耳道湿疹或急性药物性皮炎　大量水样分泌物和外耳道奇痒是急性湿疹和急性药物过敏的主要特征，一般无耳痛，检查时可见外耳道肿胀，可有丘疹或水疱。慢性外耳道湿疹局部奇痒并有脱屑，可有外耳道潮湿，清理后见鼓膜完整。

3. 外耳道疖肿　外耳道红肿或脓肿多较局限。

七、治疗

（1）清洁外耳道，保证局部清洁、干燥和引流通畅，保持外耳道处于酸化环境。

（2）取分泌物作细菌培养和药物敏感试验，选择敏感的抗生素。

（3）在尚未获得细菌培养结果时局部选择酸化的广谱抗生素滴耳液治疗，注意不要用有耳毒性的和接触过敏的药物。

（4）外耳道红肿时，局部敷用鱼石脂甘油或紫色消肿膏纱条，可起到消炎消肿的作用。如外耳道严重红肿影响引流，可向外耳道内放一纱条引流条，滴药后使药液沿引流条流入外耳道深处。

（5）近年的文献报道，用环丙沙星溶液滴耳治疗铜绿假单胞菌引起的外耳道炎效果较好。

（6）严重的外耳道炎需全身应用抗生素：耳痛剧烈者给止痛药和镇静剂。

（7）慢性外耳道炎保持局部清洁，局部用保持干燥的药物，可联合应用抗生素和可的松类药物。

八、预防

（1）改掉不良的挖耳习惯。

（2）避免在脏水中游泳。

（3）游泳、洗头、洗澡时避免水进入外耳道内，如有水进入外耳道内，或用棉棍放在外耳道口将水吸出，或患耳向下蹦跳，让水流出后擦干。

（朱向阳）

第四节　坏死性外耳道炎

坏死性外耳道炎（necrotizing external otitis）又称恶性外耳道炎（malignant external otitis），是一种危及生命的外耳道、颅底及周围软组织的感染。以耳痛、流脓、外耳道蜂窝织炎和肉芽肿为特征，可累及面神经等多组脑神经。

1959 年 leltzer 和 klemen 首先报道了这种疾病，认为是铜绿假单胞菌引起的颞骨骨髓炎，其后陆续有文献报道，1968 年 Chandler 称其为恶性外耳道炎，以反映其危及生命的特性。由于其有骨质坏死的特性也被称为坏死性外耳道炎。多发生在老年糖尿病患者中。

一、病因

恶性外耳道炎50%以上发生在老年、中年糖尿病患者中，近年陆续有文献报道发生在艾滋病、肾移植、骨髓移植和急性白血病患者中。

致病菌多是铜绿假单胞菌，约占90%，其他有葡萄球菌、链球菌和真菌感染等。

二、病理

感染始于外耳道皮肤，破坏外耳道骨部和软骨部，向颅底扩散，引起颅底骨质的骨髓炎，破坏岩骨，进而向邻近的腮腺、血管和神经等软组织侵犯。有文献报道侵犯眶尖，可引起视神经炎，还可引起脑膜炎、脑脓肿、乙状窦栓塞等颅内并发症。

三、症状

起病急，耳痛，多是持续的，逐渐加剧；耳流脓，如外耳道有肉芽，分泌物可呈脓血性；如引起脑神经损害则有相应的脑神经症状，如面瘫，颈静脉孔综合征等。

四、检查

（1）外耳道有脓性或脓血性分泌物。

（2）外耳道肿胀、蜂窝织炎、有水肿的肉芽和坏死物，非铜绿假单胞菌感染的坏死性外耳道炎可无肉芽。

（3）可有耳周软组织肿胀。

（4）CT检查可见外耳道骨部和颅底有骨质破坏。

（5）病变侵犯脑神经可见相应的脑神经受损的改变。

五、诊断和鉴别诊断

具有上述症状，有糖尿病或上述疾病，对常规治疗无疗效要考虑坏死性外耳道炎。应和严重的外耳道炎或良性坏死性外耳道炎相鉴别。除上述典型症状和体征外，CT检查可见骨皮质受侵，MRI很好地看到颞骨下软组织异常，T_1、T_2均为低密度影，还可以看到脑膜的增强和骨髓腔的改变。闪烁显像技术也有助于鉴别坏死性外耳道炎和严重的外耳道炎，后者未侵入邻近的骨质。良性坏死性外耳道炎以骨板无血管坏死，且可再钙化是其特征。

六、治疗

坏死性外耳道炎是一种可致死性疾病，早期诊断和治疗非常重要。

（1）全身治疗，有糖尿病者应控制血糖，有免疫缺陷者应增强抵抗力并做相应的治疗。

（2）做细菌培养和药物敏感试验选择敏感的抗生素。

（3）抗生素的选择文献报道有多种方案：氨基糖苷类抗生素和半合成青霉素联合静脉给药；头孢他啶静脉给药；环丙沙星口服。用药时间需数周。

（4）手术治疗，有人做根治性手术，有人仅清除病灶。也有人认为手术会引起炎症的扩散，只有保守治疗无效，迁延不愈才考虑手术治疗。

（5）有文献报道做辅助的高压氧治疗，解决组织缺氧，增强对病原菌的杀伤力，刺激新生微血管形成，增强抗生素的作用。

七、预后

由于致病菌毒力强，患者有全身疾病，抵抗力低，治疗难度大，可是致死性的。各家报道疗效不一，但一旦合并有脑神经损坏，预后多不佳，文献报道，伴面瘫者死亡率50%，多发脑神经损害则死亡率高达80%以上。

（朱向阳）

第五节　外耳道真菌病

外耳道真菌病（otomycosis）又叫真菌性外耳道炎（otitis external mycotica），是真菌侵入外耳道或外耳道内的条件致病性真菌，在适宜的条件下繁殖，引起的外耳道的炎性病变。

一、病因

在自然界中存在种类繁多的真菌，尤其在温度高、湿度大的热带和亚热带地区，滋生繁殖更快。一些真菌侵犯人的外耳道，在下列情况下可以致病。

（1）正常人的外耳道处于略偏酸性的环境，如由于耳内进水或不适当地用药，改变了外耳道 pH 值，有利于真菌的滋生。

（2）游泳、挖耳等引起外耳道的炎症，中耳炎流出的脓液的浸泡，外耳道分泌物的堆积和刺激，真菌得以滋生繁殖。

（3）全身性慢性疾病，机体抵抗力下降，或全身长期大剂量应用抗生素，都为真菌的滋生提供了条件。

（4）近年来抗生素的不正确使用和滥用，也增加了真菌感染的机会。

外耳道真菌病常见的致病菌有酵母菌、念珠菌、芽生菌、曲霉菌、毛霉菌、放线菌、卵生菌、青霉菌等。来自 CADIS 一组资料报道，40 例真菌性外耳道炎中，近平滑念珠菌占 42.9%，黑曲菌为 35.7%，40% 的人发病前用过抗生素。

二、病理

感染的真菌种类不同，引起的局部组织病理学改变不同。如曲菌感染一般不侵犯骨质，无组织破坏。白色念珠菌感染早期以渗出为主，晚期为肉芽肿性炎症。芽生菌、放线菌是化脓和肉芽肿性改变。毛霉菌侵入血管，引起血栓，组织梗死，引起坏死和白细胞浸润。

三、症状

外耳道真菌感染可无症状，常见的症状有：

（1）外耳道不适，胀痛或奇痒。

（2）由于真菌大量繁殖，堆积形成团块可阻塞外耳道引起阻塞感。

（3）真菌团块刺激，外耳道可有少量分泌物，患者感外耳道潮湿。

（4）外耳道阻塞，鼓膜受侵，患者可有听觉障碍，耳鸣甚至眩晕。

（5）如病变损害范围较大或较深，可有局部疼痛。

（6）有些真菌引起的改变以化脓和肉芽肿为主。严重的可致面瘫。

（7）真菌可致坏死性外耳道炎。

（8）有些真菌感染可引起全身低到中等发热。

四、检查

感染的真菌种类不同，检查所见外耳道表现不同。

念珠菌感染外耳道皮肤潮红糜烂，界限清楚，表面覆白色或奶油样沉积物。

曲菌或酵母菌感染外耳道内有菌丝，菌丝的颜色可为白色、灰黄色、灰色或褐色等。

芽生菌感染初期可见外耳道皮肤散在丘疹或小脓疱，其后发展成暗红色边缘不整的浅溃疡，有肉芽生长，表面有脓性分泌物。

毛霉菌感染耳流脓，如引起面瘫可见面瘫的各种表现。

分泌物涂片、真菌培养，可以帮助判断致病菌的种类，必要时需作活组织检查，有助于鉴别诊断和治疗。

听力检查可以得知其对听力的影响程度。

五、诊断和鉴别诊断

一些外耳道的真菌感染根据外耳道检查所见就可做出判断。要了解感染的真菌的种类应作真菌培养或涂片检查。有些要经过活组织检查才能做出诊断。需和普通的外耳道细菌感染、坏死性外耳道炎、外耳道新生物相鉴别。有时还要和中耳的感染相鉴别。

六、治疗

局部治疗：清除外耳道内的污物，保持外耳道干燥。局部应用广谱抗真菌药物，待获得真菌培养结果后应尽快选用敏感的抗真菌药物。

病情严重者要静脉给予抗真菌药物治疗。

七、预防

除预防急性外耳道炎的各项措施外，要正确使用抗生素和激素。

（朱向阳）

第三章

中耳炎

第一节　分泌性中耳炎

分泌性中耳炎（secretory otitis media）是以中耳积液（包括浆液，黏液，浆－黏液，而非血液或脑脊液）及听力下降为主要特征的中耳非化脓性炎性疾病。本病的其他名称很多，均是根据其病理过程中的某一特点，其中主要是根据积液产生的机制和液体的性质而命名的，如渗液性中耳炎（otitis media with effusion，OME），分泌性中耳炎（exudative otitis media），浆液性中耳炎（serous otitis media，otitis mediaserose），黏液性中耳炎（mucoid otitis media），卡他性中耳炎（catarrhal otitismedia），咽鼓管鼓室卡他（tubotympanal catarrhal），浆液－黏液性中耳炎（sero－mucous otitis media），咽鼓管鼓室炎（tubotympanitis），鼓室积水（hydrotympanum），非化脓性中耳炎（non－suppurative otitis media）以及黏液耳（mucous ear），分泌物极为黏稠者称胶耳（glue ear）等。按我国自然科学名词审定委员会意见（1991）本病称为分泌性中耳炎。

分泌性中耳炎可分为急性和慢性两种。慢性分泌性中耳炎是由急性分泌性中耳炎未得到及时而恰当的治疗，或由急性分泌性中耳炎反复发作、迁延、转化而来。急性分泌性中耳炎迁延多久方转化为慢性，尚无明确的时间限定，或谓8周以上，或称3～6个月。目前将本病分为急性（3周以内）、亚急性（3周～3个月）和慢性（3个月以上）三种。由于急、慢性分泌性中耳炎两者的临床表现相似，治疗有连续性，故在此一并叙述。

本病在小儿的发病率较高，是引起小儿听力下降的常见原因之一。据统计，黑种人儿童患分泌性中耳炎者较少见，土生的美国儿童较白种儿童的发病率高。我国儿童的发病率及高发病年龄尚缺乏大样本的、有代表性的、精确的统计资料。不过，随着近20年来诊断方法的进步和对本病认识水平的提高，过去认为我国儿童发病率很低的观点已得到修正。

一、病因

本病病因复杂，与多种因素有关：

1. 咽鼓管功能不良　咽鼓管是中耳与外界环境沟通的唯一管道。前已述及，咽鼓管具有调节鼓室内气压、保持其与外界气压平衡，清洁（引流）和防御、防声等功能。传统观念认为，咽鼓管口的机械性阻塞是分泌性中耳炎的基本病因。随着该病病因学研究的不断深入，目前发现，除防声功能外，咽鼓管的其他几种功能不良都可能是酿成本病的重要原因之一。

（1）咽鼓管阻塞：正常情况下，中耳内、外的气压基本相等，约相当于大气的压力。在生理状态下，中耳内的空气虽不断地被中耳黏膜交换和吸收，但通过咽鼓管的间断开放，新鲜的空气又不断地向中耳内输入而加以补充，从而使中耳内、外的气体压力保持平衡。如果由于各种原因使咽鼓管的通气功能发生障碍，中耳内的空气被吸收以后得不到相应的补充，即逐渐形成负压。由于负压的影响，中耳黏膜中的静脉出现扩张，管壁通透性增加，血清漏出并聚积于中耳，便开始形成积液。

引起咽鼓管阻塞的原因很多，大致可分为机械性阻塞和非机械性阻塞两种。

1）机械性阻塞：在猕猴、猫和豚鼠的动物实验中，用各种方法堵塞咽鼓管，均可成功地造成中耳积液的动物模型。而以 Salle 为代表的学者们则认为，咽鼓管的机械性阻塞作为分泌性中耳炎主要病因的可能性很小。临床上，鼻咽部的各种良性或恶性占位病变（如腺样体肥大、鼻咽癌、鼻咽纤维瘤等），鼻腔和鼻窦疾病（如慢性鼻窦炎、巨大鼻息肉、肥厚性鼻炎、鼻中隔偏曲等），长期的鼻咽腔填塞，咽鼓管咽口粘连，代谢障碍性疾病（如甲状腺功能减退等），以及很少见的鼻咽白喉、结核、梅毒和艾滋病等特殊性感染，均可因直接压迫、堵塞咽口，或影响局部及淋巴回流，咽鼓管管腔黏膜肿胀等而导致本病。其中，与本病关系密切的腺样体肥大、慢性鼻窦炎和鼻咽癌等除了机械性阻塞外，还涉及其他的致病因素：

a. 腺样体肥大：腺样体肥大与本病的关系密切。一方面，极度增生肥大的腺样体可压迫、堵塞咽鼓管咽口；另一方面，已遭感染的腺样体可以作为致病微生物的潜藏池，它们可经咽鼓管感染中耳，而导致本病的反复发作。还有认为，腺样体可释放某些炎性介质，如前列腺素、组胺、白细胞三烯、血小板激活因子等而增加血管的通透性，引起黏膜水肿。

b. 慢性鼻窦炎：研究发现，分泌性中耳炎患者中，慢性鼻窦炎的患病率较非分泌性中耳炎患者高。鼻窦的化脓性炎症，既可因脓性鼻涕经后鼻孔流至鼻咽部，阻塞咽鼓管咽口；也可因脓液的长期刺激使咽鼓管周围的鼻咽黏膜及淋巴组织增生肥厚，导致管口狭窄。此外，还有研究发现，鼻窦炎患者鼻咽部的 SIgA 活性较低，细菌容易在此繁殖。

c. 鼻咽癌：鼻咽癌患者在放疗前、后常常伴发本病。鼻咽癌伴发分泌性中耳炎的原因，除肿瘤的机械性压迫外，还与腭帆张肌、腭帆提肌、咽鼓管软骨及管腔上皮遭肿瘤破坏或放射性损伤，以及咽口的瘢痕性狭窄等因素有关。放疗后鼻咽部痂皮堵塞咽口也是原因之一。

除上述咽鼓管咽口或管腔内的机械性阻塞外，咽鼓管周围病变的压迫也可能造成管腔狭窄或堵塞，如咽旁间隙的肿瘤向上发展至咽鼓管周围、岩尖的实质性或囊性病变等。

2）非机械性阻塞：小儿的腭帆张肌、腭帆提肌和咽鼓管咽肌等肌肉薄弱，收缩无力，加之咽鼓管软骨发育不够成熟，弹性较差，当咽鼓管处于负压状态时，软骨段的管壁甚易发生塌陷，导致中耳负压，而中耳处于负压状态时，管壁软骨塌陷更为加剧，甚至可致管腔闭塞。裂腭患者因两侧腭帆张肌和腭帆提肌的连续性中断，附着处前移，肌肉由正常的横向行走变为纵向行走，加之肌纤维数量减少等，以致收缩乏力，而引起中耳负压。牙的错位咬合亦为因素之一。

最近研究发现，咽鼓管上皮内具有表面活性物质样的板层体结构，能产生表面活性物质（sufactant），这种表面活性物质与肺的表面活性物质结构相似（Tsuru - hara 等，1989），主要由磷脂多糖和蛋白质组成，具有降低气 - 液界面表面张力的性能。因为咽鼓管管腔内气 - 液界面的表面张力是咽鼓管开放时必须克服的阻力之一（管壁的弹性阻力则为需要克服的另一阻力），因此，表面张力的降低有利于咽鼓管的开放：目前认为，细菌感染引起的蛋白水解酶的活性增高等因素可致表面活性物质减少，表面张力因而提升，不利于咽鼓管的开放。

（2）清洁功能不良：咽鼓管的黏膜具有呼吸道黏膜的特征，上皮层由纤毛细胞、无纤毛细胞、分泌细胞（杯状细胞）和基底细胞组成。正常情况下，通过纤毛向咽口的连续单向运动，向鼻咽部排除中耳内的异物及分泌物，故又称为“黏液纤毛输送系统”。在咽鼓管管腔顶部，无纤毛细胞较多，主要为通气道（sando，1993）。而在咽鼓管底部，腺体和杯状细胞比较多，而且由于该处存在着许多黏膜皱襞，故黏膜的表面面积比管腔顶部者较大，此区域主要司理清洁功能，保护中耳的无菌状态。细菌外毒素引起的纤毛运动暂时性瘫痪，管腔内分泌物的潴留，放射性损伤，以及婴幼儿咽鼓管发育不成熟，或先天性呼吸道黏膜纤毛运动不良（immotile cillia 综合征），原发性纤毛运动障碍（primary ciliary disknesia）等等，均可不同程度地损害黏液纤毛输送系统的功能，使中耳及管腔内的分泌物、致病微生物以及毒素等不能有效排出。

（3）防御功能障碍：咽鼓管一方面凭借黏液纤毛输送系统方向指向咽口的单向运动，清除并阻抑鼻咽部有害物的侵入；而咽鼓管底部的黏膜皱襞还具有单向活瓣作用，当咽鼓管开放时，能防止鼻咽部的细菌等微生物逆行流入鼓室，从而发挥咽鼓管的防御功能。由各种原因引起的咽鼓管关闭不全，如老年人结缔组织退行性变，咽鼓管黏膜下方弹力纤维的弹性降低，咽鼓管咽口的瘢痕牵引，肿瘤的侵袭破坏，或放射性损伤等等，皆可导致咽鼓管的防御功能丧失，给致病微生物侵入中耳以可乘之机。

2. 感染　过去，由于在中耳液体中未检出多形核白细胞或细菌，曾一度认为本病是一种无菌性炎症。自 Senturia 等（1958）在40%的中耳分泌物标本中检出了致病菌以来，各家对中耳积液所做的细菌培养阳性结果为22%～52%，其中，常见的致病菌为流感嗜血杆菌和肺炎链球菌，其次有 β 溶血性链球菌，金黄色葡萄球菌和卡他布兰汉球菌（Branhamella Catarrhals）等。

3. 免疫反应　如下所述。

（1）Ⅰ型变态反应：Jordan（1949）对123 例分泌性中耳炎患者通过鼻分泌物涂片查嗜酸性粒细胞，皮肤试验，并观察患者对抗过敏治疗的反应等调查发现，其中 74% 合并Ⅰ型变态反应。Draper（1967）报告，在有变应性疾病的患者中，分泌性中耳炎的发病率较对照组高。Borge（1983）发现，分泌性中耳炎患者中，特异反应性疾病（atopic disease）的发病率较高。临床上亦发现，本病患者中合并呼吸道变应性疾病的较多，如变应性鼻炎，鼻息肉，支气管哮喘等。故Ⅰ型变态反应是中耳炎发病的危险的因素之一。但是，Ⅰ型变态反应作为本病的确切病因至今尚未得到证实，虽然 Jang（2003）、Hurst（1999，2000）等发现，本病中耳黏膜中肥大细胞、嗜酸性粒细胞增多，过度活化，IgE 和炎性介质增加等，也提示本病与Ⅰ型变态反应关系密切。而中耳黏膜虽然可以对抗原刺激产生免疫应答，但在通常情况下，吸入性抗原并不能通过咽鼓管进入鼓室。目前多数学者认为，呼吸道变应性疾病患者合并本病的原因，可能是由于患者对感染性疾病的敏感性增强，或由肥大细胞释放的炎性介质不仅使鼻黏膜，而且也使咽鼓管咽口、甚至咽鼓管黏膜水肿，分泌物增多，导致咽鼓管阻塞和中耳负压，影响咽鼓管功能之故。

（2）细菌感染引起的Ⅲ型变态反应：最近认为，中耳是一个独立的免疫防御系统。Palva等（1974）在对中耳积液中的蛋白质和酶进行分析后认为，本病的中耳积液是一种分泌物，而非渗出物。而患者中耳黏膜的组织学检查结果也支持这一观点，因为黏膜中杯状细胞和黏液腺体增加。在此基础上 Palva 等（1983）设想，某些分泌性中耳炎可能属免疫复合物型变应性疾病，其抗原——细菌，可能存在于腺样体或口咽部的淋巴组织内。这些病例往往在儿童时期有过中耳炎病史，而本次起病隐袭，临床上缺乏明确的急性感染史（Ryan 等，1985）。

除以上三大学说外，还有神经性炎性机制学说，胃食管反流学说（gastroesophageal reflux）等。被动吸烟，居住环境不良，哺乳方式不当，家族中有中耳炎患者等属本病的危险因素。

二、病理

中耳分泌物来自咽鼓管、鼓室以及乳突气房黏膜。无论分泌物为浆液性或黏液性，其中，病理性渗出、分泌和吸收等亦均参与了病理过程。中耳黏膜的病理组织学研究发现，中耳黏膜水肿，毛细血管增多、通透性增加。病变进一步发展，黏膜上皮增厚，上皮化生，鼓室前部低矮的假复层柱状纤毛上皮可变为增厚的分泌性上皮，鼓室后部的单层扁平上皮变为假复层柱状上皮，杯状细胞增多，纤毛细胞甚至具有分泌性特征，如胞浆内出现分泌性的暗颗粒，并可见顶浆分泌现象；上皮下层有病理性腺体样组织形成，固有层出现圆形细胞浸润。液体以浆液性为主者，以淋巴细胞浸润为主，还可见单核细胞，浆细胞等；液体以黏液性为主者，则主要为浆细胞和淋巴细胞浸润。至疾病的恢复期，腺体逐渐退化，分泌物减少，黏膜可逐渐恢复正常。如病变未得到控制，可出现积液机化，或形成包裹性积液，伴有肉芽组织生成，内陷袋形成等等，可发展为粘连性中耳炎、胆固醇肉芽肿、鼓室硬化、胆脂瘤、隐性中耳乳突炎等后遗症。Paparelle 等（1990）认为，各种型别的分泌性中耳炎，其病变均可由早期向晚期或后遗阶段发展，炎症的性质处于动态变化中。

中耳积液为漏出液、渗出液和黏液的混合液体，早期主要为浆液，然后逐渐转变为浆－黏液，黏液。浆液性液体稀薄，如水样，呈深浅不同的黄色。黏液性液体黏稠，大多呈灰白色。胶耳液体如胶冻状。上述各种液体中细胞成分不多，除脱落上皮细胞外，尚有淋巴细胞，吞噬细胞，多形核白细胞，个别可见嗜酸性粒细胞。此外，尚可检出免疫球蛋白、(SIgA，IgG，IgA 等)、前列腺素等炎性介质、氧化酶、水解酶以及 IL－4、IL－1、IL－6、TNF－α、INF－γ 等。

三、症状

本病冬季多发。

1. 听力下降　急性分泌性中耳炎病前大多有感冒史。以后出现耳痛，听力下降，可伴有自听增强感。少数患者主诉听力在数小时内急剧下降，往往被误诊为“突聋”。慢性分泌性中耳炎起病隐袭，患者往往不能明确指出具体的发病时间。患者的耳聋严重程度常有波动，例如，当头部前倾或偏向患侧时，由于鼓室内的液体离开蜗窗，听力可暂时得到改善，中耳液体很黏稠时，听力则不因头位的变动而改变。有些慢性患者自觉阴天耳聋加重，晴天耳聋减轻。小儿大多无听力下降的主诉，幼儿可表现为言语发育延迟，学龄前儿童常表现为对父母的呼唤不理睬，家长误认为其注意力不集中；学龄儿童则以学习成绩下降，看电视时要求过大的音量等为主要表现。如果小儿仅有一耳患病，另侧耳听力正常，可长期不被察觉而于常规的体检时方被发现。

2. 耳痛　急性分泌性中耳炎起病时可有耳痛，疼痛可轻可重，有患儿因耳痛而夜间来急诊的。慢性者无耳痛。

3. 耳内闭塞感　耳内闭塞感或闷胀感是成年人常见的主诉，按捺耳屏后这种闭塞感可暂时得以减轻。

4. 耳鸣　耳鸣一般不重，可为间歇性，如“噼啪”声或低音调“轰轰”声，个别患者有高调耳鸣。成年人当头部运动或打呵欠、擤鼻时，耳内可出现气过水声。但若液体很黏稠，或液体已完全充满鼓室，此症状缺如。

四、检查

1. 鼓膜象　急性期，鼓膜松弛部充血，紧张部周边有放射状扩张的血管纹，或全鼓膜轻度充血。紧张部或全鼓膜内陷，表现为光锥缩短、变形或消失；锤骨柄向后、上方移位；锤骨短突明显外凸。鼓室积液时，鼓膜失去正常光泽，呈淡黄、橙红或琥珀色，慢性者可呈乳白色或灰蓝色，不透明，如毛玻璃状；鼓膜紧张部有扩张的微血管。若液体为浆液性，且未充满鼓室时，透过鼓膜可见到液平面，此液面状如弧形发丝，凹面向上，该患者头前俯、后仰时，此平面与地面平行的关系不变。有时尚可在鼓膜上见到气泡影，做咽鼓管吹张后，气泡可增多，移位。但这两种典型的体征出现的机会并不多，在这些统计的 230 耳中仅占 3.5%（汪吉宝等，1994）。积液多时，鼓膜向外隆凸。用 Siegle 耳镜观察，可见鼓膜的活动度受限。

2. 音叉试验　Rinne 试验阴性。Weber 试验偏向患侧。

3. 纯音听阈测试　纯音听力图一般表现为轻度的传导性聋。儿童的气导平均听阈约为 27.5dB（Fria，1985），Fiellau Nikolajsen（1983）统计的平均听阈为 23dB，听敏度与年龄、病史长短无关。部分患者的听阈可无明显下降，重者听力损失可达 40dB 左右。在病程中，听阈可以有一定的波动，这可能与中耳内积液量的变化有关。听力损失以低频为主，但因中耳传音结构及两窗阻抗的改变，高频气导及骨导听力亦可下降。有人认为，积液愈黏稠，摩擦力愈大，高频听力损失愈明显。由于细菌及其毒素等可能经圆窗引起耳蜗毛细胞受损，故亦可发生感音神经性聋，若这种感音神经性聋和前述传导性聋同时存在，则表现为混合性聋。

4. 声导抗测试　声导抗图对本病的诊断具有重要价值。平坦型（B 型）为分泌性中耳炎的典型曲线，其诊断符合率为 88%，高负压型（C 型）示咽鼓管功能不良，鼓室负压 > 200daPa，大多示鼓室内有积液。声反射均消失。由于 6 个月以内婴儿的外、中耳结构尚处于发育阶段，其机械－声学传导机制与大龄儿童有所不同，故对 6～7 个月以下婴儿做声导抗测试时，以 226Hz 为探测音所测得的鼓室导抗图形常不能准确反映中耳的实际情况，“正常”的鼓室导抗图往往无诊断价值，应注意判别。目前有人采用高频探测音 660Hz，678Hz 或 1kHz。

5. 颞骨 CT扫描可见鼓室内有密度均匀一致的阴影，乳突气房中可见液气面。此项检查不属常规检查项目。

五、诊断

根据病史及对鼓膜的仔细观察，结合 Siegle 镜下鼓膜活动受限，以及声导抗测试结果，诊断一般并不困难。必要时可于无菌条件下做诊断性鼓膜穿刺术而确诊。但若鼓室内液体甚黏稠，亦可抽吸不到液体，但此时请患者捏鼻鼓气时，常可见鼓膜穿刺所留针孔中出现黏液，或针孔外有少许黏液丝牵挂。

关于婴幼儿中耳炎（主要为分泌性中耳炎）的诊断，由于婴幼儿不会陈述相应症状，鼓气耳镜对鼓膜的观察常因耳道狭小，鼓膜厚且倾斜度大而比较困难，鼓气耳镜观察鼓膜活动度的结果在实践中常遭质疑，其准确性较大龄儿童或成人要低。加之上述鼓室导抗测试尚有探测音等问题有待探索，鼓膜穿刺术因其创伤性而不能作为常规诊断方法等原因，因此婴幼儿分泌性中耳炎的诊断目前尚存在一定困难，值得注意。

六、鉴别诊断

1. 鼻咽癌 对一侧分泌性中耳炎的成年患者（个别为双侧分泌性中耳炎），应毫无例外地做仔细的鼻腔及鼻咽部检查，包括纤维或电子鼻咽镜检，颈部触诊，血清中 EBV－VCA－IgA 测定。鼻咽部 CT 扫描，MR 成像对位于黏膜下的鼻咽癌灶有较高的诊断价值，必要时可行之。

2. 脑脊液耳漏 颞骨骨折并脑脊液耳漏而鼓膜完整者，脑脊液聚集于鼓室内，可产生类似分泌性中耳炎的临床表现。先天性颅骨或内耳畸形（如 Mondini 型）患者，可伴发脑脊液耳漏。根据头部外伤史或先天性感音神经性聋病史，鼓室液体的实验室检查结果，以及颞骨 X 线片，颞骨 CT 扫描等可资鉴别。

3. 外淋巴瘘 不多见。多继发于镫骨手术后，或有气压损伤史。瘘管好发于蜗窗及前庭窗，耳聋为感音神经性，可表现为突发性聋。常合并眩晕，强声刺激可引起眩晕（Tullio 现象）。

4. 胆固醇肉芽肿 可为分泌性中耳炎的后遗症。鼓室内有棕褐色液体聚集，液体内有时可见细微的、闪烁反光的鳞片状胆固醇结晶，鼓室及乳突气房内有暗红色或棕褐色肉芽，内含铁血黄素与胆固醇结晶溶解后形成的裂隙，伴有异物巨细胞反应。本病病史较长，鼓膜呈深蓝色，颞骨 CT 扫描可见鼓室及乳突内有软组织影，少数有骨质破坏。

5. 粘连性中耳炎 有时粘连性中耳炎可与慢性分泌性中耳炎并存。粘连性中耳炎的病程一般较长，听力损失较重，鼓膜可高低不平。

七、预后

（1）不少分泌性中耳炎有自限性，积液可经咽鼓管排出或自行吸收。

（2）病程较长而未做治疗的小儿患者，有可能影响言语发育、学习以及与他人交流的能力。

（3）顽固的慢性分泌性中耳炎，鼓膜紧张部可出现萎缩性瘢痕，钙化斑，鼓膜松弛，鼓室内出现硬化病灶。

（4）黏稠的分泌物容易发生机化，形成粘连。

（5）咽鼓管功能不良，或上鼓室长期处于负压状态者，可逐渐出现鼓膜松弛部内陷袋，部分发生胆脂瘤。

（6）并发胆固醇肉芽肿。

八、治疗

清除中耳积液，改善咽鼓管通气引流功能，以及病因治疗等综合治疗为本病的治疗原则。

1. 非手术治疗 如下所述。

（1）抗生素或其他抗菌药物治疗：急性分泌性中耳炎可用抗菌药物进行适当的治疗，但疗程不宜过长。可供选用的药物有各类广谱青霉素，头孢菌素，大环内酯类抗生素等。择药时应注意该药对本病常见致病菌——流感嗜血杆菌，肺炎链球菌等的敏感性。

（2）糖皮质激素：可用地塞米松（dexamethason）或泼尼松（Prednison）等口服，做短期治疗。

（3）伴有鼻塞症状时：可用盐酸羟甲唑啉等减充血剂喷（滴）鼻。

（4）咽鼓管吹张：可采用捏鼻鼓气法、波氏球法或导管法做咽鼓管吹张。成人尚可经导管向咽鼓管咽口吹入泼尼松龙，隔日1次，每次每侧1mL，共3~6次。

2. 手术治疗　由于不少分泌性中耳炎有自限性，所以对无症状、听力正常、病史不长的轻型患儿，可在专科医师的指导下密切观察，而不急于手术治疗。

（1）鼓膜穿刺术：仅用于成年人。

（2）鼓膜切开术：鼓膜切开术（myringotomy）适用于中耳积液比较黏稠，经鼓膜穿刺术不能抽吸出积液；或反复做鼓膜穿刺，积液抽吸后迅速集聚时。

（3）置管术。

3. 病因治疗　对反复发作的分泌性中耳炎，除积极进行疾病本身的治疗外，更重要的是仔细寻找病因，并积极进行病因治疗。

（1）腺样体切除术：分泌性中耳炎具有以下情况者，应做腺样体切除术：

1）腺样体肥大，引起鼻塞、打鼾者；

2）过去曾做过置管术的复发性中耳炎，伴腺样体炎，腺样体肥大者。

（2）扁桃体切除术：儿童急性扁桃体炎反复发作；经常发生上呼吸道感染，并由此而诱发分泌性中耳炎的反复发作；或扁桃体明显肥大者，可作扁桃体切除术。

（3）鼓室探查术和单纯乳突开放术：慢性分泌性中耳炎，特别在成年人，经上述各种治疗无效，又未查出明显相关疾病时，宜做颞骨CT扫描，如发现鼓室或乳突内有肉芽，或骨质病变时，应做鼓室探查术（explorative tympanotomy）或单纯乳突开放术（simple mastoidectomy），彻底清除病变组织，根据不同情况做相应类型的鼓室成形术。

（4）其他：积极治疗鼻腔、鼻窦或鼻咽部疾病，包括手术治疗，如鼻息肉摘除术，下鼻甲部分切除术，功能性鼻内镜手术，鼻中隔黏膜下矫正术等。

（朱向阳）

第二节　急性化脓性中耳炎

急性化脓性中耳炎（acute suppurative otitis media）是中耳黏膜的急性化脓性炎症。主要致病菌为肺炎链球菌、流感嗜血杆菌、乙型溶血性链球菌及葡萄球菌、绿脓杆菌等，前两者在小儿多见。

一、病因及感染途径

由各种原因引起的身体抵抗力下降，全身慢性疾病以及邻近部位的病灶疾病（如慢性扁桃体炎、慢性化脓性鼻窦炎等），小儿腺样体肥大等是本病的诱因。致病菌进入中耳的途径如下：

1. 咽鼓管途径最常见　如下所述。

（1）急性上呼吸道感染时：如急性鼻炎、急性鼻咽炎、急性扁桃体炎等，炎症向咽鼓管蔓延，咽鼓管黏膜发生充血、肿胀、纤毛运动障碍，局部免疫力下降，此时致病菌乘虚侵入中耳。

（2）急性传染病期间：如猩红热、麻疹、百日咳、流行性感冒、肺炎、伤寒等，致病微生物可经咽鼓管侵入中耳；亦可经咽鼓管发生其他致病菌的继发感染。

（3）在不洁的水中游泳或跳水，不适当的擤鼻、咽鼓管吹张、鼻腔冲洗以及鼻咽部填塞等，致病菌可循咽鼓管侵犯中耳。

（4）婴儿哺乳位置不当，如平卧吮奶，乳汁可经短而宽的咽鼓管流入中耳。

2. 外耳道鼓膜途径　因鼓膜外伤，不正规的鼓膜穿刺或鼓室置管时的污染，致病菌可从外耳道侵入中耳。

3. 血行感染　极少见。

二、病理

病变常累及包括鼓室、鼓窦及乳突气房的整个中耳黏骨膜，但以鼓室为主。早期的病理变化为黏膜充血，从咽鼓管、鼓室开始，逐渐波及鼓窦及乳突气房。由于毛细血管扩张，通透性增加，纤维素、红细胞、多形核白细胞及血清渗出，黏膜及黏膜下出现水肿；上皮纤毛脱落，正常的扁平立方形上皮细胞变为分泌性柱状细胞，黏液腺分泌增加。以后出现新生的血管，淋巴细胞、浆细胞和吞噬细胞浸润，黏膜增厚。鼓室内开始有少量的浆液性渗出物聚集，以后变为黏液脓性或脓性；由于黏骨膜中血管受损，红细胞大量渗出，分泌物亦可呈血性。鼓膜的早期病变亦为充血，上皮下结缔组织层水肿、增宽，有炎性细胞浸润。以后表皮层之鳞状上皮增生、脱屑，鼓膜中之小静脉出现血栓性静脉炎，纤维层发生坏死、断裂，加之鼓室内积脓，压力增高，鼓膜出现穿孔，脓液外泄。如鼓室内的水肿黏膜从穿孔处脱出，可堵塞穿孔。若治疗得当，炎症可逐渐吸收，黏膜恢复正常。重症者病变深达骨质，可迁延为慢性化脓性中耳炎或合并急性乳突炎。

三、症状

本病之症状在鼓膜穿孔前后迥然不同。常见症状为：

1. 全身症状　鼓膜穿孔前，全身症状较明显，可有畏寒、发热、怠倦及食欲减退，小儿全身症状通常较成人严重，可有高热、惊厥，常伴呕吐、腹泻等消化道症状。鼓膜穿孔后，体温逐渐下降，全身症状亦明显减轻。

2. 耳痛　为本病的早期症状。患者感耳深部钝痛或搏动性跳痛，疼痛可经三叉神经放射至同侧额、颞、顶部、牙或整个半侧头部，吞咽、咳嗽、喷嚏时耳痛加重，耳痛剧烈者夜不成眠，烦躁不安。婴幼儿则哭闹不休。一旦鼓膜出现自发性穿孔或行鼓膜切开术后，脓液向外宣泄，疼痛顿减。

3. 耳鸣及听力减退　患耳可有搏动性耳鸣，听力逐渐下降。耳痛剧烈者，轻度的耳聋可不被患者察觉。鼓膜穿孔后听力反而提高。如病变侵入内耳，可出现眩晕和感音性聋。

4. 耳漏　鼓膜穿孔后耳内有液体流出，初为浆液血性，以后变为黏液脓性乃至脓性。如分泌物量甚多，提示分泌物不仅来自鼓室，亦源于鼓窦、乳突。

四、检查

1. 耳镜检查　早期鼓膜松弛部充血，锤骨柄及紧张部周边可见呈放射状的扩张血管。以后鼓膜迅速出现弥漫性充血，标志不易辨认，鼓膜可全部向外膨出，或部分外突而如乳头状。穿孔前，在隆起最明显的部位出现黄点，然后从此处发生穿孔。穿孔一般位于紧张部，开始时甚小，如针尖大，不易看清，彻底清除外耳道内分泌物后，方可见穿孔处有闪烁搏动的亮点，分泌物从该处涌出。有时须以Siegle 耳镜加压后，才能窥见鼓膜上的小穿孔。

2. 触诊　因乳突部骨膜的炎性反应，乳突尖及鼓窦区可能有压痛。鼓膜穿孔后渐消失。

3. 听力检查　呈传导性听力损失，听阈可达 40～50dB。如内耳受细菌毒素损害，则可出现混合性听力损失。

4. 血液分析　白细胞总数增多，多形核白细胞增加，穿孔后血常规逐渐恢复正常。

五、诊断

根据病史和检查，不难对本病做出诊断。但应注意和外耳道疖鉴别。因外耳道无黏液腺，故当分泌物为黏液脓性时，提示病变在中耳而不在外耳道，或不仅位于外耳道。本病全身症状较重，鼓膜穿孔前可高烧不退，耳痛持续，鼓膜弥漫性充血，一旦穿孔便溢液不止，此点可与分泌性中耳炎鉴别。

六、预后

若治疗及时、适当，分泌物引流通畅，炎症消退后鼓膜穿孔多可自行愈合，听力大多能恢复正常。治疗不当或病情严重者，可遗留鼓膜穿孔、中耳粘连症、鼓室硬化或转变为慢性化脓性中耳炎，甚至引起各种并发症。

七、治疗

本病的治疗原则为抗感染，畅引流，去病因。

1. 全身治疗　如下所述。

（1）尽早应用足量的抗菌药物控制感染，务求彻底治愈，以防发生并发症或转为慢性。一般可将青霉素 G 与氨苄西林合用，在头孢菌素中可用第一代头孢菌素头孢拉啶，头孢唑啉，或第二代中的头孢呋辛纳。鼓膜穿孔后应取脓液做细菌培养及药敏试验，参照其结果选用适宜的抗菌药，直至症状完全消失，并在症状消失后仍继续治疗数日，方可停药。

（2）鼻腔减充血剂滴鼻或喷雾于鼻咽部，可减轻鼻咽黏膜肿胀，有利于恢复咽鼓管功能。

（3）注意休息，调节饮食，疏通大便。重症者应注意支持疗法，如静脉输液、输血或血浆，应用少量糖皮质激素等。必要时请儿科医师协同观察处理。

2. 局部治疗　如下所述。

（1）鼓膜穿孔前

1）2%苯酚甘油滴耳，可消炎、止痛。因该药遇脓液即释放苯酚，可腐蚀鼓膜及鼓室黏膜，当鼓膜穿孔后应立即停药。慢性化脓性中耳炎忌用此药。

2）鼓膜切开术：适时的鼓膜切开术可通畅引流，有利于炎症的迅速消散，使全身和局部症状迅速减轻。炎症消退后，穿孔可迅速封闭，平整愈合，减少瘢痕形成和粘连。鼓膜切开术的适应证为：①全身及局部症状较重，鼓膜明显膨出，虽经治疗亦无明显好转者；②鼓膜虽已穿孔，但穿孔太小，引流不畅者；③有并发症可疑，但无须立即行乳突手术者。

操作步骤：①成人取坐位，小儿卧位，患耳朝上；②外耳道口及外耳道内以 75% 酒精消毒；③成人用 1% 利多卡因或普鲁卡因做外耳道阻滞麻醉，加 2% 丁卡因表面麻醉，亦可用 4% 可卡因做表面麻醉；小儿可用氯胺酮全麻；④在手术显微镜或窥耳器下看清鼓膜，用鼓膜切开刀从鼓膜后下象限向前下象限做弧形切口，或在前下象限做放射状切口。注意刀尖不可刺入太深，切透鼓膜即可，以免伤及鼓室内壁结构及听小骨；⑤吸尽脓液后，用小块消毒棉球置于外耳道口。

（2）鼓膜穿孔后：在 0.3% 氧氟沙星（泰利必妥）滴耳液、0.25% ~1% 氯霉素液、复方利福平液、0.5% 金霉素液等滴耳液中择一滴耳。炎症完全消退后，穿孔多可自行愈合。穿孔长期不愈者，可做鼓膜成形术。

3. 病因治疗　积极治疗鼻部及咽部慢性疾病。

八、预防

（1）锻炼身体，提高身体素质，积极预防和治疗上呼吸道感染。

（2）广泛开展各种传染病的预防接种工作。

（3）宣传正确的哺乳姿势哺乳时应将婴儿抱起，使头部竖直；乳汁过多时应适当控制其流出速度。

（4）鼓膜穿孔及鼓室置管者禁止游泳，洗浴时防止污水流入耳内。

（朱向阳）

第三节　急性坏死型中耳炎

急性坏死型中耳炎（acute necrotizing otitis media）是急性化脓性中耳炎的特殊类型。多发生于猩红热、麻疹、白喉、伤寒、百日咳和流感等急性传染病中，而以猩红热最多见。本病以中耳及其周围组织的广泛坏死、损毁为特点，可演变为慢性化脓性中耳炎。随着急性传染病发病率的下降，本病已不多见。

急性坏死型中耳炎好发于5岁以下的婴幼儿。由于致病微生物毒力甚强（如乙型溶血性链球菌），严重的全身感染而导致机体的抵抗力下降，且婴幼儿中耳免疫防御功能不成熟，以致致病菌及其毒素可迅速破坏局部组织，鼓膜发生溃烂、穿孔，鼓室、鼓窦及乳突气房的黏骨膜坏死，听小骨溶溃，甚至累及中耳局部及周围骨的骨髓，发生骨髓炎，个别可有死骨形成。病变尚可侵犯内耳，合并迷路炎，而于病后数月出现明显的感音性聋。如感染得到控制，炎性坏死过程终止，残存的黏膜上皮向病变区生长，鼓膜穿孔可自行修复，听力恢复正常。有些穿孔虽已愈合，但遗留硬化灶和（或）听骨链中断而引起明显的传导性聋。鼓膜肾形穿孔可长期不愈；外耳道鳞状上皮经穿孔边缘向中耳生长致鼓室黏膜上皮化生者可继发胆脂瘤；亦可遗留局限性骨炎、骨髓炎、肉芽组织增生等。

急性坏死型中耳炎可发生于急性传染病的早期（出疹期）或晚期（恢复期）。其临床表现与一般急性化脓性中耳炎相同。但因鼓膜早期发生穿孔，并在数日内融合而迅速扩大，形成较大的肾形穿孔（此乃因松弛部、锤骨柄及紧张部周边血供较好，抵抗力较强，而紧张部其他部位血供相对较差之故），重症者穿孔可达鼓环。因此，耳部的首发症状多为耳内流脓，脓液腥臭。外耳道有肉芽组织增生时，可遮蔽穿孔的鼓膜和裸露的骨壁，以探针探之，可触及粗糙的骨壁或坏死的听小骨。

治疗同一般急性化脓性中耳炎，特别注意加强支持疗法及原发传染病的治疗，提高机体的抵抗力。

（朱向阳）

第四节　隐性中耳炎

隐性中耳炎（silent otitis media，masked otitismedia）又称潜伏性中耳炎（latent otitis media），亚临床中耳炎（subclinical otitis media）或非典型中耳炎（atypical otitis media），是指鼓膜完整而中耳隐藏着明显的感染性炎性病变的中耳乳突炎。由于病变隐匿，临床常发生漏诊，甚至，待引起颅内外并发症时或死后方始发现。近年来，本病有增多的趋势，尤以小儿多见，值得关注。

一、病因

（1）急性化脓性中耳炎或乳突炎治疗不当，如剂量不足，疗程过短或菌种耐药。

（2）婴幼儿急性中耳炎因主诉少、鼓膜厚，易误诊而未获合理治疗，致病变迁延。

（3）中耳炎症后期，鼓室峡或鼓窦入口因黏膜肿胀、增厚或肉芽、息肉生成而阻塞，此时虽咽鼓管功能恢复，鼓室逐渐再充气，然乳突病变尚残存，且继续发展。

二、症状及体征

（1）本病无典型症状患者可诉耳部不适，轻微的耳痛或耳后疼痛，听力下降，或有低热，头痛等。

（2）部分患者近期（可在数月前）有过急性中耳炎、乳突炎病史。

（3）鼓膜完整，外观似正常。仔细观察时可发现松弛部充血，或鼓膜周边血管纹增多，或外耳道后上壁红肿，塌陷。

（4）乳突区皮肤无红肿，但可有轻压痛。

三、听力学检查

1. 纯音听力测试　传导性或混合性听力损失。
2. 鼓室导抗图　C或B型鼓室导抗图。

四、影像学检查

颞骨CT扫描对诊断有重要价值。可见乳突内有软组织影，可有房隔破坏，有时可见液、气面，鼓室内亦可有软组织影。

五、诊断

（1）婴幼儿不明原因发热时，宜仔细检查耳部，必要时做颞骨高分辨率 CT 扫描。

（2）成年人耳部不适，或轻微耳痛，或不明原因的传导性听力损失，鼓膜外观虽无特殊改变，也应警惕本病而做相关检查。

六、治疗

由于本病可引起感音神经性聋、迷路炎、脑膜炎等严重的颅内外并发症，即使在药物的控制下，病变仍可向周围发展，故一旦确诊，即应行乳突开放术，彻底根除病灶。

（朱向阳）

第五节　慢性化脓性中耳炎

慢性化脓性中耳炎（chronic suppurative otitis media）是中耳黏膜、骨膜或深达骨质的化脓性炎症，重者炎症深达乳突骨质。本病很常见。临床上以耳内长期间歇或持续流脓、鼓膜穿孔及听力下降为特点。

一、病因

慢性化脓性中耳炎的主要病因可概括为：

（1）急性化脓性中耳炎未获恰当而彻底的治疗，或治疗受到延误，以致迁延为慢性。此为较常见的原因。

（2）急性坏死型中耳炎病变深达骨膜及骨质，组织破坏严重者，可延续为慢性。

（3）全身或局部抵抗力下降，如猩红热、麻疹、肺结核等传染病，营养不良，全身慢性疾病等患者。特别是婴幼儿，中耳免疫力差，急性中耳炎易演变为慢性。

（4）鼻部和咽部的慢性病变如腺样体肥大、慢性扁桃体炎、慢性鼻窦炎等，亦为引起中耳炎长期不愈的原因之一。

（5）鼓室置管是否可并发本病尚无定论。据统计，经鼓室置管的小儿中有 15% ~74% 并发慢性化脓性中耳炎（Gates 等，1988），并认为造成继发感染的原因可能是中耳内原有的病原体繁殖，或由通气管污染所致。鼓膜置管后遗留鼓膜穿孔长期不愈，亦可经外耳道反复感染而引起本病。

（6）乳突气化不良与本病可能有一定关系，因为在慢性化脓性中耳炎患儿中，乳突气化不良者居多。不过其确切关系尚不清楚。

二、病理

本病的病理变化轻重不一。轻者，病变主要位于中鼓室的黏膜层，称单纯型，曾有咽鼓管鼓室型之称。此型于炎症急性发作时，鼓室黏膜充血、水肿，有炎性细胞浸润，并有以中性粒细胞为主的渗出物。如果感染得到控制，炎症吸收，病变可进入静止期，此时鼓室黏膜干燥，鼓膜穿孔仍存，少数小的穿孔也可自行愈合。病变重者，除了中、上鼓室、甚至下鼓室黏膜充血、水肿，有炎性细胞浸润外，黏膜尚可出现增生、肥厚，若黏骨膜破坏，病变深达骨质，听小骨、鼓窦周围、乳突甚至岩尖骨质都可以发生骨疡（bone erosion），形成慢性骨炎（osteitis），则局部可生长肉芽或息肉，病变迁延不愈，曾称骨疡型。中耳黏膜破坏后，病变长期不愈合者，有些局部可发生鳞状上皮化生或同时有纤维组织增生，形成粘连或产生硬化病变等。

三、症状

1. 耳溢液　耳内流脓可为间歇性或持续性，脓量多少不等。上呼吸道感染或经外耳道再感染时，流脓发作或脓液增多，可伴有耳痛，病变由静止期或相对稳定期进入急性发作期。脓液或为黏液性、黏液脓性或为纯脓。如脓液长期不予清洗，可有臭气。炎症急性发作期或肉芽、息肉受到外伤时分泌物内可带血，甚至貌似全血。

2. 听力下降　患耳可有不同程度的传导性或混合性听力损失。听力下降的程度与鼓膜穿孔的大小、位置、听骨链是否受损，以及迷路正常与否等有关。就鼓膜穿孔而言，紧张部前下方的小穿孔一般不致引起明显的听力下降；后上方的大穿孔则可导致较重的听力损失。有些患者在耳内滴药后或耳内有少许分泌物时，听力反可暂时提高，此乃因少量的液体遮盖了蜗窗膜，使相位相同的声波不致同时到达两窗，前庭阶内外淋巴液的振动不会受到干扰之故。

3. 耳鸣　部分患者有耳鸣，多与内耳受损有关。由鼓膜穿孔引起的耳鸣，在将穿孔贴补后耳鸣可消失。

四、检查

1. 鼓膜穿孔　鼓膜穿孔可分为中央性和边缘性两种。若穿孔的四周均有残余鼓膜环绕，不论穿孔位于鼓膜的中央或周边，皆称为中央性穿孔。所谓边缘性穿孔，是穿孔的边缘有部分或全部已达鼓沟，该处无残余鼓膜。慢性化脓性中耳炎的鼓膜穿孔一般均位于紧张部，个别大的穿孔也可延及松弛部。穿孔可大可小，呈圆形或肾形，大多为中央性。穿孔较大时，部分锤骨柄，甚至部分砧骨长突或砧镫关节可暴露于外。通过穿孔可见鼓室内壁或充血、水肿，而黏膜光滑；或黏膜增厚、高低不平；有时可见硬化病灶；病变严重时，紧张部鼓膜可以完全毁损，鼓室内壁出现鳞状上皮化生。鼓室内或穿孔附近可见肉芽或息肉，具有长蒂的息肉可越过穿孔坠落于外耳道内，掩盖穿孔，妨碍引流；肉芽周围可有脓液。有些肉芽或息肉的根部可能位于前庭窗附近，盲目的撕拉可致镫骨足板脱位而并发迷路炎。

2. 听力学检查　呈轻到中度的传导性听力损失，或听力损失为混合性，或感音神经性。

3. 颞骨 CT　病变主要限于中鼓室者听小骨完整，乳突表现正常；乳突多为气化型，充气良好。中耳出现骨疡者，中、上鼓室及乳突内有软组织影，房室隔不清晰，小听骨可有破坏或正常。但鼓窦入口若因炎性瘢痕而闭锁以致鼓窦及乳突气房充气不良，或乳突内黏膜增厚等，乳突腔内亦可呈现均匀一致的密度增高影，应善加鉴别。

五、诊断

诊断应根据病史、鼓膜穿孔及鼓室情况、结合颞骨 CT 图像综合分析，判断病变性质及范围，而不可仅凭鼓膜穿孔的位置是中央性或边缘性、穿孔的大小以及流脓是间断性或持续性等匆忙做出结论。更何况中耳的病变也是发展的，可转化的。

六、鉴别诊断

（1）伴胆脂瘤的慢性化脓性中耳炎。

（2）慢性鼓膜炎：耳内流脓、鼓膜上有颗粒状肉芽，但无穿孔，颞骨 CT 示鼓室及乳突正常。

（3）中耳癌：好发于中年以上的成年人。大多有患耳长期流脓史，近期有耳内出血、伴耳痛，可有张口困难。鼓室内新生物可向外耳道浸润，接触后易出血。病变早期即出现面瘫，晚期有Ⅵ、Ⅸ、Ⅹ、Ⅺ对脑神经受损。颞骨 CT 示骨质破坏。新生物活检可确诊。

（4）结核性中耳炎：起病隐匿，耳内脓液稀薄，听力损失明显，早期发生面瘫。鼓膜大穿孔，肉芽苍白。颞骨 CT 示鼓室及乳突有骨质破坏区及死骨。肺部或其他部位可有结核病灶。肉芽病检可确诊。

七、治疗

治疗原则为控制感染，通畅引流，清除病灶，恢复听力，消除病因。

1. 病因治疗　积极治疗上呼吸道的病灶性疾病，如慢性鼻窦炎，慢性扁桃体炎等。

2. 局部治疗 包括药物治疗和手术治疗。

（1）药物治疗：①引流通畅者，应首先使用局部用药；炎症急性发作时，要全身应用抗生素；②有条件者，用药前先取脓液做细菌培养及药敏试验，以指导用药。

1）局部用药种类：①抗生素溶液或抗生素与糖皮质激素混合液，如0.3%氧氟沙星（泰利必妥）滴耳液（Ofloxacin oticsolution），利福平滴耳液（rifampicin oticsolution）（注意：利福平滴耳液瓶口开启3天后药液即失效），2%氯霉素甘油滴耳液（2% chloramphenicol otic glycerin）等。用于鼓室黏膜充血、水肿，分泌物较多时；②酒精或甘油制剂，如3%~4%硼酸甘油（Boric glycerin），3%~4%硼酸酒精（Boric alcohol）等。适用于脓液少，鼓室潮湿时；③粉剂，如硼酸粉，磺胺噻唑与氯霉素粉（等量混合）等，仅用于穿孔大，分泌物很少，或乳突术后换药。

2）局部用药注意事项：①用药前，应彻底清洗外耳道及鼓室内的脓液。可用3%过氧化氢溶液或硼酸水清洗，然后用棉签拭净或以吸引器吸尽脓液，方可滴药；②含氨基苷类抗生素的滴耳剂或各种溶液（如复方新霉素滴耳剂，庆大霉素等）用于中耳局部可引起内耳中毒，忌用；③水溶液易经小穿孔进入中耳为其优点，但亦易流出；甘油制剂比较黏稠，接触时间较长，却不易通过小穿孔；④粉剂宜少用，用粉剂时应择颗粒细、易溶解者，一次用量不宜过多，鼓室内撒入薄薄一层即可。穿孔小、脓液多者忌用粉剂，因可堵塞穿孔，妨碍引流，甚至引起危及生命的并发症；⑤避免用有色药液，以免妨碍对局部的观察；⑥需用抗生素滴耳剂时，宜参照中耳脓液的细菌培养及药物敏感试验结果，选择适当的、无耳毒性的药物；⑦忌用腐蚀剂（如酚甘油）。

滴耳法：患者取坐位或卧位，患耳朝上。将耳郭向后上方轻轻牵拉，向外耳道内滴入药液3~5滴。然后用手指轻轻按捺耳屏数次，促使药液通过鼓膜穿孔处流入中耳。5~10min后方可变换体位。注意：滴耳药应尽可能与体温接近，以免引起眩晕。

（2）手术治疗

1）中耳有肉芽或息肉，或电耳镜下虽未见明显肉芽或息肉，而经正规药物治疗无效，CT示乳突、上鼓室等有病变者，应做乳突径路鼓室成形术或改良乳突根治术，乳突根治术。

2）中耳炎症已完全吸收，遗留鼓膜紧张部中央性穿孔者，可行单纯鼓室成形术。

（朱向阳）

第六节 粘连性中耳炎

粘连性中耳炎（adhesive otitis media）是各种急、慢性中耳炎愈合不良引起的后遗症。其主要特征为中耳乳突内纤维组织增生或瘢痕形成，中耳传声结构的功能遭到破坏，导致传导性听力损失。本病多从儿童期开始起病，两耳同时受累者居多。可与分泌性中耳炎、慢性化脓性中耳炎、鼓室硬化等并存。

本病名称繁多，如慢性粘连性中耳炎（chronic adhesive otitis media）、中耳粘连（middle ear adhesion）、纤维性中耳炎（fibrotic otitis media）、增生性中耳炎（hypertrophic otitis media）、愈合性中耳炎（healed otitis media）、萎缩性中耳炎（atrophic otitis media）等。由于对本病缺乏统一的认识和诊断标准，有关发病率的报告也相差悬殊。国外报告，由本病引起的耳聋占耳聋的1.42%~30%。随着耳硬化症诊断率的提高，本病在耳聋中所占比率亦有下降，估计不超过0.5%。此外，由于急性坏死型中耳炎发病率的降低，其后遗的粘连性中耳炎亦相应减少。

一、病因

1. 分泌性中耳炎 粘连性中耳炎病例过去大多患过分泌性中耳炎。在分泌性中耳炎，当中耳液体长期得不到引流，局部溶纤活性不足，鼓室及乳突气房内积存过久的液体可发生机化，或中耳内肉芽生成；中耳黏膜破坏后、纤维组织增生，形成粘连，其中胶耳更有形成粘连的倾向。有作者在为分泌性中耳炎患者做鼓膜切开术时发现，锤骨与鼓岬间已形成了粘连带，而其病史仅6周。

2. 化脓性中耳炎 无论急性或慢性化脓性中耳炎，若愈合不良，均可引起本病。据统计，约半数粘连性中耳炎病例曾有过耳痛和（或）耳流脓的化脓性中耳炎病史。一般情况下，急性化脓性中耳炎如获及时而恰当的治疗，局部引流通畅，随着炎症的消退，中耳黏膜可以恢复正常。但若炎性未得到治疗或因抗生素疗程过短，或机体抵抗力过低，或咽鼓管功能不良等因素，炎症未能彻底控制，特别是反复发作的急性化脓性中耳炎，黏膜破坏后不能完全修复，在破损的黏膜面则形成新的纤维组织。炎性渗出物中的纤维素沉积，可以加速粘连的形成过程。中耳的慢性化脓性感染过程中增生的肉芽组织更容易发生纤维化。

3. 咽鼓管功能不良，中耳膨胀不全　因中耳炎后遗病损和咽鼓管功能障碍引起的中耳膨胀不全（atelectasis of middle ear）可为弥漫性或局限性。若为弥漫性，则整个中耳腔缩窄；若为局限性，这种缩窄可发生于一个或数个解剖部位，如鼓膜的松弛部或（和）紧张部的某一个或数个象限。中耳膨胀不全可轻可重，重者发展为中耳粘连，也是中耳胆脂瘤产生的因素之一。Sade 等将中耳膨胀不全分为如下 4 期：①鼓膜内陷，但未与砧骨接触；②鼓膜内陷，已与砧骨接触；③内陷的鼓膜贴附于鼓岬上，但未粘连；④鼓膜与鼓岬粘连。

二、病理

本病的病理学特征为：中耳乳突内黏膜破坏，有纤维组织及瘢痕增生；部分黏膜肥厚；有些含气空腔内充满致密的纤维组织条索；在鼓膜和听骨链之间、鼓膜和鼓室各壁之间或听骨链和鼓室壁之间有粘连带形成，鼓膜和听骨链的活动受到限制；重者，听骨链被纤维瘢痕组织包埋而固定，中耳腔被纤维组织充填，两窗可被封闭，中耳膨胀不全，鼓膜极度内陷。此外，在增生的纤维组织和肥厚的黏膜之间可以出现小的囊肿。这种囊肿的囊壁由无分泌性的扁平上皮细胞或立方上皮细胞所覆盖，囊液可为黏稠的嗜酸性液体，内含脱落上皮细胞和胆固醇结晶，称纤维囊性硬化（fibrocystic sclerosis）。虽然本病有时亦可发生透明变性及钙质沉着，但是和鼓室硬化相反，此种病理变化不属主要病变。

三、症状

1. 听力下降　为本病的主要症状，一般为传导性聋。若因原发的中耳炎侵犯耳蜗，耳聋则为混合性。病变早期，听力可呈进行性下降，待形成永久性粘连后，耳聋稳定不变。韦氏误听少见。

2. 耳闭塞感或闷胀感　常常是困扰患者的主要症状。

3. 耳鸣　一般不重。

此外尚可有头晕，头痛，记忆力减退，精神抑郁等。

四、检查

1. 鼓膜象　鼓膜明显内陷，严重者可见鼓膜紧张部几乎全部与鼓室内壁粘连或部分与内壁粘连，如为后者，则鼓膜紧张部变得凸凹不平。此外，鼓膜可混浊、增厚，出现萎缩性瘢痕或钙化斑，松弛部常有内陷袋。以 Siegle 耳镜检查，示鼓膜活动度减弱或完全消失。有些鼓膜遗留陈旧性穿孔，穿孔边缘可与鼓室内壁粘连。

2. 听力检测　如下所述。

（1）音叉试验：大多示传导性聋。

（2）纯音听力图：气导听力曲线多为轻度上升型或平坦型，气导听力损失程度不一，一般不超过 50dB。骨导听阈基本正常，也可出现 Carhart 切迹，示听骨链固定。两窗因粘连而封闭或内耳受侵时，呈混合性聋。

（3）声导抗图为 B 型（平坦型）曲线，少数可出现 C 型或 As 型；声反射消失。

3. 咽鼓管功能测试　结果大多提示管腔有不同程度的狭窄，甚至完全阻塞；少数患者的通气功能尚佳。但解放军 301 医院 102 例中咽鼓管通畅者占 81. 3%（黄德亮等，1996）。

4. 颞骨 CT 扫描　鼓室内可见网织状或细条索状阴影；听骨链可被软组织影包绕；乳突气化大多不良。

五、诊断

根据症状与检查，结合中耳炎病史，诊断多无困难。少数病例须行鼓室探查术方能明确诊断。本病应注意和耳硬化症相鉴别。

六、治疗

1. 保守治疗　在粘连早期（即活动期），病变属可逆性时，可试行保守治疗，以减少粘连，尽可能恢复中耳传音结构的功能。

（1）鼓室注药法：经鼓膜穿刺，向鼓室内注入如1%糜蛋白酶（0.5~1mL），或胰蛋白酶（5mg），或地塞米松（5mg）等药物，以抑制炎症，消除水肿，分解纤维蛋白，溶解黏稠的分泌物。药液可每1~2天注射1次，7次为1疗程。

（2）置管法：对于由分泌性中耳炎引起的早期粘连，可做鼓膜切开术充分吸出中耳分泌物之后，通过鼓膜切口留置通气管，以利引流和中耳通气。

（3）鼓膜按摩术。

（4）改善咽鼓管功能：可行导管法咽鼓管吹张术。用泼尼松龙1mL经导管吹入咽鼓管咽口及其附近，早期常可取得较好的效果。对影响咽鼓管功能的疾病进行矫治，如腺样体切除术、鼻中隔矫正术及下鼻甲部分切除术等。

2. 手术疗法　国内外对粘连性中耳炎的手术治疗方法虽做了许多探索，但远期疗效尚不理想。手术目的是分离并切除粘连组织，清除分泌物，恢复中耳传音结构的功能，防止再度粘连，重建一个含气的中耳腔。如果鼓室黏膜已全遭破坏，整个鼓室内皆为坚实的纤维组织或瘢痕组织，或虽经处理，咽鼓管功能仍不能恢复者，手术效果不佳。

手术方法：

（1）手术：准备、体位、消毒等同鼓室成形术。

（2）麻醉：一般用局部麻醉。

（3）切口：外耳道内切口或Shambaugh耳内切口。

（4）手术步骤：上述切口完成后，分离外耳道皮瓣，直至鼓环处。将后半部鼓膜的纤维鼓环轻轻从鼓沟中挑出，连同皮瓣和后半部鼓膜一起，将其向外耳道前下方翻转，暴露鼓室，开放上鼓室。探查鼓室及听骨链。用微型剥离子对粘连组织逐步进行分离，切除。剪断锤骨头，扩大鼓室峡，开放中、上鼓室之间的通道。注意切除鼓膜与鼓室各壁之间、听骨链与鼓膜、听骨之间的粘连带，并尽可能避免撕裂鼓膜。对已萎缩变薄或明显松弛的鼓膜应加以切除，待以后修补。Dornhoffer等（2004）认为，用软骨、软骨膜作为鼓膜修补的移植材料有利于防止再粘连。彻底吸除鼓室内的黏稠液体。两窗处的粘连组织尽可能用尖针轻轻剔除之。

术中应特别注意探查咽鼓管，清除鼓口的病变组织，咽鼓管明显狭窄时，可向咽鼓管内插入扩张管以扩张之，待次期手术时抽出。

最后，在鼓室内壁和鼓膜间放置隔离物（如硅橡胶片、明胶片、软骨片和Teflon等）以防再度粘连。6~12个月后或数年后取出。根据目前的观察，术后仍可形成再粘连。即使目前使用最多的硅橡胶薄膜片在术后亦可形成再粘连。因此，术后近期虽然患者听力可获提高，但不少患者远期疗效并不理想。注意，术后1周须开始定期做咽鼓管吹张术。

当咽鼓管闭塞和（或）鼓室内壁上皮化时，手术可分期进行：第一期做咽鼓管成形术，分离并清除鼓室内壁之鳞状上皮，分离粘连，植入隔离物，6~12个月以后做次期手术。次期手术中取出隔离物，并重建听骨链，修补鼓膜。

并发症：

（1）再度粘连，听力无提高或下降。由于目前作为防止粘连和纤维组织增生的隔离物的某些材料还不理想，如硅橡胶，Teflon，明胶海绵等，它们不能达到能在原位长期固定，从而使黏膜有充分的时间修复，中耳不再出现纤维化并获得正常通气功能的目的。例如硅橡胶和 Teflon 置入中耳后，不仅不能被吸收，有些还可能被纤维组织包裹，导致中耳通气不良或从中耳脱出；明胶海绵可激发炎性反应而导致再粘连等。

（2）鼓膜穿孔。

（3）中耳感染，再度流脓。

（4）感音神经性聋。

（5）眩晕。

（6）面瘫。

（7）胆脂瘤形成。

3. 佩戴助听器　老年患者、双耳同时受累者、手术失败者、不宜手术者等可佩戴助听器。

七、预防

由于本病目前尚缺乏有效的治疗方法，故预防更为重要。

（1）对急性化脓性中耳炎宜早期应用足量、适当的抗生素治疗，务求彻底治愈。

（2）对儿童进行定期的听力学监测，以便及早发现分泌性中耳炎并进行适当治疗。

（3）积极治疗各种影响咽鼓管功能的疾病。

（4）加强卫生宣教，积极治疗各种化脓性及非化脓性中耳炎。

（朱向阳）

第四章

耳聋

第一节 遗传性聋

遗传性聋（hereditary deafness）的病理基础是：由来自亲代的致聋基因，或新发生的突变致聋基因所导致的耳部发育异常，或代谢障碍，以致出现听功能不良。遗传性聋既有因外耳、中耳发育畸形引起的传导性聋，亦有因内耳发育不全等所致之感音神经性聋，其中，感音神经性聋在遗传性耳聋中占有重要的位置。Resender 等（2001）估计，在先天性聋中大约 50% 是由遗传因素引起的。在欧美国家，儿童的遗传性感音神经性聋的发病率为 1 ∶ 2 000 ~ 1 ∶ 6 000。在成人，遗传性感音神经性聋至少占这种耳聋总数的 20%。近数十年来，随着分子生物学，遗传学和医学遗传学的迅速发展，遗传性聋的基因研究已经有了长足的进步，取得了不少成果。目前发现，人类基因组中有 200 个基因与耳聋的关系密切。在综合征性耳聋中，已经定位的与耳聋相关的基因约为 100 个，其中 60 多个已被克隆；在非综合征性耳聋中，已定位的基因也约有 100 个。

一、分类

1. 按遗传方式的分类　遗传性聋大多通过核基因遗传，少数与线粒体基因有关。遗传基因位于常染色体上者称常染色体遗传；位于性染色体上则称性连锁遗传。无论是常染色体遗传或性连锁遗传，均可分为显性遗传和隐性遗传 2 种。

（1）常染色体显性遗传（autosomal dominant inheritance）（DFNA）：凡遗传基因位于常染色体上，并由显性基因控制的遗传，其传递方式称常染色体显性遗传。如双亲之一是杂合子（heterozygot），子女中约有 1/2 是发病个体，另 1/2 则完全正常，且不遗传。在有些杂合子，可能由于受到修饰基因等因素的影响，其有关疾病的症状可以不表现出来或表现程度有差异，从而出现不完全的外显率，尽管如此，但其后代的发病机会仍为 1/2。目前认为在遗传性聋中，由这种遗传方式传递的非综合征性占 10% ~ 20%，耳聋大多表现为出生后才发生的进行性听力下降，且以高频下降型为主，少数伴有眩晕。其中已有不少已经定位和（或）克隆。

（2）常染色体隐性遗传（autosomal recessive inheritance）（DFNB）：遗传基因位于常染色体上、由隐性基因控制的遗传，其传递方式称常染色体隐性遗传。在杂合子，这种遗传不会表现相应的症状，只有在纯合子时，方出现症状。隐性遗传性聋患者，往往双亲的听力正常，患病个体在其全部子女中占 1/4，男女发病的机会相等。近亲婚配者，后代发病的风险增加。由这种遗传方式传递的非综合征性遗传性耳聋占 75% ~ 80%，大多为重度或极重度性聋，且出生时即聋，故为语前聋。

（3）性连锁遗传（sex chromosome linked inheritance）（DFN）：由于 Y 染色体不携带完全的等位基因，故耳聋的遗传基因主要位于 X 染色体上，随 X 染色体传递。目前发现，非综合征性感音神经性聋中，X－联锁遗传约占 1%，Y－连锁遗传甚少。性连锁遗传既可为显性遗传，亦可为隐性遗传。隐性遗传者，子女中男性发病率为 1/2，女性若为纯合子则受累，否则女性仅为疾病遗传基因的携带者。所以在几代人中男性患者的疾病基因常由女性携带并交叉遗传而来。显性遗传者，若母亲患病，子女中约有1/2人发病；如父亲为患者，则全部女儿均患病。Y－连锁遗传（DFNY基因座位为DNFM）。

2. 按病变位置分类　如下所述。

（1）病变位于外耳和（或）中耳，引起传导性聋，如外耳道狭窄或闭锁、听小骨畸形、耳硬化症等。

（2）病变位于内耳，引起感音性聋。

病变累及外耳和（或）中耳和内耳者，则引起混合性聋。此型比较少见。

3. 按发病时间分类　如下所述。

（1）先天性遗传性聋（congenital genetic deafness）：耳聋于出生时即已发生的遗传性聋，属先天性遗传性聋。

（2）遗传性进行性聋（genetic progressive deafness）：出生时听力正常，而于出生后某一年龄阶段方始出现进行性听力下降，最后发展为严重的耳聋。

4. 按伴发疾病的有无分类　如下所述。

（1）非综合征性聋（nonsyndromic hearing impairment，NSHI）：耳聋为发病个体唯一的遗传性疾病，其他器官无遗传性损害，约占遗传性聋的70%。

（2）综合征性聋（syndromic hearing impairment，SHI）：患者除遗传性聋外，尚伴有身体其他器官的遗传性疾病，如眼、骨骼系统、神经系统、肾脏、皮肤、内分泌系统、代谢性疾病等。临床上，根据受累器官和病变部位的不同而称为各种综合征。据统计，这种综合征约有400余种，约占遗传性感音神经性聋的30%。

二、遗传性非综合征性感音神经性聋

遗传性非综合征性感音神经性聋大多为先天性，出生时即有耳聋，且多为重度或极重度聋。少数出生时听力正常，于生后某一年龄阶段方始出现进行性听力下降，称为迟发性感音神经性聋。这种迟发性的进行性感音神经性聋可分为高频下降型、低频下降型、中频下降型和早发型4型，以高频下降型较多见。但无论为哪一型，随着耳聋的进行性加重，各型其他频率的听力也将逐渐受损，最终发展为重度聋。

非综合征性感音神经性聋大多通过常染色体隐性遗传的方式传递，也有少数显性遗传或性连锁遗传。常染色体隐性遗传在非综合征性感音神经性聋中占75%～80%。目前的研究证明，在常染色体隐性遗传性聋中，约有40%～50%与编码缝隙连接蛋白Connexin－26（Cx－26）基因，即GJB_2（gap junction beta 2）基因突变有关。该基因定位于13q11－12，已于1993年被克隆。在GJB_2突变中，235delC是最多见的突变。由于它是第1个被发现的与常染色体隐性遗传（DFNB）性聋有关的基因，故又名为$DFNB_1$基因。目前研究认为，它是东亚人种中（包括中国人）最常见的致聋突变基因。戴朴等（2006）对我国18个省市聋校学生中非综合征性聋流行病学的研究报告中称，在1 680例GJB_2基因235delC突变筛查中发现突变率为18.10%。并认为各地区间检出率差异较大。该基因还与少数常染色体显性遗传性聋有关。

编码缝隙连接蛋白30（Connexin－30，Cx－30）基因，即GJB_6基因突变也与非综合征性感音神经性聋有关，但是它在不同人种和地区的出现频数不尽相同。在我国这种突变较少见，而GJB_6 D13S18突变在欧美人群却比较多见。

我国夏家辉教授等（1998）报告了中国两个常染色显性遗传性非综合征聋家系存在GJB_3（connex－31，Cx－31）基因突变。

缝隙连接是相邻两个细胞间的通道，由6个连接蛋白（Cx）组成，电离子、信使分子和代谢物质通过该通道可直接在相邻的两个细胞间转运。Cx在胚胎发育，形态构建及功能调节中具有重要意义。缝隙连接可能在耳蜗K^+循环中起重要作用。Cx基因突变可能使内耳K^+循环遭破坏，而影响声－电转导过程。但是Cx基因突变导致耳聋的确切机制尚待深入研究。

此外，与非综合征性耳聋相关的基因及其位点还有不少，如myo7，myo15a，myo6，WFS，COCH，

SLC26A4，tecta 以及线粒体 DNA（mtDNA）突变等。其中 SLC26A4 和 mtDNA 12SrRNA A1555G 也是目前我国发现的较常见的突变基因之一。

目前的研究表明，一种致聋基因可以和不同的遗传性聋有联系，一种遗传基因不仅对应一种遗传方式，还可对应一种以上的遗传方式；不同致聋基因的功能也各不相同。因此，对遗传性聋奥秘的揭示，目前还处于初级阶段。随着医学遗传学研究的不断深入，未来还可能有更多新的致聋基因被发现。

三、遗传性综合征性聋

1. 颅面骨发育不全（craniofacial dysostosis）综合征　又称 Crouzon 病。常染色体显性遗传。可能由于颅骨骨缝过早融合之故，患者之脑颅及面颅骨发育不全。表现为颅面骨形态异常，颅小、头短，上、下颌骨发育不良，眼距过宽、突眼，鹦鹉鼻等。并常伴有智力障碍。本病约 1/3 伴发传导性聋，多由中耳畸形引起，如锤骨头与上鼓室外侧壁融合，镫骨与鼓岬融合、固定，前庭窗全部或部分骨封，蜗窗龛狭小。此外尚可合并外耳道狭窄或闭锁，鼓膜缺如。由于颅底骨质发育不全，岩骨的发育受其影响，以致中耳和内耳的位置可能倾斜，面神经管亦可异位。

2. 颌面骨发育不全（mandibulofacial dysostosis）综合征　又称 Treacher - Collins 综合征或 Frances Chetti - Klein 综合征。1900 年 Treacher - Collins 首先描述了 2 例有关综合征，1940 年 Tronces Chetti - Zwahten - Klein 详细描述了本病。为常染色体显性遗传。最常见的表现为颧骨、上颌骨和下颌骨发育不全，眼睑畸形，睑裂斜位等（不伴眼畸形者），称为耳 - 下颌发育不全（oto - mandibular dysostosis）。可伴有耳郭畸形（如小耳）、外耳道狭窄或闭锁，或外耳道深部有骨板闭锁、鼓室狭小或未育，或上鼓室骨封、听小骨畸形、鼓膜张肌、镫骨肌缺如、鼓窦甚小或消失和乳突多呈坚质型。如合并内耳畸形，常为前庭受犯，但内耳及面神经极少受累，有时咽鼓管口可有畸形。偶伴后鼻孔闭锁、隐睾、先天性心脏病及智力低下。本畸形与 TCOF 基因突变有关。

3. 颈 - 眼 - 耳发育不全（cervical oculoacoustic dysplasia）综合征　又称 Duane 综合征。属常染色体显性遗传。表现为颈椎畸形（椎体融合）、颈短、外展麻痹及眼球陷没。耳部畸形主要在外耳和中耳，如小耳、外耳道闭锁、听小骨融合、镫骨与前庭窗脱离，前庭窗膜性闭锁。也可出现内耳畸形。

4. 成骨不全（osteogenesis imperfecta）综合征　以蓝巩膜，脆骨症和耳聋（传导性，混合性，感音神经性）为特征，可分为 2 型。

（1）先天性成骨不全：为常染色体显性遗传，但外显率不高。有些胎儿可于宫内发生骨折，颅骨骨折是造成宫内死亡的常见原因。

（2）延迟性成骨不全：为常染色体隐性遗传。进行性听力下降一般开始于青春发育期以后。高发病年龄为 30～40 岁。耳聋开始为传导性，以后可发展为混合性及感音神经性。Schuknecht 发现患者耳部病变位于前庭窗区，该区有新生的含有丰富血管的海绵状骨质，如耳硬化症。

小儿时期即开始出现进行性听力下降的成骨不全称为 Van der Hoeve 综合征。

5. 眼 - 耳郭发育不全综合征　眼 - 耳郭发育不全（Coldenhar syndrome，Dysostosis oculoaculo auricularis）以眼部畸形或皮样囊肿、副耳郭及先天性耳前瘘管为主要表现。耳前瘘管开口于口角与耳屏之间，即上颌突与下颌突融合线上。眼部畸形可表现为睑裂、虹膜裂、白内障等。尚可伴有颈椎畸形、耳部畸形、巨口畸形及下颌骨发育不全等。也可发生中耳畸形。先天性聋为半规管变形及前庭扩大。亦可有外耳道闭锁，鼓室骨封、鼓骨未发育及小听骨畸形。

6. Marfan 综合征　为常染色体显性遗传。患者身材高，脊柱侧凸，长指（趾），肌张力下降，有晶体脱位倾向，可合并心脏病，特别是主动脉瘤。耳聋呈传导性、混合性或感音神经性。

7. 腭裂、颌小及舌下垂综合征（syndrome of cleft palate，micrognathia and glossoptosis）　又称 Pierre Robin 综合征。可为常染色体显性遗传，亦可因妊娠早期（第 3、4 个月）母亲感染疾病所致。表现为腭裂、颌小畸形、舌下垂，马蹄内翻足、髋部脱位，并有头小畸形、脑积水、智力低下等。耳部畸形则表现为耳郭低位、杯状耳、鼓室未育、镫骨足板及足弓增厚；尚可合并内耳发育不全，如耳蜗中、顶周交通，蜗轴发育不全，内耳道狭窄等，故耳聋可为传导性或混合性。

8. 软骨发育不全（achondroplasia）综合征　又称侏儒症（dwarfism）。本病虽属常染色体显性遗传，但约有3/4病例系由基因发生新的突变所致。发病率随父母妊娠时的年龄增高而增加。主要表现为头大，躯干小；听小骨可与鼓室骨缘融合，尚可伴有耳蜗畸形。耳聋多为传导性。有易患分泌性中耳炎的倾向。

9. 尖头并指（趾）畸形（aerocephalosyndactyly）综合征　又称Apert综合征。可为常染色体显性遗传，亦可为基因发生新的突变的结果。患儿头颅高耸、前额扁平、上颌骨发育不全、硬腭高拱、鞍鼻、并指（趾）。伴有程度不等的传导性聋，术中可见镫骨足板固定。

10. 耳－腭－指综合征（otopalatodigital syndrome）　为性连锁遗传。额骨及枕骨隆凸、下颌及腭骨发育不全、短指、棒状指伴智力发育不全。耳屏过低、小耳、听骨链畸形。

11. 21－三体（trisomy 21）综合征　染色体的先天性异常表现为染色体的增多或染色体的减少、缺损。染色体增多者，即在某一对染色体中增加了一个额外的染色体，由原来的两个染色体一组变为三个一组，故称为"三体综合征"。三体综合征可分为3类：即13－三体综合征（Patan综合征），18－三染色体综合征（Edwards综合征）和21－三体综合征（Down综合征，先天性愚型）。Down综合征有一额外的第21号染色体。该病在新生儿的发病率为1：600，母亲妊娠时的年龄愈大，发病率愈高。临床上本专科的主要表现为：反复发作的上呼吸道感染，如鼻窦炎、中耳炎等；外耳道比较狭窄，听骨链有异常；亦可伴有耳蜗发育异常。

12. 先天性短颈畸形（brevicollis）综合征　又称Klippel－Feil综合征，先天性颈胸椎骨性连接（congenital synostosis of cervicothoracic vertebrae）及先天性斜颈等。由Klippel和Feil于1912年首先描述。为常染色体显性遗传，但外显率不高；有些为常染色体隐性遗传。女性较为多见。患者有2个或2个以上的颈椎互相融合，甚者全部颈椎融合成一整块，胸椎亦可受累，环椎可与枕骨融合。颈短，可给人以头部似乎直接位于胸部之上的错觉，头部运动受限，但为无痛性，可伴有脊柱裂，低发际。耳蜗发育不全，如Mondini畸形等，内耳道可能畸形。耳聋呈感音神经性聋，如合并外、中耳畸形，耳聋为混合性。

13. 耳聋、视网膜色素变性综合征　又称Usher综合征。为常染色体显性或隐性遗传，亦可为性连锁遗传。本病的主要特点为感音神经性聋，合并进行性视网膜色素变性，亦可伴有眩晕和癫痫。耳蜗底周螺旋器萎缩，血管纹有不规则变性；由于网膜色素沉着，视野逐渐变小。根据耳聋的严重程度和前庭受累情况，本病可分为2个临床亚型：①Ⅰ型：耳聋严重，前庭功能低下；②Ⅱ型：中度耳聋，前庭功能正常。有报告称，与本综合征相关的基因分别定位于1q32区，11q（Kimberling，1990）以及11p，14q（Somith，1992；Kaplan，1992）。眼科检查是诊断本病的重要方法之一。

14. 额部白化、鼻根增宽、耳聋综合征　本病又称Waardenburg综合征。是最常见的综合征之一。属常染色体显性遗传，亦可为隐性遗传或性连锁遗传。基本症状为：患者前额有一束白发或头发全白，眼眦异位、鼻根部扁平、鼻梁增宽、鼻翼发育不良、球状鼻、虹膜异色、睑裂细小、浓眉、连字眉，耳聋出现于单耳或双耳，为中度或重度感音神经性聋；前庭功能减退。本综合征可分为4个亚型：Ⅰ型：除上述基本症状外合并内眦外移，耳聋发生率约为25%～58%。Ⅱ型：基本特征中内眦无外移，可出现单侧上睑下垂，耳聋发生率较高，为50%～87%。Ⅲ型：合并上肢畸形，余同Ⅰ型。Ⅳ型：伴巨结肠、胃肠闭锁、先天性心脏病。临床亚型不同，其分子遗传学的特点亦不相同。目前发现了5个与本病相关的致病基因：PAX3、MITF、EDNRB、EDN3及SOX10。

15. 甲状腺肿耳聋综合征　又称Pendred综合征。患者有严重的先天性感音神经性聋，合并碘代谢障碍，5～10岁以后逐渐出现甲状腺肿大，20～30岁时最重，56%甲状腺功能低下。患者多在出生后数周或数月听力急剧下降，1～2岁时听力损失明显，患者可伴Mondini畸形。为常染色体隐性遗传。致病基因为PDS（SLC26A4）基因。前庭水管扩大综合征患者亦可检出与此相同的致病基因。

16. Franconi综合征　常染色体隐性遗传。表现为先天性贫血、皮肤色素沉着、骨骼畸形和智力低下。感音神经性聋为缓慢进行性，高频首先受损。

17. 生殖腺畸形（gonadal dysgenesis）综合征　又称Turner综合征。为性染色体畸变。表现为生殖腺畸形，合并两侧对称性感音神经性聋，亦可出现外耳及中耳畸形。

18. 耳聋、心电图异常综合征　又称 Jervell and Lange Nielsen 综合征。两侧重度感音神经性聋，合并先天性心电图异常，特别是 Q－T 延长，患者多在 20 岁以前死亡。约半数为常染色体隐性遗传。

19. Alport 综合征　患儿在 10 岁以前出现血尿、蛋白尿、高血压，约 50% 患者在 10 岁左右开始出现两耳高频下降型感音神经性聋，缓慢进行性加重，但在中年以后听力基本稳定。两耳常听力不完全对称，也可出现平坦型听力曲线。并有眼部前锥形晶体、黄斑周围视网膜斑、黄斑周围融合斑、白内障等。眼部症状多在肾功能不全以后出现，故在儿童期极少见。男性多在 40 岁以前死亡，女性预后稍好。有关病因尚有争论。肾脏病变为遗传性，Ⅱ、Ⅲ、Ⅳ型 Alport 综合征为性连锁显性遗传，Ⅴ型和Ⅵ型属常染色体显性遗传。颞骨病理检查发现，主要病变为耳蜗毛细胞及血管纹退行性变。个别作者报告螺旋神经节细胞有缺失。

20. Refsum 病　为常染色体隐性遗传。视网膜色素变性，合并周围神经病变及小脑性共济失调。进行性感音神经性聋通常开始于 10～20 岁。

21. Norrie 综合征　为性连锁隐性遗传。表现为进行性视力下降、智力低下，约 1/3 患者有进行性感音神经性聋。

四、遗传性耳聋的诊断

1. 排除引起耳聋的其他原因　遗传性聋的诊断步骤之一，是排除可能引起耳聋的其他原因，如先天性非遗传性聋、药物中毒性聋、病毒性或细菌性迷路炎，以及自身免疫性聋等。

2. 全面的体格检查　进行仔细的全身体格检查，了解有无有关各种综合征的其他器官畸形，并进行颞骨 CT 扫描，膜迷路 MR 三维重建及水成像，观察内耳有无畸形。

3. 家族病史的询问和调查　仔细询问家族中至少 3 代人的耳聋病史，包括耳聋的发病时间、严重程度、伴发症状，以及是否近亲结婚等，根据病史画出系谱图，通过对系谱图的分析，有助于判断遗传方式；必要时须对家族中的现存成员进行检查，包括听力学检查等，以助诊断。

4. 染色体组型分析（analysis of karyotyping）　分析染色体的大小、数目、形态，注意染色体有无重组、缺失、倒位、转位等异常。

5. 基因诊断　基因诊断又称 DNA 诊断或 DNA 探针技术。其基本原理是应用现代分子生物学和分子遗传学的方法，检查基因的结构及其表达功能。

五、遗传性耳聋的治疗和预防

（1）对遗传性传导性耳聋，大多可通过手术进行治疗，提高听力。

（2）目前对遗传性感音神经性聋尚无有效的治疗方法。有残余听力者，可根据具体情况，佩戴适当的助听器，有适应证者作人工耳蜗植入术。

（3）广泛开展遗传学咨询活动，大力宣传优生优育，使人们认识到提高人口素质的重要性。

（4）在完善基因诊断的基础上，开展遗传性聋的产前诊断，有可能降低其发病率。

（朱向阳）

第二节　先天性非遗传性聋

非遗传性先天性聋（non－genetic congenital deafness）是指患儿在胚胎发育期、围产期或分娩时受到母体的感染、中毒或外伤等病理因素的影响，而引起的耳聋。这种耳聋或耳部病变在出生时或出生后短期内（如核黄疸）即已存在。按发病时间可将其分为产前期和产后期两大类：

一、产前期

1. 感染　妊娠期母亲患某些感染性疾病，病原体可通过胎盘传给胎儿，或在产程中经产道传给新生儿，如风疹、巨细胞病毒感染和梅毒等。对产前曾感染了风疹、麻疹、巨细胞病毒的颞骨尸检发现，其病变往往局限于蜗管、球囊、椭圆囊等膜迷路内，估计这种感染是通过血行播散，经血管纹侵入内耳而发生的迷路炎。

(1) 风疹 (rubella)：风疹是引起小儿先天性感音神经性聋最常见的原因。过去认为，母亲在妊娠头3个月内受到风疹病毒的感染，方影响胎儿听系的发育。晚近发现，母亲妊娠期间的任何时期发生的风疹病毒感染均可致聋，但头3个月内发生感染者，耳聋的发病率较高。患儿除耳聋外，尚可合并头小畸形、智力低下、眼部畸形（如先天性白内障，视网膜炎）以及心血管畸形等。耳部畸形包括镫骨固定、耳蜗畸形等。耳聋通常很重，两耳受累，但不对称；听力曲线多为平坦型，各频率听力均受损，而以中频损失最重。某些耳聋可能为中枢性。对胎儿的先天性病毒感染很难做出早期诊断，但随着诊断技术的进步，包括胚胎超声，脐带血的检测，聚合酶链反应（polymerase chain reaction，PCR）技术等，这种胎儿的早期诊断也有了新的希望。目前，仅能根据临床表现而疑及本病；出生后6个月以内病毒特异性抗体阳性具有诊断价值。母亲及妇女的疫苗接种可预防本病。国内尚未见本病的公开报道。

(2) 巨细胞病毒 (cytomegalovirus)：近期认为，过去对先天性巨细胞病毒感染所致之耳聋的重要性认识不足，并指出，它是引起非遗传性先天性感音神经性聋最常见的原因之一。胎儿在宫内遭受巨细胞病毒感染的来源有二：其一，母亲对病毒未获得免疫者，可通过母体妊娠时期发生的原发性感染而染病。其二，母亲已获得免疫者，则可由潜伏于母亲体内的病毒活化而感染胎儿。巨细胞病毒的宫内感染约占新生儿的1%（死婴不计在内）。此外，在少数情况下，新生儿尚可在分娩时经产道感染，或在产后通过母乳而感染。在先天性巨细胞病毒感染的婴儿中，10%~15%出现症状，如中枢神经系统、网状内皮系统受损，肝脾肿大、瘀斑、黄疸等，此外尚可有小头、智力和感觉障碍，包括重度的感音神经性聋，脉络膜视网膜炎、眼球萎缩等。在无症状的婴儿中，有少数可出现两侧中度至重度的感音神经性聋，而于1岁时加重。本病的确诊主要依据病毒分离。围产期感染病毒的婴儿于出生后3~12周内开始排泄病毒，可在此时期内进行病毒分离。

(3) 梅毒 (syphilis)：先天性梅毒一般均于25~35岁开始发病，但亦可开始于儿童期。患者锤骨增厚，锤骨头与砧骨融合，并出现颞骨骨炎，闭塞性动脉内膜炎以及膜迷路水肿，耳蜗及前庭终器退行性变等。临床表现为耳聋、耳鸣和眩晕。

其他如弓形体病（toxoplasmosis）、单纯疱疹（her–pes simplex）病毒感染等，亦可能引起先天性感音神经性聋。

2. 中毒　母亲在妊娠期应用耳毒性药物，如氨基糖苷类抗生素、奎宁、水杨酸盐等，均可引起胎儿耳中毒。反应停（thalidomid）是一种有毒的安定药，如母亲在妊娠期服用该药，可致胎儿中毒，产生各种畸形，如内脏和肢体畸形、脑神经麻痹、面部血管瘤等，其中半数以上合并耳部畸形，包括外耳、中耳和内耳畸形。

3. 其他　母亲妊娠期患糖尿病，或遭受放射线损伤时，是否会引起胎儿听系损伤？目前尚有争论。实验研究发现，12.5kHz的超声波可损伤豚鼠耳蜗毛细胞，而目前产科临床所用3.5GHz或5.0GHz的超声波对胎儿耳蜗无明显影响。

二、产后期

1. 新生儿核黄疸　新生儿核黄疸（kernicterus）又称新生儿胆红素脑病（bilirubinencephalopathy）。多发生于未成熟儿、Rh因子或ABO血型不合、感染、出血、窒息、缺氧、酸中毒和某些遗传性或先天性疾病等新生儿。由于血清中胆红素（主要是未结合胆红素）过高（血清胆红素≥307.8~342μmol/L以上），导致胆红素浸润至中枢神经系统，引起其中神经细胞中毒。临床上出现患儿黄疸突然明显加深，以及发热、嗜睡、痉挛、呼吸衰竭等急性中枢神经系统症状。若疾病得以恢复，可出现锥体外系神经系统后遗症，约50%病例遗留耳聋。这种耳聋以双侧高频听力受损为主。该病的内耳形态学、听功能和实验室研究发现，耳蜗大多正常，病变位于脑干听系；也有报告称耳蜗也存在病损。

2. 分娩　分娩期间或分娩前后短时期内，胎儿或新生儿如发生窒息、头颅外伤，或早产、体重过轻者，容易导致感音神经性聋。早产儿体重过轻者，由于缺 O_2、酸中毒、代谢功能发育不成熟等，发生耳聋者多。

（冯 娟）

第三节 中毒性聋

无论临床观察或实验研究均证明，许多药物或化学试剂具有耳毒性（ototoxicity），可引起耳蜗和（或）前庭中毒性病损（disorders of intoxication），造成耳聋和（或）前庭功能障碍。具有耳毒性的物质至少有90余种，其中比较常见的有以下几种。

（1）氨基糖苷类抗生素。

（2）某些抗肿瘤药：如顺铂、卡铂、氮芥、博来霉素等。

（3）袢利尿剂。

（4）水杨酸制剂。

（5）奎宁。

（6）局部麻醉药：如丁卡因、利多卡因、可卡因、普鲁卡因等。

（7）重金属：如铅、镉、汞、砷等。

（8）吸入性有害气体：如一氧化碳、硫化氢、苯胺（靛青）、氨基苯、硝基苯、三氯乙烷、四氯化碳、甲醇等。

（9）其他：如某些心血管药、降糖药、镇定药等。非氨基糖苷类抗生素如万古霉素、多粘菌素B亦有耳毒性。

（10）中成药：用以治疗小儿发热、惊风效果良好的某些中成药，如牛黄清心丸、琥珀抱龙丸、七珍丹等，其中含有雄黄（砷剂），是否会影响听力，值得注意。

一、氨基糖苷类抗生素

氨基糖苷类抗生素（aminoglycoside antibiotics，AmAn）是一类化学结构中均含有氨基糖分子的抗生素，主要用于治疗由革兰阴性细菌引起的感染性疾病，它们具有以下共同特点。

（1）化学结构中均具有多个氨基或胍基性基团，在体内有类似的代谢过程，如：这些药物都不被或很少被胃肠道吸收；在体内主要分布于细胞外液内；不易通过血脑屏障；主要由肾脏排出体外等。

（2）具有相同的抗菌原理——影响细菌的蛋白质合成。

（3）具有类似的抗菌谱主要抑制需氧性革兰阴性细菌的生长，对部分革兰阳性球菌亦有较好的抑菌效果。

（4）具有相同的毒副作用如耳毒性、肾毒性等。

（一）分类

氨基糖苷类抗生素可分3类。

（1）链霉素（streptomycin）、卡那霉素（kanamycin）、妥布霉素（tobramycin）、新霉素（neomycin）。

（2）庆大霉素（gentamycin）、西索米星（sisomicin）、小诺米星（micronomicin）。

（3）阿卡米星（amikacin）、奈替米星（netimicin）、巴龙霉素（paramomycin）。

氨基糖苷类抗生素的耳毒作用最早是从由链霉素引起的耳聋患者中发现的。数年以后，无论是临床观察或动物实验均证实，链霉素可引起耳聋和眩晕，并对内耳中毒的病理组织学改变有了认识。目前，氨基糖苷类抗生素的耳毒作用已广为人知，由其引起的严重耳聋的临床报告屡见不鲜，并已构成我国聋症的重要病因之一。据中华耳鼻咽喉科学会常委会1981年公布的资料，在聋哑学校中，50年代因药物中毒致聋者不足3%，70年代这一比数增至28%～35%。据门诊分析，50年代中毒性聋占全部感音神经性聋的5%左右，60年代约占15%。福建庄金梅等（1989）调查240例聋哑学生，其中102例

（42.5%）的致聋原因与应用氨基糖苷类抗生素有关。延边医学院（1979）与内蒙古医学院（1981）统计分析，由链霉素中毒引起的耳聋分别占后天性聋的29%、53.9%。随着各种新型抗生素的开发和应用，临床医师对抗生素的选择范围已明显的拓宽，加之对氨基糖苷类抗生素耳毒作用的认识有了提高，滥用诸如庆大霉素、卡那霉素、链霉素的情况虽然已日渐减少，但是，在广大农村，特别是偏远山区，对这种药物中毒性聋的危害性仍不能低估，防治工作不可有丝毫的松懈。

氨基糖苷类抗生素的耳毒作用机制至今不明，有关学说甚多，主要的有变态反应说；受体学说；抑制毛细胞蛋白质合成说；前列腺素介导说；自由基损伤说（氨基糖苷类抗生素和铁离子螯合后，形成一种具有氧化活性的复合物，能催化自由基的产生，导致毛细胞损伤），干扰毛细胞的糖代谢说；药物与毛细胞胞膜上的二磷酸磷脂酰肌醇结合，形成药物脂复合物，破坏了细胞膜结构的完整性及其功能；以及氨基糖苷类抗生素中间代谢产物 NH2 基团引致中毒等等。

药物代谢动力学的研究表明，这类药物进入血液后，可通过血迷路屏障进入内、外淋巴液，并在其中停留，损伤内耳结构。肌内注射后，药物在血清中的浓度一般于30～90分钟到达峰值。其半衰期比较短，约为1.5～3小时。在小儿，半衰期延长，可达6小时；而早产婴可长达18小时。因此，早产婴和婴幼儿容易发生中毒而致聋。药物在皮下注射后约2～5小时，外淋巴液中药物的浓度达到峰值；给药后5小时，内、外淋巴液中的药物浓度几乎相等。但药物从外淋巴液中排出的速度却非常缓慢，其在外淋巴液中的半衰期约为3.5～30小时，其中卡那霉素和新霉素的半衰期比庆大霉素者长，而且在肾功能不良时，半衰期还会延长。因此，药物在内耳中的浓度高，蓄积时间长。与血清中相比，内耳内的药物浓度可高达数倍，时间也延长数小时（图4－1）。

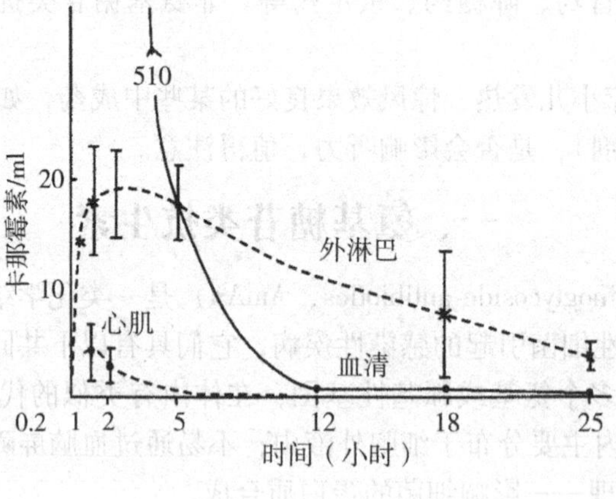

图4－1　卡那霉素（250mg/kg）一次性注射后，在外淋巴、血清和心肌中的浓度（仿 stupp）

特别值得注意的是，由母系遗传的线粒体DNA（mtDNA）12SrRNA基因中A1555C突变与氨基糖苷类抗生素易感性有关，这类患者即使应用少量或微量药物也可引起耳中毒。mtDNA12SrRNA的A点是该类药物的主要作用位点之一，我国中西部、西北地区217例药物中毒性聋中，该基因突变率为21.66%（徐自成，王秋菊等，2007），Fishel－Ghodsian等（1997）报告为17%。说明该基因突变并非药物中毒性聋唯一的分子基础，有关研究尚有待于深入。

（二）病理

氨基糖苷类抗生素对内耳的主要损害部位可以在耳蜗（如卡那霉素、新霉素、双氢链霉素、阿米卡星），或在前庭（如庆大霉素、硫酸链霉素）。耳蜗病损最早出现于外毛细胞，从底周开始，逐渐向顶周发展。在3排外毛细胞中，第1排受损最重，第2排，第3排依次较轻。随着药物剂量的增加，内毛细胞亦出现病变，但多从顶周开始，逐渐向底周扩展。病变严重者，耳蜗的其他结构，如支持细胞，血管纹，传出神经纤维，螺旋神经节细胞等亦受损。多数研究资料表明，听觉的中枢传导径路一般不受累。毛细胞的病理变化包括静纤毛倒伏、散乱、纤毛融合、表皮板软化、变形、塌陷、核上区腺粒体肿胀、空泡变性，粗面内质网扩张、囊性变，次级溶酶体增多，胞质水肿，核固缩、下沉，细胞膜破裂，乃至细胞崩溃等。

与形态学相呼应，动物作静脉注射或向内、外淋巴隙灌流氨基糖苷类抗生素后，CM、CAP急剧下降，首先是高频区，以后波及低频区；EP亦受抑制，但较CM及CAP轻。前庭的主要病损位于壶腹嵴和椭圆囊斑；球囊病损一般较轻。前庭感觉毛细胞出现纤毛融合、脱落，细胞水肿。其中Ⅰ型毛细胞的损害比Ⅱ型毛细胞重。

（三）发生中毒的有关因素

1. 用药剂量　氨基糖苷类抗生素的耳毒作用一般与用药剂量有密切关系，其中包括用药总量和日剂量。日剂量愈大，用药时间愈长，中毒的机会愈多。值得注意的是，全日剂量一次性投入较分次投入更容易发生中毒。

2. 给药途径　给药途径、局部用药部位是否健康，对药物的毒性作用亦有影响。肌内注射时，血液中药物浓度较低，中毒的危险性相对较小；静脉注射可使血液中的药物浓度迅速升高，引起中毒的机会增多，特别是耳毒作用很强的卡那霉素等。正常情况下，氨基糖苷类抗生素不易被胃肠道吸收，而当肠道黏膜发生炎性病变时，药物的吸收量却会增加。向大面积烧伤创面、腹腔、胸腔、支气管等局部投药并不安全，药物可从局部组织吸收而发生中毒。椎管内注射更能增加药物的耳毒作用，可能与脑脊液和外淋巴液之间的密切关系有关。

3. 鼓室给药　无论是用含这类抗生素的滴耳液滴耳，或以溶液或粉剂行乳突换药，药物均可透过蜗窗膜及经中耳血管进入内耳，发生中毒性耳聋或（和）前庭功能障碍。而且，中耳存在炎症时更能增加药物的耳毒性。置入或滴入鼓室内药物的浓度与中毒的严重程度相关，浓度越高，中毒越重。其他抗生素如氯霉素、红霉素、多粘菌素B等鼓室内给药时，亦可引起内耳的毒性损害，但一般不重。此外，动物实验中发现，某些抗真菌药，如克霉唑（clotrimazole）、癣退、甲基－3－甲苯基硫代甲氨酸－2－萘脂等滴入鼓室后，亦有某些耳毒性。

4. 肾功能状况　氨基糖苷类抗生素均经肾小球滤过后排出体外，而且药物对肾脏亦有明显的毒副作用。如患者原患肾功能不良，或在用药过程中肾功能受到损害，药物排泄发生障碍，血清及内耳淋巴液中药物浓度增高，蓄积时间延长，可增加药物的耳毒作用。

5. 氨基糖苷类抗生素　可经胎盘进入胎儿血液循环，虽然胎儿血清中的药物浓度仅为母体血清中浓度的15%～50%，但因为胎儿体内的药物排泄速度甚慢，故可损伤胎儿听器，特别在妊娠的前2个月更为明显。

6. 噪声、振动、饥饿状态、糖尿病等　可促进或加重耳中毒。

7. 某些个体或家族　对氨基糖苷类抗生素具有高敏感性，少量的药物即可引起耳中毒。这种高敏感性具有随母系遗传的特点，而且在不同的氨基糖苷类抗生素之间存在交叉易感性，如家系成员中有链霉素耳中毒史，其他成员改用庆大霉素或卡那霉素，亦易发生耳中毒。

8. 年龄因素　婴幼儿和老年人对氨基糖苷类抗生素具有易感性。

（四）临床表现

1. 耳聋　耳聋可发生于连续用药期间，亦可于停药后方始发现，而且在停药后1年或1年以后仍可继续恶化。由于听力损失开始于高频区，故患者往往不易早期察觉耳聋的存在。待病情已逐渐加重，并波及语频区而就医时，常常已发展为中度或中重度耳聋了。耳聋大多为双侧性，两耳对称，少数病例亦可不对称。临床听力学检查一般均示耳蜗性聋。因有重振和听觉疲劳现象，患者常有“低声听不到，大声受不了”的现象。言语接受阈和识别率较差。个别病例亦可能以听力骤降的形式出现，以致要与特发性突聋相鉴别，而这种病例多为肾功能不良的患者。

2. 耳鸣　耳聋出现前，患者常常先有双侧耳鸣，耳内压迫感。耳鸣多属高音调，早期为间歇性，仅于安静环境中出现，以后逐渐发展为持续性，耳鸣声嘈杂，经久不息。约半数患者伴有头鸣。

3. 眩晕、平衡失调　常见于硫酸链霉素和庆大霉素耳中毒。

4. 其他　中毒早期可出现食欲减退、口渴、面部及手足麻木感等。

5. 听力学检查　纯音听力图中早期为高频下降型听力曲线，气、骨导听阈一致提高，两侧大多对称；以后可逐渐发展为中、重度感音神经性听力损失，曲线呈平坦型或缓降型。声导抗图 A 型，重振（+），病理性衰减（－）；DPOAE 常引不出；ABR 波Ⅰ潜伏期延长。

氨基糖苷类抗生素种类不同，临床表现也有差异，如：

链霉素：链霉素中毒颇为常见，由其引起的耳聋及眩晕早有报告。硫酸链霉素中毒主要表现为眩晕、平衡失调。双氢链霉素中毒症状以耳鸣、耳聋为主。在严重中毒者，两种链霉素均可引起前庭及耳蜗中毒症状。中毒症状出现后立即停药，听力或可有某些改善，但一般均难以恢复正常；约有 60% 的耳鸣为不可逆性；眩晕可因代偿而逐渐消失。

卡那霉素：卡那霉素主要损害耳蜗系。其毒性作用比链霉素强。在较长的疗程中，约有 55% 出现耳聋。动物实验显示，除耳蜗受损外，卡那霉素同时还影响传入神经末梢，长期使用者，可阻滞对侧耳蜗橄榄束的兴奋性，故临床听力学测试不仅表现为耳蜗性聋，亦可为蜗后性聋。

庆大霉素：据统计，庆大霉素耳中毒的发生率为 2% ~ 2.5%，其中，前庭中毒症状约为耳蜗中毒症状的 2 倍；但庆大霉素引起的全聋并不罕见。耳聋一般均不可逆。庆大霉素耳中毒的出现与其在血清中的浓度有密切关系，用药时，血清中的浓度不应超过 10 ~ 16μg/mL。成人剂量为每 12 小时 1.2mg/kg，小儿为 0.4 ~ 0.8mg/kg。

新霉素：新霉素具有剧烈的耳毒性，无论肌内注射、口服或局部应用均可引起中毒。新霉素对内耳的毒性损害部位主要在耳蜗，对前庭的损害较轻，或无明显损伤。据报道，新霉素引起耳中毒的总剂量最少为 8g，最多为 45g，个别病例总量不足 2g，即可引起两耳全聋。一旦出现中毒，则耳聋发展迅速，可致全聋。目前该药仅做局部用药。然而新霉素滴耳液用于治疗中耳炎时亦可引起严重的耳中毒，应当忌用。

（五）预防

（1）严格掌握氨基糖苷类抗生素的用药适应证，非绝对必要时，不应轻率使用这类抗生素，更不宜作为预防性用药。

（2）由于抗感染需要而必须应用氨基糖苷类抗生素时，宜采用最小的有效治疗剂量，并将日剂量分为数次投入，而不一次大药量用药。一旦达到用药目的，应及时停药。

（3）不与其他耳毒性药物合并应用。

（4）已有肾功能不良、糖尿病、感音神经性聋、噪声性声损伤者，宜慎用本药。

（5）家系中有氨基糖苷类抗生素耳中毒者，或 mtDNA12SrRNAA1555G 突变者，应用本药时，宜慎之又慎，或禁止使用。

（6）用药前须对患者说明本药的耳毒作用及中毒症状，以便当出现早期中毒症状时能及时报告医师。疑有肾功能不良者，用药前须检查肾功能。用药期间医师应密切观察，注意询问有无早期中毒症状发生，如耳鸣、耳内压迫感、食欲减退、恶心、口渴和手足麻木感等；并尽可能作听力学及前庭功能监测。一旦出现中毒症状或可疑的中毒症状时，应立即停药。

（7）有条件者，用药时可反复测量血清中的药物水平，以控制用药剂量，延长用药的间隔时间，减少中毒的危险。

（8）一种氨基糖苷类抗生素出现耳中毒时，不可用另一种耳毒性抗生素予以替换，亦不应轮流交替使用两种以上耳毒性抗生素。

（9）耳局部用药时，特别是当鼓膜穿孔时，忌用氨基糖苷类抗生素制剂，如新霉素滴耳药，庆大霉素等制药。

（10）动物实验中发现，吲哚美辛、催产素、甲状腺素等可拮抗氨基糖苷类抗生素的耳毒作用（汪吉宝等，1991；董维嘉等，1988，1990；王家瑜等，1984；石秋英等，1992）。自由基清除剂理论上可预防中毒，但在临床实践中尚无可靠的报告。此外，有报告认为，水杨酸盐是一种铁螯合剂，可阻止或减少铁一庆大霉素复合物的产生，可预防庆大霉素的耳毒作用，但尚待临床实践证明。

（六）诊断

根据用药史，双侧感音神经性听力损失、重振试验（+）、DPOAE 引不出，可资诊断。但应注意排除其他原因引起的耳蜗性听力损失，如遗传性聋、自身免疫性内耳病等以及耳后性聋的听神经病。如条件可能，建议作 mtDNA12SRNA 检查，有利于预防本病。

（七）治疗

对氨基糖苷类抗生素引起的中毒性耳聋目前尚无有效的治疗方法。在应用这类抗生素期间，如能及早发现中毒病例，除立即停药外，给予以下治疗，或可使病情停止发展，防止继续恶化。

1. 维生素 B_1　100mg，1 次/d，30 日为 1 疗程。

2. 内耳血管扩张剂　如尼莫地平（nimodipine），30 ~ 60mg，3 次/d；或西比林（sibelium）5mg，1 次/d；倍他啶（β - hisitine）8mg，3 次/d；复方丹参 3 片，3 次/d；亦可用针剂 12 ~ 15mL 加入 5% 葡萄糖中，静脉滴注，1 次/d；或川芎嗪 40 ~ 80mg/d，加入 5% 葡萄糖或生理盐水中静脉滴注。

3. 能量制剂　如 ATP 20mg，3 次/d 或 10mg，肌内注射，1 次/d；辅酶 A 50 ~ 100U 加入 5% 葡萄糖中，静脉滴注，1 次/d。

4. 其他　如增加对神经细胞供氧，保护神经细胞的药物，如都可喜、银杏叶提取物等。

二、抗肿瘤药物

（一）顺铂

顺铂（顺氯氨铂，cisplatin，platinex，platinol，DDP，PDD）是一种抗癌的化学药物。用于治疗头颈部鳞状细胞癌和卵巢癌、睾丸癌等恶性肿瘤。该药除了具有与剂量有关的肾毒性外，亦可发生耳中毒，引起两侧不可逆的对称性、进行性感音神经性聋。和氨基糖苷类抗生素相似，顺铂亦可在内耳淋巴中维持高浓度，首先损伤外毛细胞，在 3 排外毛细胞中，第 1 排受损最重，而且病变从底周开始，向蜗尖逐渐发展；剂量增大时，内毛细胞、血管纹、耳蜗神经节细胞及蜗神经均可出现损害。在临床上，听力损害从高频开始，逐渐波及中、低频区；一般均伴有耳鸣，亦可出现眩晕和平衡失调。顺铂耳中毒的严重程度与药物进入体内的速度有关，与药物在体内的浓度和累积量亦有关，一次大剂量给药 1 ~ 2 次后，100% 受试患者的高频听力（9kHz 或 9kHz 以上）全部消失。顺铂与庆大霉素联合用药时可增加其耳毒性。有研究报告称，用药时合并应用磷霉素（fos - fomycin）可减轻中毒。

卡铂（carboplatin，paraplatin）是第 2 代抗肿瘤的铂类化合物。它可选择性破坏灰鼠的内毛细胞和相关的传入神经元，并对其前庭Ⅰ型毛细胞亦有毒性作用。但对大鼠、小鼠和沙土鼠却无毒性作用。在常规剂量下，对豚鼠的内耳也无明显的毒性作用，仅在超大剂量时，豚鼠的外毛细胞方出现类似顺铂的破坏模式。其作用机制尚在研究中。目前，卡铂被用来研究听神经病的病理变化，因为卡铂中毒所致之听力学变化的特点与听神经病相似。

（二）氮芥

氮芥（nitrogen mustard，mechlorethamine，HN2）是一种烷化剂，用于治疗恶性淋巴瘤，头颈部等肿瘤。大剂量氮芥（0.6 ~ 1.5mg/kg）可引起耳蜗中毒。在猫的动物实验中发现，氮芥可致耳蜗螺旋器中内、外毛细胞缺失。氮芥耳中毒的临床表现为：双耳出现中度至重度感音神经性聋，这种耳聋为永久性。

三、袢利尿剂

袢利尿剂（loop diuretics）是作用于肾脏髓袢升支中髓质和皮质的利尿药物，如呋塞米（furosemide）、依他尼酸（利尿酸 ethacrinic acid）、布美他尼（bumetanide）等。袢利尿剂的耳毒性可能与耳蜗血管纹中 Na^+、K^+、ATP 酶、腺苷酸环化酶等的活性受到抑制有关。动物实验中发现，局部或腹腔注射依他尼酸钠时，耳蜗血管纹出现水肿、增厚、囊性变，外毛细胞的超微结构亦可发生改变，如线粒体肿胀、内质网扩张等。静脉注射依他尼酸钠时，内、外淋巴间的钠、钾、氯离子浓度的正常梯度消失，

CM、EP受到抑制。这些变化一般可于6~8小时后消失。重者，螺旋器底周外毛细胞胞膜发生破裂，细胞缺失；而蜗尖的外毛细胞和内毛细胞在早期均未受到波及。一旦毛细胞的形态发生改变时，病变即成为不可逆性。依他尼酸静脉给药时，其毒性作用仅限于耳蜗，前庭一般不受累。而局部用药对两者均有损害。其他袢利尿剂所引起的内耳中毒性改变与依他尼酸者类似。

临床上，袢利尿剂可引起两耳对称性暂时性或永久性感音神经性聋，常伴有耳鸣，在给药30分钟至24小时内，耳聋一般可以恢复。如患者肾功能不良，或给药速度过快，或长期用药、体内蓄积量过多或同时合并应用耳毒性抗生素时，耳聋则可变为永久性。因此，通过减缓静脉给药速度（<15mg/min）可预防中毒的发生（Matz，1990）；对肾功能不良者，须减少药物用量；并避免合并应用氨基糖苷类抗生素等耳毒性药物。一旦发现早期中毒症状时，应该立即停药。

四、水杨酸盐

水杨酸盐（salicylate）的耳毒作用已早为人知。水杨酸类药物中最常用的是以乙酰水杨酸（acetylsalicylic acid）的形式出现的药物，即阿司匹林（aspirin）。它广泛应用于治疗风湿性、类风湿性关节炎，并预防冠状动脉及脑血栓形成。动物实验中，水杨酸盐急性耳中毒可引起一过性听力下降，但内耳的组织学和超微结构（包括毛细胞、耳蜗神经元、血管纹等）并未发生明显变化，内、外淋巴液中的电离子浓度及总蛋白含量亦无改变。但内耳液体中的葡萄糖含量下降，生物电位受到抑制。慢性耳中毒者，耳蜗血管纹、外毛细胞及耳蜗神经元中酶的活性降低。

临床上，大剂量的水杨酸盐（2~6g/d）可引起耳鸣、听力下降、纯音听力曲线呈平坦型，为感音神经性聋，可出现眩晕、眼球震颤、平衡失调，以致需要和梅尼埃病鉴别。水杨酸盐引起的耳中毒症状于停药后一般可迅速消失，耳鸣往往较重，持续时间较长，不易消失。在个别病例，耳聋可变为永久性，这种患者常合并无尿，而且儿童比较敏感，应予注意。

五、奎宁

奎宁（quinin）曾广泛用于治疗疟疾，并对子宫有轻度的兴奋作用。

奎宁可引起新生儿耳聋由Taylor于1934年首先报告。动物实验表明，大剂量的奎宁可致螺旋器、耳蜗神经元、血管纹出现退变。在大多数动物，耳蜗的损伤以底周最重，轻者仅为外毛细胞损伤，重者全部螺旋器损毁。相应节段的耳蜗神经元缺失，血管纹萎缩。临床上，奎宁所引起的耳聋、耳鸣多为一过性，及时停药后听力一般可恢复，耳鸣消失。但在易感者则可造成永久性耳聋。此外，奎宁尚可通过胎盘引起胎儿耳中毒。

氯奎（chloroquine）的分子结构与奎宁者有些类似，用于治疗疟疾和类风湿性关节炎、红斑性狼疮、肾病综合征等自身免疫性疾病。氯奎也可引起耳中毒，并出现视力障碍。长期服用氯奎的孕妇在自身尚未发生中毒症状时，其胎儿却可能发生中毒。

六、局部麻醉药

中耳内应用局部麻醉药，如丁卡因、利多卡因等，有时可引起轻度的耳蜗性聋。动物实验中发现，除蜗窗膜上皮受损外，耳蜗血管纹可发生水肿，听毛细胞纤毛紊乱、脱落。静脉注射利多卡因时，内耳不出现明显病损。与氨基糖苷类抗生素耳中毒不同，局部麻醉剂引起的听力下降波及各个频率，且可恢复。

七、重金属

长期接触某些重金属，可使听系及前庭系发生损害，如铅、镉、汞、砷等。

铅除可使机体其他器官产生中毒外，尚可引起听力下降和平衡障碍。铅中毒主要发生于铅矿开采和冶炼工人，以及印刷、铸字、焊接、电池、电缆、油漆等行业的工人，此外，长期吸入汽车废气，食用含铅容器贮存的食物和饮料等，亦可引起意外的中毒。动物实验发现，在铅的长期作用下，耳蜗螺旋神经节，第Ⅷ对脑神经以及平衡中枢均可发生退行性变，而螺旋器却无明显损害。临床观察发现，长期接触铅的工人中，感音神经性聋和有平衡障碍者较多，耳聋多为不可逆的蜗后性聋，其病损程度与其他器官铅中毒的程度无关。

砷中毒多发生于应用含砷的药物中，如今已不多见。动物实验中发现，砷中毒时，在前庭阶和鼓阶内出现血性浆液纤维素性沉积物，毛细胞和血管纹发生退行性变，内淋巴液中钾离子浓度下降，外淋巴液中钾离子浓度升高；临床上出现高频听力损害。

镉和汞亦可引起听力下降，其病损部位可能在中枢。

八、吸入性有害化学气体

除了铅、镉、汞等气体外，某些有害的化学气体亦有可能损害内耳或中枢听觉系统，如氨基苯、硝基苯、甲醇、二硫化碳、二氧化硫、三氧化硫、四氯化碳、一氧化碳等。其中，硫化物可损害周围听器，而一氧化碳的毒性作用主要在中枢听觉传导径路。这些有毒的化学气体所引起的耳部临床症状相似，如听力减退早期可恢复，慢性中毒者耳聋为永久性；此外，通常还伴有耳鸣和平衡功能障碍。

（冯　娟）

第五章

耳鸣

公元前4—5世纪，Hippocrates已对耳鸣有所记录。而最早的文字记载，见于公元前16世纪埃及的沙草纸的古写本中。由于患者对耳鸣所致的烦恼常是主观的，而客观评定的方法不多，致使临床医师对其不甚了解，且定位诊断困难，治疗方法不足，而成为临床难题。

一、定义

耳鸣为无相应的外界声源或电刺激，而主观上在耳内或颅内有声音感觉。耳鸣是一类症状而非一种疾病。耳鸣的发生率平均为3%至30%。随着年龄的增长，耳鸣发病率升高，高发年龄在50～60岁。两性患病率各家统计不一。

耳鸣不应包括声音幻觉及错觉，有认为也不包括来自身体其他部位的声音，如血管搏动声、腭咽喉肌阵挛的咔哒声、咽鼓管异常开放的呼吸声，这些可称为体声（somato－sounds），过去称为“客观性耳鸣”。颅内的鸣声，称为颅鸣，实为来自双耳立体声的听觉作用的表现形式。

耳鸣常为许多疾病的伴发症状，也是一些严重疾病（如听神经瘤）的首发症状，且常与听觉疾病同时存在，如耳聋及眩晕，且表现为首发症状，故临床上应加以重视。

二、耳鸣的分类

耳鸣是累及听觉系统的许多疾病的不同病理变化的结果，病因复杂，机制不清，故分类困难。传统的耳鸣分类法很多，如根据耳鸣的发源部位分为耳源性耳鸣和非耳源性耳鸣：根据耳鸣的病变部位分为传导性耳鸣、感音神经性耳鸣、中枢性耳鸣；根据耳鸣的病理生理特点分为生理性耳鸣、病理生理性耳鸣、病理性耳鸣、心理性耳鸣、假性耳鸣等；根据患者的感受情况分为主观性耳鸣和客观性耳鸣；根据耳鸣的发生情况分为自发性耳鸣和诱发性耳鸣；根据耳鸣的病因分为噪声性耳鸣、药物性耳鸣、中毒性耳鸣、外伤性耳鸣等；根据耳鸣声的来源分为神经源性耳鸣、血管源性耳鸣、肌源性耳鸣、呼吸性耳鸣等；根据耳鸣的音调分为低调性耳鸣、高调性耳鸣、复合音耳鸣；根据耳鸣的持续时间分为持续性耳鸣、间歇性耳鸣、发作性耳鸣；根据听力情况分为伴有听力损失的耳鸣、不伴有听力损失的耳鸣等。这些分类法都有它的局限性，临床上应用时要加以选择。为了便于诊断与治疗，最为实用的分类法是根据病因及功能障碍部位的分类。

1. 听功能障碍部位的分类　耳鸣部位的诊断及病因诊断常常交杂在一起，通常根据功能障碍的部位而做出耳鸣的定位诊断。但是，相同部位的病变可能有着多种病因，如耳蜗的病变，可由噪声、药物、衰老等损害所致。且耳鸣的发生，往往是某一部位的病变达到某种程度所致。故从临床上，对耳鸣的了解与处理常常取决于听功能障碍的部位。但是由于对耳鸣的发病机制尚无深入的了解，因而引起耳鸣的确切解剖部位尚难确定。

（1）传导性耳鸣：多为低频、宽频带、持续性或搏动性耳鸣。能用相当于听阈的音量掩蔽。

（2）感音神经性耳鸣：常见于感音神经性听力损失耳，耳鸣为窄频带声，其频率常位于高频下降型听力损失区之外侧。

（3）中枢性耳鸣：见于脑干或中枢听觉通路的病变。可能为一种反射性表现，对掩蔽反应差。

2. 按病因的分类 如下所述。

（1）生理性耳鸣：主要为出现于颅内的体声。听力正常者在极安静的环境中可听到下列声音：①血液循环的嗡嗡声或肌肉的颤音；②空气在鼓膜上或耳蜗内液体的布朗尼运动产生的声音；③剧烈运动或情绪激动时的搏动性耳鸣；④头侧放于枕头上，颞区或耳区的动脉被压而致部分阻塞时，可出现搏动性耳鸣。上述情况乃由于“塞耳效应”，即堵耳效应及环境噪声降低所致；⑤吞咽时的咔哒声是因咽鼓管开放时，其黏膜的表面张力被打破之故。

（2）病理生理性耳鸣：可能为耳蜗或脑干功能的微小障碍所致；也可能是未被发现的疾患，而该疾患本身的病变程度尚不足以引起耳鸣，但加上发生耳鸣的“触发因素”。常表现为短暂耳鸣。

1）自发性耳鸣：许多人曾偶然出现过数秒钟的哨声样耳鸣。约15%的人曾有过5min以上的耳鸣。

2）噪声性耳鸣：耳鸣的发生与内耳神经元自发活动紊乱有关。

3）药物性耳鸣：可分两类。

a. 不伴听力损失的药物：此类药物多达55种，如抗癌药（氨甲蝶呤）、抗惊厥药（卡马西平）、抗菌药及抗虫药〔磺胺类药、氨苯砜、四环素、多西环素（强力霉素）、甲硝唑、利尿剂（环戊丙甲胺）〕、精神病用药（莫灵顿、多虑平、阿米替林、优降宁等）、抗组胺药（苯海拉明、异丙嗪等）、影响β-肾上腺素能受体药（普萘洛尔）、麻醉镇痛药（丁哌卡因、利多卡因、吗啡等）、中枢神经系兴奋药（氨茶碱、咖啡因）、血管扩张药（硝酸异山梨酯）、糖皮质激素类药（氢化泼尼松等）、非甾体类镇痛药（布洛芬）、有机溶剂（甲醇、乙醇、苯）、免疫抑制剂（青霉胺）、降糖药（降糖灵）等。此类药物引起耳鸣的发生率尚不清楚。

b. 伴听力损失之药物：此类药物有：抗癌药（顺铂、氮芥等）、氨基苷类、环肽类、复烯类、大环内脂类抗生素、4-基喹啉（氯喹等）、8-基喹啉（伯氨喹）、奎宁类药、利尿剂（利尿酸、速尿等）、解热镇痛药、水杨酸盐类（水杨酸盐制剂）、布洛芬及氯灭酸、甲灭酸等非甾体类抗炎镇痛药、口服避孕药、抗甲状腺素药等。发生的机制与耳蜗神经纤维自发放电率出现异常有关。

4）毒血症性耳鸣：毒血症可致短暂的或持久的耳蜗损害，或作为已存在缺陷的耳蜗的耳鸣触发因素。

（3）与某些疾病相关的耳鸣。

1）体声：听系统外的耳鸣。

①肌性：最常见的为腭肌阵挛，耳鸣为与肌阵挛同步的咔哒声。常自发消失。此种耳鸣可被身旁之人听见。中耳肌阵挛所致之耳鸣可出现于眨眼时，或为自发，或自主性，也见于声刺激及耳郭皮肤刺激致镫骨肌收缩而出现。可用小量卡马西平治疗。咽鼓管开放或关闭也可出现咔哒声耳鸣，颞颌关节异常时，张、闭口也可出现咔哒声，另外，咬紧牙关时也可出现一种颤动型声音，适当的口腔科治疗可全部或部分缓解。

②呼吸性：咽鼓管异常开放，耳内常出现与呼吸同步的吹风样声，且可有自声过强。本病常发生于过度消瘦者；也可见于潜水、吹奏乐器等职业者。

③血管性：为搏动性耳鸣，难以确定是生理性还是病理性。常间歇性出现，它可以是唯一的耳鸣声或为一种附加的耳鸣声；或为一种高调感音神经性耳鸣叠加的搏动性变化。此种耳鸣有时是属于一些疾患的症状，故应注意：a. 确定耳鸣是否与心脏搏动同步；b. 测量血压；c. 对双耳、颈的双侧及头部进行听诊，可听见低调、搏动性声音；d. 压迫每侧颈静脉及乳突区，观察耳鸣是否消失或减轻。最常见的病因是同时存在高血压的动脉粥样硬化或血管扭曲引起动脉性涡流现象所致。不常见的病因为动脉性动脉瘤、动静脉瘘、颈静脉球体瘤，其中以乳突导静脉的畸形与高位颈静脉球常见。当头转向耳鸣的对侧、压迫患侧颈静脉时耳鸣减轻，可诊断为动静脉瘘。血管性耳鸣可由宽带噪声所掩蔽，但纯音不能掩蔽。

2）传导性耳鸣：引起外耳道阻塞的疾病可致耳鸣，耵聍触及鼓膜时可引起耳鸣，鼓膜穿孔、急性或慢性中耳炎，听骨链病变，鼓室积液，鼓室肿瘤也可伴有耳鸣。当出现传导性听力损失时，由于堵耳效应以及环境噪声减低使正常掩蔽效应减小，致耳鸣被发现或加剧。

3）感音神经性耳鸣：大部分来自蜗内疾患。感音神经性耳鸣可分为感音性、周围神经性及中枢神经性耳鸣。但较难明确分开，且常互相混合。

a. 感音性耳鸣：为耳鸣中最常发生的部位，常见的为老年性聋、耳毒性药物性听力损失、噪声性听力损失、梅尼埃病、迟发性膜迷路积水、外淋巴瘘、内耳感染、耳硬化症、Paget 病及耳蜗血管性缺陷等。耳蜗性耳鸣的特征千变万化，通常耳鸣的音调易匹配，且位于听力障碍的频率范围内或其附近。临床听力学检查有助于诊断。耳鸣的严重程度及发生率与听力损失有明显关系。感音性听力损失越重，越易产生耳鸣。耳鸣的响度也随听力损失加重而增加。但是，耳鸣亦可发生于听力正常者。约有 1/3 之中度及重度听力损失者不伴有耳鸣；这一点至今尚无法解释。

耳蜗性耳鸣发病的机制仍不甚清楚，从神经电生理和耳蜗微机制方面学说有：神经元自发放电节律异常，耳蜗的机械功能障碍，耳蜗的微力学活动异常，耳蜗内的机械反馈作用和外毛细胞摆动失调等。

b. 周围神经性耳鸣：听神经瘤的耳鸣为首发症状者约占 10%，单侧性耳鸣而听力正常者，一定要排除听神经瘤。听神经疾患致耳鸣者比耳蜗疾病者少见，且多为较大的嗡嗡声。其机制未明，可能与神经纤维的变性引起纤维间交互传递或神经纤维传递变慢有关。听神经纤维排放时静止状态的失真，神经纤维的传递变慢，可引起到达大脑的神经纤维异常点火模式，即可出现耳鸣。

c. 中枢神经性耳鸣：常发生于原有的或潜在的周围性听功能障碍之耳，如迷路或听神经手术后出现耳鸣。也可由紧张状态作为促发或加剧因素而致。肿瘤、血管性异常、局部炎症、多发性硬化等侵及听传导径路者皆可发生耳鸣。耳鸣常呈现为白噪声样。如耳鸣与脑血管疾病发作同时出现而无听力障碍时，多为中枢神经性耳鸣。另外，患者诉述耳鸣是在头内部时，有可能为中枢性，但也可能是无法描述耳鸣部位的双侧耳蜗性耳鸣。

4）反射性（非听觉疾病性）耳鸣：①颞颌关节疾患或咬合不良；②颈椎关节病、颈损伤（甩辫子损伤或插管麻醉时），椎动脉功能障碍可能为部分原因。这些疾患常有嚼肌及颞肌、枕、额肌以及颈肌等肌肉痉挛。可致张力性头痛而使耳鸣加剧，耳鸣又可致肌张力增加转而加重耳鸣。

5）全身疾病性耳鸣：某些疾患可导致耳鸣，如甲状腺功能异常、糖尿病、多发性硬化、碘、锌缺乏、贫血、偏头痛、高血压、高血脂、肾病、自身免疫性疾病等。

（4）假性耳鸣：为耳鸣样声，但不遵循耳鸣的定义。

1）自然环境声：偶然，外来声音类似于耳鸣声，或附加于耳鸣之上，如钟声，风吹电线声、变压器、家用电器的嗡嗡声，环境声仅在家中某一房间才听见，或在特定的地理位置，且可为其他人所听见。但患者的听力在正常范围内。

2）伪病：有些人为了某种目的，夸大了耳鸣的程度及影响，部分是属于法医学范畴。

（5）耳鸣发生机制的新假说——中枢高敏学说：过去一直认为，大部分耳鸣是耳蜗病变的结果。但越来越多的证据表明，中枢神经系统也参与了耳鸣的产生和维持。听系和非听系中枢、自主神经系统、边缘系统等均与耳鸣有关。

在迷路切除和第Ⅷ对脑神经切断后耳鸣患者仍感到耳鸣持续存在。耳鸣可以在人工耳蜗植入后通过电刺激第Ⅷ对脑神经而受到抑制。一侧耳的耳鸣可以被同侧和对侧噪声所掩蔽。电刺激耳鸣患者的中间神经时，可引起耳鸣响度的变化等等。而正电子发射断层成像、功能性 MRI（PET、fMRI）等研究发现耳鸣患者的左侧听皮层代谢活动显著升高，给动物注射水杨酸后单纤维记录显示部分听神经纤维、下丘神经元、初级听皮层内单个神经元的自发放电活动增加等。此外，心理学研究也提示，耳鸣与中枢神经系统功能（意识、注意力、情绪、学习和记忆）有关，连续耳鸣会对人造成长期心理负荷而影响身心健康，而不良情绪又可以加重耳鸣。

中枢高敏学说认为，耳鸣是一种由外周或中枢病变引起的、中枢神经系统参与的心身疾病的症状。外周或中枢病变后，听觉神经系统及其相关脑区的自发电活动是耳鸣发生的神经生理学基础。不管外周或中枢病变，中枢神经系统都参与长期耳鸣的维持，中枢敏感性的异常增高是耳鸣产生与维持的主要原因。心理因素与耳鸣密切相关，耳鸣是典型的心身疾病。

三、影响或触发耳鸣的因素

1. 噪声 噪声的接触可致原有的耳鸣加重，但也可使耳鸣减轻或缓解（故可采用掩蔽声以治疗耳鸣），或促发出另一种耳鸣声而与原有的耳鸣声混合。急、慢性声创伤（慢性声创伤如响度很高的音乐）也可引起耳鸣。

2. 心理学等其他因素 因家庭、婚姻、职业、意外事件等方面的精神压力可触发耳鸣发生。而耳鸣又可使患者出现压抑、忧郁、烦躁、情绪波动、过分忧虑等心理障碍，心理障碍又加重耳鸣，从而互相影响，出现恶性循环。疲劳时可使耳鸣加重，心情愉快可使耳鸣减轻，大部分患者卧位时耳鸣加重，但有少部分患者感到减轻，女性月经期可致耳鸣加重，减肥食品既可使耳鸣患者症状加重，但也可使耳鸣缓解，某些食品可使体内产生变态反应而致耳鸣，奶酪类食品、巧克力、含咖啡因的饮料、酒精、烟草可加重耳鸣。

四、儿童的耳鸣

何以感音神经性听力损失的儿童耳鸣的主诉不若成人那样多。实际上，儿童与成人一样，耳鸣常发生于听力障碍者，其发病率约为 56% ~66%。先天性耳聋很少出现耳鸣的主诉。儿童耳鸣的高发生率与缺乏主诉之间的明显不一致，可能是由于患者认为耳鸣是正常情况，缺少心理上的负担。

1. 听力正常儿童的耳鸣 Nodar（1972）报告，在 2 000 名学生中通过听力测试的儿童中有 13.3% 有过“噪音”，未通过听力测试的儿童 58.6% 耳内曾经有过“噪音”。耳鸣最常见于 13 ~15 岁的孩子，93 例 5 ~16 岁的英国儿童中有 29% 的人曾经感受到耳鸣（Mills，1986），7 ~10 岁的加拿大儿童耳鸣发生率为 36%，美国为 32%，英国 17%（Stouffer，1992）。

2. 听力异常儿童的耳鸣 Mills（1984）报告，66 例 5 ~15 岁的分泌性中耳炎儿童中 3% 有耳鸣，与没有听力损失儿童的耳鸣发生率相似，复发性中耳炎也不增加耳鸣的发生。

与听力正常或全聋者比较，耳鸣更容易发生在听力下降的儿童。多数情况下，耳鸣常发生于听力损失耳。但有学者报告，89% 单侧感音神经聋患者的耳鸣出现在听力较好耳；因重度感音神经聋而佩戴助听器的患者，70% 报告耳鸣常发生于戴助听器的一侧。深度聋的患儿很少有耳鸣，但研究发现，平均听阈在 70 ~110dB 的患儿 35% 有耳鸣。

3. 儿童与成年人耳鸣的差异 与成年人不同的是，儿童很少单独主诉耳鸣，一般是先主诉耳聋。儿童可能认为耳鸣是与生俱来的，每个人都有耳鸣。

有听力损失的儿童常为间断耳鸣，有听力损失的成年人常为持续耳鸣，听力正常的儿童则常有持续耳鸣。先天性聋哑儿童一般无持续的耳鸣，这是因为异常的传入神经活动尚不能达到听觉阈值，在成年人这种异常传入神经活动已超过其听觉阈值因而成为耳鸣。儿童间断性耳鸣的另一个解释是，间断性耳鸣比持续耳鸣更容易分散注意力。

五、耳鸣的临床意义

1. 耳鸣的后果 耳鸣对患者影响程度的大小，按其顺序为失眠、听功能障碍、头昏、注意力不集中、情绪激动、焦虑、忧郁、孤独。

2. 耳鸣的严重程度 必须对耳鸣严重性的程度做出评定，以确定是否需进行治疗，以及对治疗的结果进行评价。耳鸣严重程度的分级如下。

（1）轻度耳鸣：耳鸣为间歇性发作，或仅在夜间或很安静的环境下才感到有轻微耳鸣。

（2）中度耳鸣：耳鸣为持续性，即使在嘈杂的环境中也感到耳鸣的存在。

（3）重度耳鸣：耳鸣为持续性，严重地影响患者的听力、情绪、睡眠、生活、工作和社交活动等。

（4）极重度耳鸣：耳鸣为长期持续性，且响声极大，患者难以忍受，极度痛苦，甚至无法正常生活。

3. 耳鸣的心理学问题 大量事实表明，耳鸣与心理因素密切相关。心理因素可以是耳鸣的原因，也可以是耳鸣的结果。心理因素引起的耳鸣，是典型的心身疾病。耳鸣成为第一主诉，可能是由于这部分人对耳鸣的耐受阈较低，或中枢神经系统的敏感性较高之故。在遇到这类耳鸣患者时，应仔细追问病史，并首先取得患者及其家属的信任，争取弄清心理和社会方面的原因。耳鸣也可以引起严重的心理反应，甚至心理障碍，其耳鸣严重到不能忍受、不能进行正常的工作和生活、并有自杀行为或倾向。治疗这类患者，在积极治疗原发疾病的同时，耳鸣习服疗法有较好的效果。即帮助患者树立正确的“耳鸣观”，纠正对耳鸣的错误认识，增加对耳鸣及其原发病的心理认同和心理适应，消除“耳鸣情绪”，配合全身松弛训练、转移注意力和自我心理调适等方法，争取忽略和习惯耳鸣，提高生存质量，成为新的“耳鸣感受”。因为观点不同，情绪不同，耳鸣感受也不同。

六、耳鸣的诊断

1. 病史的采集　病史采集极为重要，是耳鸣诊断的关键。

（1）耳鸣是否合并听力损失及眩晕：三者之间出现时间先后的关系。

（2）耳鸣出现的时间：持续时间，变化的过程，诊断及治疗过程，目前现状。

（3）耳鸣的特征：包括部位及耳别，持续性或间断性，间断的时间以及有无规律性变化。

（4）耳鸣音调的性质：是高调，还是中调、低调，耳鸣声的具体描述，如蝉鸣、哨音、汽笛声、隆隆声、风吹电线声、风声、拍击声及咔哒声等。是搏动性还是非搏动性，搏动性是否与心跳或脉搏同步，是否与呼吸有关，音调性质有否变化。

（5）耳鸣响度：可与环境声或生活声比较。

（6）耳鸣的严重性：对情绪及生活、工作的影响，使患者感到烦恼的程度，焦虑及抑郁是原因还是后果，是否可逐渐适应。

（7）耳鸣的可能原因：耳鼻咽喉科尤其是耳科的过去病史、头外伤、声创伤、耳毒性药物史、心脑血管疾病史、变态反应疾病史等。女性患者应了解与月经期的关系。

（8）耳鸣的触发或加剧等影响因素。

（9）耳病及与耳病有关的全身性疾病情况：特别是神经系统疾病的病史询问，以便确定耳鸣是否与神经系统疾病有关。

（10）患者自身控制耳鸣的方法：如听音乐、散步、旅游等。

（11）家族史：特别是与耳鸣有关的疾病史。

2. 临床一般检查　如下所述。

（1）系统检查：应与内科及神经科医师合作，根据需要，进行有关病变及功能状态的检查。

（2）耳鼻咽喉科检查：尤其是耳科的详细检查。并应做颈部、颞颌关节功能检查。如为搏动性耳鸣，应做头及颈侧及耳的听诊，以了解有无血管搏动声，转动颈部，了解压迫颈静脉后对耳鸣的影响。

（3）心理学评价：由于耳鸣与焦虑互为因果，故应与心理学家合作，对耳鸣患者做出心理学的评价。

（4）影像学检查、实验室检查（含免疫学检查）：应根据患者的病史，怀疑局部或全身疾患与耳鸣有关时才进行相关检查，结果如有异常也应小心分析。

3. 听力学测试　听力学测试对于耳鸣的诊断极为重要，尤其是病因及病变部位的确定及治疗效果评定。但应注意少数患者听力可能完全正常。对于未发现听阈损失的被检者，扩展高频纯音听阈测试，有时可有异常发现而有助于诊断。

4. 前庭功能检查　前庭功能检查应包括自发性及诱发性前庭功能检查，进行眼震图记录，姿势图检查等。

5. 耳鸣测试　由于耳鸣本身是一种主观症状，故目前尚缺乏客观测试指标以判断有无耳鸣存在及耳鸣的严重程度。下列的行为反应测试，其可靠性及精确性还存在一定问题。

（1）耳鸣音调的频率匹配：通过音调的匹配来确定其音调的频率或是最令患者心烦的主调，临床上仅需以纯音听力计来进行匹配。

（2）耳鸣的响度匹配：为了解对耳鸣完全掩蔽所需的强度，应做响度匹配。但是，在实际进行时，由于重振现象及掩蔽效应的存在而有一定的困难。

（3）最小掩蔽级：也称耳鸣掩蔽曲线测试，为测定刚可掩蔽耳鸣的测试音的最小强度级。掩蔽曲线可分五型（图5-1）：①Ⅰ型，聚合（convergent）型，听阈曲线与掩蔽曲线从低频至高频逐渐接近，多见于噪声性听力损失；②Ⅱ型，分离（divergent）型，两曲线从低频至高频逐渐分开，约占3%，病变不明；③Ⅲ型，重叠（congruent）型，两曲线近乎重合，耳鸣为宽带噪声样，约占32%，见于梅尼埃病，特发性突聋及耳硬化症；④Ⅳ型，远离（distant）型，耳鸣为宽带噪声样，见于中耳及内耳病变；⑤Ⅴ型，抗拒（persistent）型，任何强度的掩蔽声皆不能将耳鸣掩蔽。

（4）为准备掩蔽治疗尚应测试掩蔽的时间衰减，后效抑制，响度不适阈等。

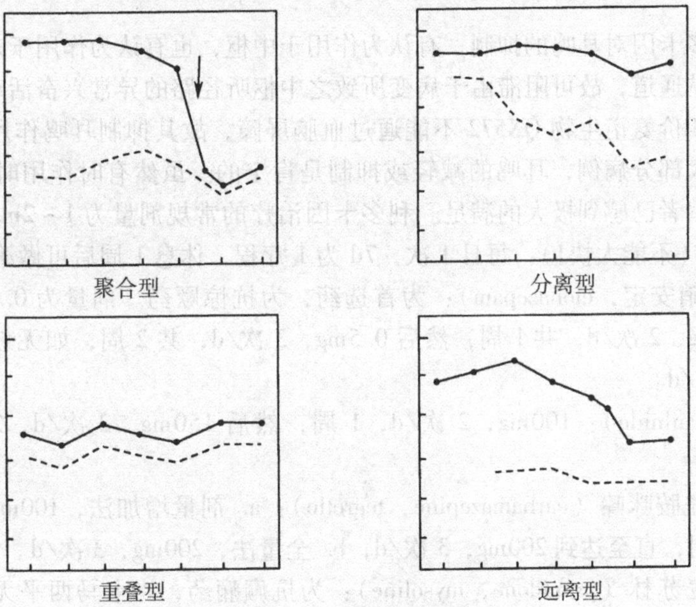

图5-1　耳鸣掩蔽图型

七、耳鸣的治疗

目前耳鸣的治疗还存在着较大的困难，因为引起耳鸣的疾病与因素极多，有时难以做出正确的病因、病变部位的诊断，而即使能做出病因及病变部位的诊断，病因治疗有时也存在困难，或者，即使引起耳鸣的疾病得到治疗，而耳鸣仍然存在，故有学者认为应用治疗一词，不如代以处理一词更为恰当。因此，尽管耳鸣的治疗方法很多，但迄今尚无特殊有效的方法。但是，在临床实际中，耳科医师不能断然告诉患者耳鸣无治疗方法，以免引起患者新的心理障碍。耳鸣治疗效果的评价是：耳鸣的减轻及焦虑的解除，并非如其他疾病一样称为治愈。此外，对耳鸣的治疗并不是一位临床医师能够解决的，必须有耳鼻咽喉科医师、听力学家、神经学家、精神科医师、心理学医师等共同研究制定治疗方案。

1. 病因治疗　病因治疗是医学上首要而且是最理想的治疗方法。但如病因无法确定，或是病因虽能确定但却无法治疗，故病因治疗并不如想象中那样容易收效。病因治疗可分内科药物治疗及外科手术治疗两种。外科治疗是对引起耳鸣的部分疾病进行手术治疗，如动静脉瘘、动脉瘤等。而耳蜗神经切断术、前庭神经切断术、听神经瘤的手术治疗、鼓丛神经切断术等对于耳鸣的疗效很难确定，这些手术除非是针对疾病本身的需要，否则，不应以外科手术作为治疗耳鸣的方法。

2. 药物治疗　用于治疗耳鸣的药物基本上分为两大类，一是伴发有耳鸣的基本疾病的治疗，二是对症治疗。

（1）基本疾病的治疗：如对中耳炎、梅尼埃病、甲状腺功能异常等的药物治疗。此外，维生素B（尤其是维生素B_{12}）、锌制剂、银杏叶制剂，可能有助于对无选择性耳鸣的治疗，但疗效尚待临床证实。低血糖可为耳鸣的病因，如耳鸣在睡眠后或清晨加剧，而饮用葡萄糖水，10～20min 后耳鸣减轻即可证实。

（2）对症治疗：可分两类，一为减轻耳鸣对患者的影响，一为耳鸣的抑制药。

1）减轻耳鸣影响的药物：此类药物主要包括抗焦虑、抗抑郁药，但这些药物均有不同程度的副作用，甚至有些药物可加重耳鸣，故用药时应该慎重，且不能过量。

①抗抑郁药：副作用较小的有：a. 多虑平（doxepinum，sinequan），口服 25mg，3 次/d，多在 1 周内见效；b. 马普替林（maprotiline，ludiomil），口服 25mg，3 次/d。

②抗焦虑药：通常应用：a. 艾司唑仑（舒乐安定，surazepam），口服 1mg，3 次/d；b. 阿普唑仑、佳静安定、佳乐定（alprazolamum），口服 0.4mg，2 次/d，最大限量 4mg/d。

2）耳鸣的抑制药

①利多卡因：利多卡因对耳鸣的抑制，有认为作用于中枢，也有认为作用于末梢。已知利多卡因是一种膜稳定剂，阻滞钠通道，故可阻滞由于病变所致之中枢听径路的异常兴奋活动，从而减轻耳鸣。最近认为：利多卡因的四价氨衍生物 QX572 不能通过血脑屏障，故其抑制耳鸣作用在螺旋器，但仍无一致的结论。该药对绝大部分病例，耳鸣的减轻或抑制是肯定的。虽然有时作用时间较短（仅几小时），但是对于一些严重耳鸣者已感到极大的满足。利多卡因治疗的常规剂量为 1～2mg/kg，以 1% 溶液缓慢注入静脉，5min 注完（不能太快！），每日 1 次，7d 为 1 疗程，休息 1 周后可做第 2 疗程。

②氯硝西泮（氯硝安定，clonazepam）：为首选药，为抗惊厥药。剂量为 0.5mg，每晚 1 次，共 1 周，如无效可用 0.5mg，2 次/d，共 1 周，然后 0.5mg，3 次/d，共 2 周，如无效即停药，有效则减至 0.5mg，1 次/d 或 2 次/d。

③哌氟酰胺（flecailnide）：100mg，2 次/d，1 周，然后 150mg，2 次/d，2 周，维持量 100mg，2 次/d。

④卡马西平或称酰胺咪嗪（carbamazepine，tegretlo）：a. 剂量增加法，100mg，睡前 1 次，以后每天增加 100mg，共 1 周，直至达到 200mg，3 次/d；b. 全量法，200mg，3 次/d。

⑤扑痫酮，或称麦苏林（primidone，mysoline）：为抗癫痫药，当卡马西平无效时可用此药，首次 0.15mg，以后每周增加 0.25mg/d 直至 700mg/d。

⑥麦奥那（eperijone hydrochloride，亦称 myonol）：一种肌肉松弛剂，150mg/d，口服 2 周对耳鸣有明显疗效。

⑦舒必利亦称硫苯酰胺，舒宁（sulpiridum，dogmatil，equilid）：为抗精神病用药，对抑郁症有效，口服 600～1 200mg/d。

从以上情况说明，耳鸣抑制药治疗存在着疗效不甚肯定，而副作用较多的问题，故临床医师应全面斟酌，慎重使用。

3. 掩蔽疗法　掩蔽疗法（masking therapy）为目前耳鸣治疗中较为有效的方法。实际上，许多耳鸣患者早已发现在嘈杂环境中耳鸣有减轻或消失的现象。掩蔽疗法的机制是基于耳鸣的外毛细胞补偿学说，即耳蜗某部位的外毛细胞受损时，其邻近的正常毛细胞将加强其电机械作用以试图补偿之，如补偿活动的能量超过了正常阈值就会产生耳鸣。故产生了临床上用掩蔽声置于患耳而使外毛细胞的“补偿”活动受到抑制，来减轻耳鸣的方法。从心理学角度看，耳鸣患者对掩蔽声听起来比自身的耳鸣声愉快，掩蔽器发出的掩蔽声可由患者自己调节音量并选择是否使用，可取得较好的效果。

掩蔽疗法的作用基本上可出现 4 种作用。

（1）连续性完全掩蔽：掩蔽器的掩蔽噪声连续出现，从而掩盖了耳鸣。应用持续性完全掩蔽取决于几个因素，最重要的是，掩蔽噪声的最小掩蔽级不能过分大于耳鸣响度，即最小掩蔽级的值减去耳鸣的响度匹配值，不能 >10dB，最大不超过 15dB。其次，所应用的噪声应比耳鸣有更易于接受的性质。再者是掩蔽效应不随时间而衰减。

（2）连续性部分掩蔽：如果对耳鸣起到完全掩蔽的声音过大而不能接受时，此种患者在安静环境中多出现耳鸣加剧。对于此类患者可采取部分掩蔽，即掩蔽器仅提供与耳鸣响度相等的低强度掩蔽声。

另外，掩蔽试验如出现 10dB 以上的掩蔽衰减，则也应采用部分掩蔽。

（3）抑制性掩蔽：耳鸣的全部或部分抑制，可作为连续掩蔽的一种替代方法或附加作用，如后效抑制试验结果为全抑制，则治疗性掩蔽的后效抑制的效果更好，如无后效抑制，或后效抑制试验时响度加强，则应做较长时间的掩蔽，可出现一定程度的后效抑制。故掩蔽器的使用应给予高强度级的声音，且掩蔽时间应在 1h 以上，以便确定是否出现后效抑制。

采用特异性频率的掩蔽声其抑制掩蔽的作用有可能更大，为了选择更理想的后效抑制效应，应做各种宽频谱的一定范围的掩蔽声进行掩蔽。使用程序化掩蔽是否能产生更有效的抑制掩蔽，仍有待于进一步研究。有些研究指出：产生最大后效抑制的频率，常比耳鸣频率低，少数可低 1～2 倍频（Terry 等，1983）。

另外，也可采用间歇掩蔽声，可更有效的出现更大的后效抑制效应，但起止时间应为 10min。也需进一步研究。

（4）掩蔽的脱敏化作用：许多耳鸣患者的不适响度级降低，常需佩戴耳塞或避开噪声环境，但耳塞常导致耳鸣加剧。耳鸣掩蔽器可减少此一难题，即规则地短时间佩戴掩蔽器，掩蔽时间每天累积达 6h，掩蔽强度应调节为清楚听见但无不适感（不需要全掩蔽）。此法可进行数天至 6 个月，许多患者可重新获得对强声的耐受。

作为掩蔽疗法的掩蔽器种类很多，如：①环境声：有些患者晚上入睡困难时，可用钟声、流水声等掩蔽耳鸣或分散对耳鸣的注意力，而促使患者入睡；②一种具有调频装置的小收音机或单放机，可先将适合于患者的窄带掩蔽噪声录成磁带，放入单放机中播放，作耳鸣掩蔽用，且可播放音乐声、雨声或流水声等；③用助听器减轻耳鸣，主要应用于低调耳鸣的患者。助听器多引入频率为 4kHz 以下的环境噪声，同时，此类噪声得到了放大，从而使耳鸣受到部分或完全掩蔽，偶尔还可出现后效抑制效应；④专用的耳鸣掩蔽器，其外形极似助听器，有耳后型、耳内型和程序式 3 种；⑤合并型掩蔽器。耳鸣掩蔽器连接或藏于助听器内，其助听器与掩蔽器音量控制各自独立，使用时，先调节助听器音量，然后再调节掩蔽器音量，则掩蔽效果更佳。

4. 心理学治疗　耳鸣的心理学治疗是指通过语言的和非语言的交流方式等方法，来影响及改变被治疗者的心理状态及心理障碍，从而达到打断恶性循环、治疗耳鸣的目的。

（1）认知疗法：向患者介绍耳鸣的可能病因或病因，耳鸣的特点。使患者认识到耳鸣并非是一种严重的、致命的进行性疾病，以消除顾虑。说明耳鸣是可以治疗的，但需要较长的时间，必须有信心。介绍有关耳鸣的治疗方法，并且说明耳鸣的治疗效果与情绪有关。通过这些认识，使患者了解耳鸣对生活及工作的影响并不是那样大，从而认识到过分强调耳鸣对身心的影响是不必要的。

（2）生物反馈疗法：采用电子仪器，将人体内的生理功能信息加以采集，然后在监视器上显示，而反馈给人体，使患者根据这种反馈信号来训练自己，以对体内不随意的功能活动（如肌肉放松，改变心率，镇静情绪等）进行调节，以期控制某种病理过程，促进功能恢复，从而达到治病的目的。

目前认为：本疗法对耳鸣所起的作用在于患者紧张状态的减轻或消失，而使耳鸣易于耐受。而客观的耳鸣响度匹配与音调匹配并无改变。

5. 电刺激疗法　电刺激疗法（electrical stimulation therapy）是指利用电流直接刺激听觉系统达到抑制耳鸣的目的。根据电刺激电极部位分为外刺激（颅或外耳）及内刺激（中耳及内耳）两类。治疗对象主要为耳蜗性耳鸣患者，这种方法目前极少应用于临床。

6. 耳鸣习服疗法　耳鸣习服疗法又称再训练法。目的是使患者尽快达到对耳鸣的适应和习惯，主要方法则是由专科医师定期给予习服训练的详细指导，包括耳鸣不全掩蔽、松弛训练、转移注意力和心理咨询等。患者应长期坚持训练，并且必须使用如耳鸣掩蔽器、音乐光盘、磁带等以协助达到对耳鸣适应和习惯的目的。

7. 耳鸣的联合治疗　耳鸣的治疗方法虽然很多，但很难确定何种治疗方法更为有效，基于此，除进行病因治疗外，联合治疗——包括药物、生物反馈、声掩蔽、电刺激，以达到缩短治疗时间，减少具有副作用药物用量，增加协同疗效，可取得更为有效的结果。

八、搏动性耳鸣

搏动性耳鸣（pulsetile tinnitus）是一种有节律的耳鸣。是由患者头颈部的血管或肌肉产生，并通过骨骼、血管和血流传导至耳蜗而感知的。搏动性耳鸣可分为血管性和非血管性两大类：血管性搏动性耳鸣较多见，其耳鸣节律与患者自身的心跳节律一致，主要由血管的解剖变异或血管的其他病变引起的管径狭窄、血流加速和血流紊乱所致。非血管性搏动性耳鸣与头颈部的肌阵挛有关，如腭肌阵挛，镫骨肌或鼓膜张肌肌阵挛，这种耳鸣的节律与心跳节律不一致，而与肌阵挛发作时的阵挛节律相关。搏动性耳鸣大多为主观性，有些为他觉性。大多单侧发病，双侧较少见。女性较男性多发。

（一）病因

1. 颈静脉球或颅底血管病变　如下所述。

（1）颈静脉球体瘤或鼓室球瘤：一侧搏动性耳鸣，节律与心律一致；指压同侧颈内静脉时耳鸣消失，压迫停止，耳鸣复现。Sigele 耳镜检查时鼓膜呈蓝色，可见搏动点。如未见搏动点，通过耳镜加压后可见搏动点，进一步加压，鼓膜蓝色消退，搏动停止。可合并第Ⅶ～Ⅺ对脑神经症状。

（2）高位颈静脉球：当颈静脉球位置高达外耳道平面，且外耳道底骨板缺裂时，可合并蓝鼓膜，但在因其他疾病所进行的颞骨 CT 检查中发现有颈静脉球高位者，大多并无搏动性耳鸣。

（3）颅底和颞骨血管瘤。

2. 颅内外血管畸形　如下所述。

（1）先天性血管畸形：如胚胎期颈内动脉发育不良，其邻近颅底的垂直段和水平段交叉处移位，血管狭窄，可因该处血流紊乱，或咽升动脉血流量增加，引起搏动性耳鸣。

（2）后天性血管畸形：后天性血管畸形大多由外伤、手术、感染、肿瘤、妊娠等引起的脑膜或静脉窦血栓性静脉炎所致，常见于横窦、乙状窦、海绵窦、颅前底和小脑幕等部位。

3. 硬脑膜动静脉瘘　硬脑膜的动静脉瘘可能继发于硬脑膜静脉窦的血栓形成或窦腔闭合，瘘管由窦壁上丰富的小动脉网与静脉窦或小静脉之间的许多微小交通支形成。由于病变的静脉窦直接接受动脉的血流，容易形成逆行血流，而引起搏动性耳鸣。不仅位于硬脑膜的动静脉瘘可引起搏动性耳鸣，颞骨内的动－静脉瘘也是搏动性耳鸣的原因之一，例如侵犯颅骨的 Paget 病，可能因颞骨内有新生血管和动静脉瘘，而出现搏动性耳鸣，并伴有听力下降和眩晕。

动静脉瘘和颅内、外血管畸形除搏动性耳鸣外，还可因病变位置和范围不同而出现头痛、面部疼痛、视力下降、复视，重者伴有恶心、呕吐等，并可发生严重的颅内并发症（如颅内出血，血肿，静脉梗死，颅内高压等）。头部外伤或经鼻径路垂体肿瘤切除术后继发的颈内动脉－海绵窦－动静脉瘘，可于术后数日或数周出现眼球突出，球结膜水肿，第Ⅲ、Ⅳ、Ⅵ对脑神经麻痹等。

4. 动脉粥样硬化　动脉粥样硬化引起的搏动性耳鸣，是因动脉狭窄引起血流紊乱所产生的响声经岩骨传导至耳蜗所致。这种患者患有高血压、高血脂、糖尿病，可有脑血管意外或短暂的脑局部缺血史。

5. 良性颅内高压综合征　良性颅内高压综合征（benign intracranial hypertation syndrome）以颅内压升高，而无局灶性神经症状为特征；有时可出现眼外展麻痹。而搏动性耳鸣和其他的耳部症状（如听力下降、耳内胀感、眩晕等）可能是本病的主要或唯一症状，其中 1/3 患者的 ABR 出现异常，包括波Ⅰ－Ⅲ间期或（和）Ⅲ－Ⅴ间期延长，或波Ⅴ潜伏期延长。

6. 自发性颈动脉内膜剥脱　不常见。是引起中、青年人脑缺血的原因之一。有认为，颈动脉纤维肌性发育不良（fibromuscular displasia of the carotid artery）、高血压、动脉硬化、外伤是本病的诱因。除突发性搏动性耳鸣外，本病还伴有患侧偏头痛、颈面部疼痛、晕厥、Horner 征及脑神经症状。

7. 肌阵挛　如鼓膜张肌肌阵挛，镫骨肌阵挛，腭肌阵挛等。这种搏动性耳鸣常为阵发性，可因声刺激或眨眼、耳郭皮肤受刺激时发作，亦可为自发性。耳鸣发作与肌阵挛发作同步，节律一致。该耳鸣常为他觉性。

（二）检查

1. 耳镜检查　Siegle 耳镜检查时如发现鼓膜后方有搏动性包块，或鼓膜呈蓝色，应疑及颈静脉球病变或异位颈动脉。鼓膜有与脉搏不一致的节律的运动为鼓膜张肌阵挛的表现。

2. 耳周及颈部触诊　指压同侧颈内静脉时，嘱患者注意其耳鸣，如耳鸣减轻或消失，提示为静脉源性耳鸣。动脉源性耳鸣不会因指压而改变。将患者头部转向患侧，耳鸣变弱或消失，也提示为静脉源性。触诊耳周部位，发现震颤时，应疑及颈部动、静脉畸形。

3. 听诊　在患者耳边倾听，了解耳鸣是否为他觉性，并注意其节律是否与患者的脉搏一致，如不一致，可能为非血管性搏动性耳鸣，并寻找肌阵挛的部位。腭肌阵挛者，可见软腭有阵挛性收缩，但若患者张口过大，可致阵挛消失而不可见。

4. 听力学检查　纯音听阈测试应作为常规检查。听力损失超过 20dB 时，指压同侧颈静脉重新测试听力，若此时听力改善或恢复正常，提示耳鸣为静脉源性或良性颅内高压综合征，若为后者，宜再做 ABR。

5. 颈动脉超声检查　有助于诊断颈动脉粥样硬化。

6. 放射学检查　鼓膜正常者，做颅脑 MRI，结合高清晰度磁共振血管造影，如出现扩张的皮质静脉，提示为硬脑膜动静脉畸形。良性颅内高压综合征者常可发现小室或空鞍。蓝鼓膜或耳后有包块者，应做颞骨 CT 以排除颈静脉球体瘤。

（三）治疗

（1）颈静脉球体瘤、颅底和颞骨血管瘤引起的搏动性耳鸣，在查明病因后，采用相应的治疗。

（2）头颈部血管畸形，动静脉瘘等可根据情况做血管改道、结扎、成形等，或选择性动脉栓塞，血管内支架等。

（3）不明原因的特发性静脉源性耳鸣，在排除了其他原因后，可考虑做颈内静脉结扎术。

（4）与肌阵挛相关的搏动性耳鸣，可给卡马西平 0.1g，3 次/d，在药物治疗无效时，可切断相关肌肉予以治疗。

（冯　娟）

第六章

梅尼埃综合征

梅尼埃综合征是以膜迷路积水为基本病理学改变，以发作性眩晕、耳聋、耳鸣及耳胀满感为临床特征的特发性内耳疾病。因法国人 Meniere 首次报道而得名。中青年发病率较高，通常为单耳患病。累及双侧者常在3年内先后患病。男女发病率无显著差别。

一、概述

迄今未明。可能与内淋巴代谢失调、变态反应、内分泌功能障碍、自主神经功能紊乱、病毒感染、疲劳及情绪波动等因素有关。

梅尼埃综合征的主要病理变化有以下几种。

1. 膜迷路积水膨胀　球囊及蜗管因积水而膨胀，以致外淋巴间隙被压缩，前庭膜受压变位，重者可经蜗孔疝入鼓阶，或与迷路骨壁相贴。椭圆囊及膜半规管很少膨大，但常被膨大的球囊挤向一边从而刺激前庭终器引起眩晕。

2. 前庭膜破裂　因积水过多引起前庭膜破裂，内外淋巴液相互混合；裂口小者，可自行愈合；裂口大者可见前庭膜塌陷，裂口不能愈合而成永久通道。

3. 前庭阶纤维化　病期长者可见前庭阶内发生纤维化，内淋巴囊亦出现纤维化，更妨碍了内淋巴的吸收。球囊膨大可充满前庭甚至与镫骨底板相接或粘连，故于外耳道加压时可出现类似瘘管征症状。

4. 耳蜗蜕变　早期耳蜗顶周的感觉上皮可能有蜕变，神经纤维和神经节细胞数也减少，与早期出现的低频区听力损失相符。基底膜由于长期受压血供减少，晚期可出现螺旋器蜕变而出现感音性聋。

二、临床表现

1. 眩晕　为此病的主要症状。眩晕呈突发性、旋转性。患者感觉自身或周围物体在旋转，或感到摇晃，似浮在空中，失去自控能力。眩晕发作高潮时伴有恶心、呕吐、出冷汗、面色苍白及血压下降等自主神经反射症状，但神志清楚，无意识障碍。因转头或睁眼可使眩晕加重，患者多闭目静卧。发作持续数十分钟至数小时不等，长者可达数周。症状缓解后进入间歇期，间歇期可为数周、数月或数年，亦有频繁发作或长期不能彻底缓解者。一般发作间歇期内所有症状完全消失。

2. 耳鸣　患者大多有持续性耳鸣，少数为间歇性，初为低音调，反复发作后变为高音调。绝大多数病例在眩晕前已有耳鸣但往往未被注意，在眩晕发作时耳鸣加剧。间歇期耳鸣减轻或消失。

3. 耳聋　常为感音神经性聋。初为低频，以后可影响高频听力。听力的损失程度与反复发作有关，发作期听力减退，间歇期内听力常可恢复，但当再次发作听力又有下降，即出现一种特殊的听力波动现象。随着病程的发展，听力呈下降趋势，乃至全聋。耳聋的同时，患者对高强度声音耐受性差，称为重振；对同一频率的纯音，患耳和健耳感受成不同音调的声音，称为复听。

4. 耳闷胀感　在仔细询问病史时，可知患者在发作时多有一侧耳内或头部有闷胀感，头内发闷或头重脚轻。病变解除后这种感觉消失。

三、实验室及辅助检查

（一）耳部检查

鼓膜无明显改变。发作期可见自发性水平性或水平旋转性眼球震颤，发作过后，眼震逐渐消失。

（二）听力学检查

早期纯音听力曲线多为上升型，有时也表现为下降型或平坦型；多次反复检查可证明其波动性质。阈上功能检查证明有重振，如短增量敏感指数试验阳性等。语言测听的语言接受阈大致与纯音听阈相吻合，而语言识别率可以下降。耳蜗电图是诊断本病的较可靠的方法，表现为总和电位增大，总和电位与动作电位的比值增加。

（三）前庭功能检查

眼震电图检查初次发作、间歇期各种自发或诱发试验结果可能正常，多次发作者前庭功能可减退或丧失，或有向健侧的优势偏向。增减外耳道气压可能诱发眩晕与眼球震颤，称安纳贝尔征，提示膨胀的球囊已达镫骨足板或与足板发生纤维粘连。

（四）甘油试验

空腹顿服50%甘油溶液2.4～3.0mL/kg，服药前及服药后每小时查纯音测听1次，共3次。服药后若病耳听阈较服药前提高15dB以上者为阳性。

（五）影像学检查

颞骨X线片一般无明显异常发现，内听道及桥小脑角CT或MRI检查有助于本病的诊断。

四、诊断

本病初发就诊者很难得出确切的诊断，且也不应轻易做出肯定的诊断，因为眩晕和发热一样是许多疾病的一个共有症状，膜迷路积水一定有眩晕，但不能认为，有眩晕的患者一定就是膜迷路积水。所以临床上对眩晕的患者，一时不能肯定诊断者，以“眩晕待查”为宜。但是眩晕患者如具备下列几个条件可做出梅尼埃综合征的诊断。

（1）具有典型的反复发作的眩晕，持续20分钟至数小时，有明显的缓解期，至少发作2次以上，伴恶心、呕吐、平衡障碍。可见水平性或水平旋转性眼震。

（2）发作时神智始终清晰，对外界感受能力正常，无意识丧失现象。

（3）至少1次纯音测听呈感音神经聋，早期低频下降，听力波动，随病情进展听力损伤逐渐加重，可出现重振现象。常为一侧。

（4）有间歇性或持续性耳鸣，高音调，常与耳聋同时发生，于眩晕发作之前加剧，眩晕发作之后减轻。

（5）甘油试验阳性。

（6）耳闷胀感，无头痛。

（7）要排除其他疾病引起的眩晕、耳聋和耳鸣。

五、鉴别诊断

因发生眩晕的疾病较多，应注意与以下疾病相鉴别，切忌笼统称之为梅尼埃综合征。

1. 迷路炎　为化脓性中耳炎的并发症。

2. 前庭神经元炎　系病毒感染所致，发病前多有上呼吸道感染史；眩晕渐起，数日达高峰，数周或数月后渐缓解，有自愈倾向，但可转为位置性眩晕；临床表现有眩晕、眼震、恶心、呕吐，但无耳鸣、耳聋；前庭功能检查显示双侧半规管功能低下，但不一定对称；愈后极少复发。

3. 椎－基底动脉供血不足　由颈椎及有关软组织的病变使椎动脉受压迫造成。发作时间短暂，一般数分钟，转头、弯腰向下或从卧位坐起时诱发或加重；耳鸣、耳聋较少；有颈肩部疼痛，肢体麻木等症状；X线颈椎拍片或颈椎CT、MRI有助于诊断。

4. 药物中毒　有耳毒性药物使用史，如氨基糖苷类抗生素；一般起病缓慢，多在1～2周内达高潮，持续数月或更长，中间无缓解期。眩晕多为不稳感，少呈旋转性，步态蹒跚，平衡失调，卧床减轻，活动加重，有耳鸣及耳聋。

5. 突发性聋　伴有眩晕者约占一半，但无眩晕反复发作史，耳聋发生快而严重，常以高频下降为主。

6. 听神经瘤　为小脑脑桥角处最常见的良性肿瘤。临床特点：一般增长缓慢，多单侧发病；因瘤体多起自前庭神经，眩晕是主要症状，阵发性发作，进行性加重，有缓解期，久之代偿而不典型。自发性眼震颤出现最早最多，可达95%，呈旋转或垂直，晚期逆转；继听神经损害后有第Ⅴ、Ⅶ对脑神经损害；前庭功能检查结果不一致，有优势偏向。X线斯氏位照片示内耳道扩大，CT扫描能早期发现。

7. 位置性眩晕　在特定的头位或变换头位时发生眩晕，伴位置性眼震，无耳鸣、耳聋。

六、治疗

主要是通过应用药物降低前庭感觉阈，镇静中枢神经，调整自主神经功能，改善耳蜗微循环，解除膜迷路积水，以缓解发作期的症状或减少眩晕发作。

（一）一般治疗

向患者耐心解释，消除对本病的恐惧；保持环境安静，卧床休息；饮食宜低盐少水，高蛋白、低脂肪，中等量糖类，高维生素；禁烟酒、茶及咖啡。

（二）药物治疗

1. 利尿脱水药　乙酰唑胺250mg，口服，每天3次，首次剂量加倍。

2. 镇静药物　为发作期的对症用药。如安定片2.5～5mg，每日2～3次，对前庭神经冲动有抑制作用；茶苯海明50mg，每日3次。抗过敏药物如异丙嗪，具有镇静作用。口服谷维素可调节自主神经功能。

3. 血管扩张剂　增进耳蜗血流，改善内耳微循环。常用有5%～7%碳酸氢钠溶液40～60mL静脉注射或100～2 000mL静脉滴注，每日一次，可解除小动脉痉挛；低分子右旋糖酐静脉滴注，可使血黏稠度变稀，增加血容量，防止血小板凝集，改善耳蜗微循环的血滞现象。口服药物常用的有倍他司汀、氟桂利嗪、尼莫地平等。抗胆碱能药物如东莨菪碱、山莨菪碱，有增加耳蜗血流量之效，可适量应用。

4. 中医治疗　中医眩晕病因以肝风、痰湿、虚损三者为主，可按中医辨证论治用药。针刺内关、合谷、百会、风池、听宫等穴或耳穴神门、肾区等可缓解眩晕及恶心、呕吐，是中医治疗本病的常用方法。

（三）手术治疗

对频繁剧烈发作，严重影响工作和生活，而且患耳呈现重度感音性耳聋，各种保守治疗无效时，可考虑手术治疗。常用术式有以下几种。

1. 内淋巴囊引流减压术　内淋巴囊切开使内淋巴液流出，以降低内淋巴压力。

2. 内淋巴囊蛛网膜下分流术　通过镫骨足板将球囊刺破，使球囊内的内淋巴液与外淋巴液相混，以维持内外淋巴液压力的平衡；或通过圆窗穿透骨螺旋板再穿通球囊，使内淋巴外流入外淋巴间隙。但穿通骨板不易愈合可形成永久性的内外淋巴瘘。

3. 高渗诱导减压术　手术将氯化钠晶体置于圆窗膜上而引起局部高渗，减轻了迷路的积水，同时破坏前庭感受器，消除病理性冲动，达到控制眩晕目的，方法简单效果良好，但只适用于实用听力丧失的患者。

4. 前庭神经切断术　选择性地切断前庭神经，并切断前庭神经节，使前庭性眩晕基本消除。

5. 迷路切除术　眩晕控制，但耳蜗也被破坏。故该类手术，仅限于对侧耳听力正常，患侧耳听力基本丧失，眩晕、耳鸣严重的患者。

（冯　娟）

第七章

鼻畸形

第一节 外鼻畸形

一、概述

外鼻畸形有先天和后天之分，先天者多在胚胎发育生长过程中因某种因素（如染色体畸变、部分组织发育不良或停止发育）的影响，导致鼻面部发育障碍而出现畸形。后天者多为外伤或破坏性病变等所引起的鼻部畸形。

二、临床表现及诊断

1. 先天性外鼻畸形

（1）先天性外鼻缺损：又称缺鼻，即鼻额突和嗅囊不发育或仅发育一侧形成全缺鼻畸形或半缺鼻畸形。

（2）鼻裂：又称二裂鼻，本症较少见，常与唇和（或）腭正中裂同时存在。畸形轻者常局限于鼻尖部，鼻尖平宽。

（3）额外鼻孔及双鼻畸形：额外鼻孔指在两侧鼻前孔的上方即鼻尖外出现一额外鼻孔，形成“品”字形。双鼻畸形为 2 个外鼻，4 个鼻孔，呈上、下排列或左右排列。

（4）纽形鼻：因外鼻呈纽扣状发育不全得名，无前鼻孔发生，在相当于前鼻孔处仅有小凹。

（5）管形鼻：此鼻管内并不完全中空而呈圆柱状，突出或悬垂于面中部，常并发独眼，具有此畸形的胎儿一般不能存活。

（6）驼鼻：为一种常见的外鼻畸形，鼻部外伤也可导致此畸形。其特征为外鼻的骨锥与软骨锥交接区鼻梁呈驼峰状或矩状隆起，常可伴发鼻尖下垂畸形。

（7）先天性鼻赘：出生时外鼻即已出现某种形状的赘生物，为先天性鼻赘。鼻赘或“鼻赘疣”一般指由后天形成的外鼻赘生物，即发生于酒渣鼻第 3 期。

（8）先天性鼻尖畸形：多为鼻面部其他先天性畸形的伴发症或后遗症，如唇腭裂或唇裂所致的鼻尖部塌陷畸形、鼻尖先天性缺损、鼻尖部先天性赘生物、先天性鼻裂等。

（9）鼻翼萎陷症：指患者吸气时鼻翼向内侧移动，使鼻前孔不同程度闭合而出现呼吸困难。先天性鼻翼萎陷症主要为大翼软骨发育异常所致；后天性鼻翼萎陷症常见于鼻翼肌麻痹时鼻翼松弛。

（10）鞍鼻：指鼻梁塌陷或凹陷呈马鞍状，为一常见的鼻部畸形。外伤、感染或先天性畸形均可导致畸形。先天性鞍鼻多见于遗传、发育异常或先天性梅毒等。后天性原因较多，如外伤所致鼻骨凹陷性骨折而未及时予以复位，发生陈旧性病变；行鼻中隔黏膜下切除术时，误将鼻中隔隔背软骨鼻背板部分损伤或切除，术后发生鼻梁塌陷；鼻中隔脓肿致其软骨支架受损或鼻中隔穿孔者可后遗鞍鼻；鼻部特异性感染梅毒不仅可以破坏鼻中隔的骨及软骨支架，也可破坏鼻部软组织，形成广泛的瘢痕使皮肤向内陷缩导致严重的鞍鼻。

2. 面裂囊肿　面裂囊肿，即面部裂隙囊肿，指发生于鼻及鼻周软组织、骨组织或骨孔内的各种先天性囊肿。

（1）鼻腭囊肿：鼻腭囊肿主要包括：发生在鼻腔底部腭骨内的囊肿，发生于腭骨内中间位的中间位鼻腭囊肿，发生于切牙管（鼻腭管）骨管内的切牙孔囊肿，发生在切牙管口腭孔乳突部的腭乳头囊肿。

（2）球上颌或唇腭裂囊肿：发生于上颌突和内侧鼻突的球突融合处，女性患者居多。该处上皮残余所形成的囊肿常在上颌骨侧切牙与尖牙之间向下生长，早期可使上述二牙的牙根间隙增大，使其分离移位。囊肿常因增大而突入鼻腔底部、上颌窦底，以及上唇的唇龈沟和颊部等处的口前庭内，使上述部位发生局限性膨隆。

（3）鼻前庭囊肿：如前所述。

（4）鼻背中线皮样囊肿及瘘管：该病较少见，属先天性疾病，可发生于鼻梁中线上的任何部位，但多见于鼻骨部，其膨大的部分称为窦，有窦口与外界相通者谓鼻背中线瘘管，其瘘口多位于鼻梁中线中段或眉间，有时尚可有第 2 开口位于内眦处；无窦口与外界相通称为囊肿。其内若仅含上皮及其脱屑者为上皮样囊肿，尚含真皮层的汗腺、皮脂腺、毛囊等皮肤附件者，称为鼻背中线皮样囊肿。诊断包括以下几个方面：①一般检查，可见患者鼻梁中线某处有局限性半圆形隆起或鼻梁增宽，位于鼻梁上段过大的囊肿可使眶间距变大或眉间隆起。隆起皮肤触之表面光滑有特殊移动感，压之有弹性，若为瘘管，挤压瘘口时可有皮脂样分泌物甚至细小毛发溢出；有感染者可有溢脓，瘘口周围红肿或有肉芽生长。②鼻腔检查，收缩鼻黏膜后仔细检查可发现少数患者有鼻中隔后上部增宽。③特殊检查，X 线平片有时可见鼻中隔增宽、分叉或有梭形阴影，侧位片偶可见鼻部有纺锤状或哑铃状阴影，若畸形病变有向颅内侵犯者，需行 CT 扫描。穿刺检查有助于确诊。

3. 鼻小柱过宽畸形　鼻小柱过宽主要因为大翼软骨发育异常，其内侧脚后端肥厚或过度张开形成畸形。患者主诉多为持续性双侧鼻塞。检查见鼻小柱明显增宽，前鼻孔窄如裂隙，吸气时鼻翼扇动，挟持鼻小柱使其暂时变窄时，鼻塞明显改善。

4. 鼻孔先天性畸形

（1）前鼻孔闭锁及狭窄：多由外伤或后天破坏性病变所致，先天性者少见。新生儿若为先天性双侧前鼻孔闭锁，则病情危重，原因如下：①新生儿多不会用口呼吸，可发生窒息；②哺乳困难导致营养严重障碍；③极易误吸，可致吸入性肺炎。

（2）后鼻孔闭锁：为一少见畸形，主要症状是鼻塞和嗅觉障碍，病情的轻重缓急与闭锁程度及性质有关，先天性者尚与年龄有关。

新生儿先天性双侧完全性后鼻孔闭锁者出生后即有严重呼吸困难、发绀甚至窒息，有些患儿症状虽不如上述严重，但吮奶或闭口时呼吸困难加重，明显发绀，拒绝吸吮，张口啼哭时症状显著改善或消失，故常呈周期性发作。因吮奶不便而至营养障碍，加之不能经鼻呼吸易患肺炎，严重者导致夭折，幸存患儿需经历约 4 周的时间才能逐渐适应经口呼吸，但仍有吮奶时憋气，随着患儿年龄增长症状可日趋减轻。先天性单侧后鼻孔闭锁者，平时无明显症状，但吮奶时可出现气急，已习惯用健侧鼻孔呼吸的先天性单侧后鼻孔闭锁患儿，若健侧偶然发生堵塞，可能会突发窒息。

后天性后鼻孔闭锁者，症状与导致闭锁的原发疾病、闭锁部位、疾病范围、病程时间及有无并发症等密切相关。

5. 脑膜－脑膨出　脑膜、脑组织经鼻部附近发育畸形的颅骨缝或颅骨缺损处膨出至鼻部，即为脑膜－脑膨出。按膨出内容物可分为脑膜膨出和脑膜－脑膨出：脑膜膨出仅有脑膜膨出，部分可含有脑脊液；脑膜膨出带有脑组织者为脑膜－脑膨出，严重者脑室前角也膨出颅外，为脑室－脑膨出。根据发生部位可分为额筛型和颅底型。额筛型在临床上表现为鼻外型，分为鼻额型、鼻筛型、鼻眶型；颅底型在临床上表现为鼻内型、鼻咽型、鼻腭型等，因此又可分为鼻腔型、蝶咽型、蝶眶型、蝶上颌型。鼻内型应与鼻息肉鉴别，鼻咽型应与腺样体增大鉴别，其他型应与神经胶质瘤、皮样囊肿、畸胎瘤、血管瘤等鉴别。

三、治疗

1. 外鼻先天性畸形 ①先天性外鼻缺损的治疗以手术整形修复为主，对全缺鼻畸形患者进行手术治疗时应先行上颌骨穿通达咽部，并植皮成腔，第2步行皮瓣造鼻术。②鼻裂需手术治疗，局限在鼻尖者可自鼻内切入，将距离较宽的两侧鼻翼大软骨内侧脚缝扎在一起；畸形重者可从外面切入，将鼻副软骨和鼻翼大软骨向中线拉紧接合。③额外鼻孔及双鼻畸形这类畸形极少见，虽不影响鼻部呼吸及其他功能，但面容不佳，应予手术整复。④驼鼻可行手术整复。⑤鼻翼萎陷症可通过手术整形修复，切除增生软骨，对软骨萎缩而鼻翼软弱无力者可移植软骨或其他填充材料支撑鼻翼部，恢复呼吸通畅。⑥鞍鼻根本性治疗方法为手术整复。

手术相对禁忌证包括：①18岁以下者因面部发育尚未定型，不宜行手术治疗；②鼻部原发疾病（如特异性或非特异性感染）尚未治愈者，不宜手术。

2. 面裂囊肿 ①鼻腭囊肿的主要治疗方式为手术治疗，治疗时须选择适宜的手术进路予以切除，介于鼻腔和口腔之间的囊肿多经口腔剥除，但应注意保留鼻腔底部的黏膜，防止发生鼻－口瘘。②球上颌或唇腭裂囊肿可经口前庭予以手术切除。③鼻前庭囊肿的治疗如前所述。④鼻背中线皮样囊肿及瘘管以手术为主，应根据瘘管或囊肿所在部位及病变范围不同，灵活选择切口；术中应尽量祛除其囊壁，以免复发；囊肿或瘘管摘除后，如鼻梁部缺损较大，为预防术后继发鞍鼻，可植入自体或同种异体骨或其他骨片。

3. 鼻小柱过宽畸形 可行鼻小柱整形术，即在鼻小柱两侧距前鼻孔缘约2mm处，各做一垂直切口互不相通，沿切口分离皮下组织，小拉钩将鼻小柱向一侧牵开，可清晰见到其左右内侧脚，小剪刀剪除左右内侧脚之间多余结缔组织。两侧鼻前庭凡士林纱条填塞，术后第3天更换凡士林纱条，术后一周拆线，须同时应用抗生素预防感染。

4. 鼻孔先天性畸形

（1）前鼻孔闭锁及狭窄的治疗：①对新生儿先天性双侧前鼻孔膜性闭锁者，先以粗针头刺破闭锁膜，再置一短塑料管并妥善固定，以做扩张之用。②对后天性者可行前鼻孔整形手术，方法如下：患者取头后仰位，在相当于鼻缘处，右侧做类似“Z”形切口，左侧反之，彻底切除鼻前庭内瘢痕组织，充分扩大前鼻孔并形成移植床，暂以纱条填塞止血；取大腿内侧厚断层皮片裹衬于备好的管径适宜的胶管上，皮片边缘对缝数针，使成为创面向外的皮片管，两端缝于胶管上做固定；将皮片管经新前鼻孔置于移植床上，皮片管下缘与前鼻孔创缘间断缝合，均留长线端，以便捆扎环绕鼻缘的碘仿纱条，使其保护创缘，妥善缝固扩张胶管以防滑脱，胶管内填塞碘仿或凡士林纱条；术后注意抗感染治疗，24～48h后更换纱条，5～7d拆线，为防止前鼻孔发生瘢痕收缩，胶管必须持续放置，不应少于半年。

（2）后鼻孔闭锁的治疗

1）紧急救治：当婴儿出现窒息时，须立即以手指或压舌板将舌压下，使其离开软腭，开通呼吸道，然后，将小号口－咽通气管或其顶端已剪开扩大的橡皮奶头置于婴儿口内妥善固定；对先天性双侧闭锁重症患儿治疗原则是：立即建立经口呼吸通道，加强营养供给，防治继发感染，为手术矫治创造条件。

2）手术治疗：行后鼻孔闭锁成形术是其根本有效的治疗方法，对新生儿先天性双侧闭锁者多数赞成宜早进行手术。就手术径路而言，有鼻腔径路、硬腭径路、鼻中隔径路及上颌窦径路4种，因后2种有可能影响患儿的鼻中隔和上颌发育，极少应用。

a. 鼻腔径路：宜行气管内插管全麻，麻醉成功后取头后仰位，先以钝头探针探明闭锁隔性质、各部分位置及其与前鼻孔的距离，必要时可从口内置入鼻咽镜以了解闭锁隔厚度，便于术中观察闭锁隔咽面情况。若有中隔嵴突须先行矫正，并向上或向外折移下鼻甲以扩大术野。以左鼻为例，沿新鼻后孔缘做一“C”形黏膜切口（右侧反之），剥离黏膜，暴露闭锁隔骨面后将隔骨祛除，术中须注意操作器械的方向宜向下内，并控制深度，以免伤及颅底或颈椎，其新造后鼻孔以略大于前鼻孔为度，隔后咽面黏膜应予以保护，最好将咽面黏膜做一与鼻面黏膜相反的切口，形成黏膜瓣以覆盖创面。最后自前鼻孔置一粗细相宜的硅胶扩张管伸达鼻咽部，起固定黏膜瓣及防止瘢痕缩窄之用。膜性闭锁者，置留2周，骨性则需1～3个月，且应经常换洗消毒。

对于新生儿双侧后鼻孔闭锁者，可用小号刮匙沿鼻底进入，紧压骨隔，并以旋转的方法穿透闭锁并行扩大，完全祛除骨隔，再放置支撑管。手术中应注意后鼻孔的顶及侧壁，勿受过多损伤，刮匙深度勿超过4.4cm，避免损伤腭降动脉、颅底或后壁（颈椎），以防引起严重出血、脑脊液鼻漏或颅内感染等并发症。

随着鼻窦内镜的广泛应用，鼻窦内镜下经鼻行后鼻孔成形术获得良好效果。此法适合于各年龄组，对以往曾行传统经鼻手术失败者仍然适用。其手术步骤与传统经鼻手术基本相同。

术后护理非常重要，对新生儿或婴儿应有专人护理，为预防和控制感染，带管期间应给予抗生素，并注意鼻腔分泌物的吸引和清洁。拔除支撑管后可行鼻腔冲洗，每日清理鼻腔内分泌物和痂皮，并定期行鼻内镜检查，及时清理创面增生的肉芽，直至创面完全上皮化。

b. 经腭径路：因硬腭后2/3均被切除将影响婴幼儿上颌窦发育，故该手术仅适用于较大儿童或成人。

手术方法：全麻成功后取头后仰位。做半圆形Owens切口，切开黏骨膜，双侧向后延伸达上颌粗隆，分离骨膜瓣至硬腭边缘，包括双侧腭大动脉。自后缘开始向前逆行剥离鼻底侧黏骨膜，咬骨钳或骨凿祛除腭骨后缘部分骨质，分离闭锁部鼻咽侧黏骨膜直达鼻咽顶，暴露骨隔，凿除骨隔，咬除犁骨后份。必要时可磨去部分鼻腔侧壁骨质，使后鼻孔尽量扩大，将闭锁部的鼻腔黏骨膜瓣和鼻咽黏骨膜瓣分别覆盖于新后鼻孔的创面上，再放置直径1.0～1.5cm的扩张管（成人）并固定，4周后拔除扩张管。

5. 脑膜脑膨出　治疗宜早期手术切除，但小儿耐受力差，过早手术危险性大，除脑组织暴露或有破裂倾向者应紧急手术外，一般2～3岁手术为宜。一旦确诊，多转往神经外科行手术治疗。手术原则是将膨出脑组织回纳颅内；难以回纳者，先将肿块于蒂部切断，再封闭颅骨裂孔。手术方法有颅外法及颅内法2种，术前必须使用抗生素，术中严格消毒手术野。

（冯　娟）

第二节　鼻腔鼻窦畸形

一、下鼻甲及下鼻甲骨异常肥大

（一）概述

一般由各种鼻腔慢性炎症性疾病引起，鼻腔黏膜上皮纤毛脱落，变为复层立方上皮，黏膜下层由水肿继而发生纤维组织增生而使黏膜肥厚，久之可呈桑葚状或息肉样变，骨膜及骨组织增生，鼻甲骨骨质也可呈增生膨大改变，部分患者鼻甲骨成泡样膨大。

（二）临床表现及诊断

鼻塞较重，多为持续性，常张口呼吸，嗅觉多减退；鼻涕稠厚，多呈黏液性或黏脓性。

（三）治疗

1. 治疗原则　现代医学观念，鼻甲最好不行手术，它是鼻腔的调温器，损伤过大对空气的冷暖感觉会丧失，最好的方法是在保障鼻黏膜无损伤的情况下行鼻甲减容手术。

2. 治疗方法　①轻型病例可应用血管收缩剂滴鼻液。②下鼻甲黏膜下硬化剂注射，其作用机制为硬化剂注射后，可使局部发生化学性炎性反应，产生瘢痕组织，缩小鼻甲体积，改善通气。③下鼻甲黏膜下电凝固肥厚的黏膜组织，使产生瘢痕收缩。④冷冻手术，是将特制的冷冻头置于下鼻甲表面做冷冻，每次1～2min，使病变黏膜坏死脱落而再生黏膜。⑤手术疗法，一般治疗无效，或黏膜显著肥厚，或肥厚部分位于下鼻甲后端或下缘，可行下鼻甲部分切除术。下鼻甲切除不宜过多，原则上不超过下鼻甲的1/3，以免影响鼻黏膜功能或继发萎缩性鼻炎。骨性肥大者，宜行下鼻甲骨黏骨膜下部分切除术，既可改善鼻腔的通气引流，又无损于鼻黏膜的生理功能。⑥对全身慢性疾病或邻近病灶如鼻中隔偏曲或鼻窦炎等，亦给予适当治疗。⑦中医药物治疗：如复方消渊灵胶囊、渊鼽康胶囊、复方通窍止流散等。

二、中鼻甲畸形

（一）反向弯曲中鼻甲

1. 概述　反向弯曲中鼻甲的形成多为鼻中隔偏曲压迫所致，形成弧形凹面向内、凸面向外的形状，使中鼻道变窄，完全充填中鼻甲和鼻腔外侧壁之间的间隙，形成黏膜潜在的接触区，阻塞鼻窦开口，导致鼻窦通气引流障碍，有可能诱发鼻窦感染。

2. 治疗

（1）一般手术方法：先行鼻中隔偏曲矫正术后再用直开筛钳夹住弯曲部，使弯曲部向内侧骨折，再用剥离子将中鼻甲根部推压骨折，使弯曲部向内侧移位，矫正为正常位置、形态后固定，但有时效果不理想。

（2）反向弯曲中鼻甲黏膜下部分切除术：小圆刀片于中鼻甲前段和下缘黏膜做“L”形切口，剥离内、外侧黏膜，暴露中鼻甲骨质，钳除中鼻甲前份弯曲骨质，再贴合内外侧黏膜，然后处理中鼻甲缘的垂直长度，保证中鼻甲内侧与鼻中隔之间距离 2 ~ 4mm，不影响嗅裂引流，下缘与钩突之间距离 > 5mm，止血海绵填塞中鼻道，使中鼻甲固定于正常位置。

（二）中鼻甲气化

1. 概述　中鼻甲气化又称泡状中鼻甲，即中鼻甲垂直部前端存在气化腔，个体之间因气化程度不同而有很大差异。当肥大的中鼻甲压迫鼻中隔时，可引起三叉神经眼支所分出的筛前神经受压或炎症，出现不定期发作性额部疼痛，并向鼻梁和眼眶放射，称为筛前神经痛，又称筛前神经综合征。

2. 治疗　做中鼻甲前缘纵行黏骨膜切口。若同鼻中隔相触，不妨碍术后中鼻道、窦口引流，可钝性剥离咬除中鼻甲气化骨泡内壁，折断外壁后，固定于鼻中隔与鼻腔外侧壁之间的中间位；若同鼻中隔不相触及，妨碍开放术腔，可咬去中鼻甲气化骨泡外壁，折断内壁后固定；一般情况下钳破中鼻甲气化骨泡后固定。

（三）中鼻甲息肉样变

1. 概述　由鼻部黏膜长期水肿所致，是多种因素共同作用的结果。变态反应和慢性炎症为其主要原因，开始为局部黏膜水肿、半透明隆起、无蒂，此时称息肉样变性。病变继续发展，因水肿组织的重力作用，逐渐下垂而形成有蒂的息肉。可分为水肿型（黏液型）、血管型（出血型）、纤维型、囊肿型等，一般为水肿型，或者混合出现。

2. 治疗　主要为手术治疗，并给予病因治疗。

（1）手术方法：沿病变中鼻甲外侧、下缘进行切除使中鼻道宽敞。若伴中鼻甲骨质增生，可用剪刀沿水平向后下方剪除下缘 1/3，修整创缘至平整，修整以中鼻甲下缘距离钩突 >0.4cm，中鼻道引流通畅为宜。

（2）对症支持治疗：①积极防治伤风感冒，根据季节变化及时增减衣物；②及时治疗鼻、咽部及周围器官疾病，以免感染蔓延和反复发作；③戒烟酒，防御有毒气体及污染、粉尘对鼻、咽部长期刺激；④加强体育锻炼，提高身体抵抗力，提倡冷水洗脸，冷水浴，日光浴；⑤避免长期应用血管收缩剂，如萘甲唑啉（鼻眼净）等，以免引起药物性鼻炎；⑥杜绝抠鼻等不良习惯，鼻塞严重时不可强行擤鼻涕，以免导致鼻窦炎、中耳炎等发生。

三、钩突畸形

钩突畸形主要包括：①钩突内倾或合并肥大，钩突角度 <135°；②钩突外偏，钩突角度 >145 °；③钩突上端附着点变异（图 7 -1）。

钩突畸形的主要治疗方法为手术治疗。当钩突畸形时，其主要可导致钩突外偏时更加靠近纸样板、颅底骨质等，切除时增加了损伤纸样板、泪道及颅底骨质的危险。

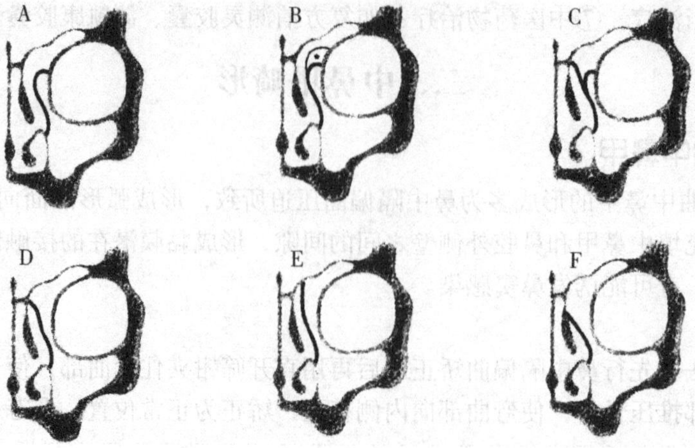

图7－1　钩突上端附着点变异

（A）上端附着于纸样板内；（B）上端附着于后内侧壁的鼻丘组织；（C）上端同时附着于纸样板及中鼻甲与筛板会合处；（D）上端附着于中鼻甲与筛板会合处；（E）上端附着于颅底骨壁；（F）上端附着于中鼻甲

四、上颌窦、筛窦、额窦、蝶窦畸形

上颌窦、筛窦、额窦、蝶窦畸形包括上颌窦发育不全或缺失、上颌窦过度发育、上颌窦异常间隔、筛窦气房数目多或少、筛房过度发育、额窦发育不全或缺失、额窦两侧窦腔容积不等、额窦过度发育扩伸、额窦中隔偏斜或出现异常分隔而致多窦腔、蝶窦窦腔过度发育。蝶窦中隔偏斜或多间隔、蝶窦发育不全或缺失等。一般无须特殊治疗。

（冯　娟）

第八章

鼻外伤

第一节　外鼻软组织损伤

一、概述

鼻软组织损伤包括外鼻挫伤和裂伤 2 种。外鼻挫伤是指由打击或撞击所引起的皮下软组织损伤，多见于重物的碰撞、外力钝器的打击；裂伤又分为切割伤、撕裂伤、刺伤等。由锐利的刀刃、玻璃片等所引起损伤往往伤缘整齐，多呈直线，常称切割伤。由重物或钝器撞击或打击所致的软组织裂开一般伤缘不整齐，伤口很不规则，邻近组织损伤也较重，常称撕裂伤。刺伤多由尖细的木竹器、刀尖等刺入软组织所致，伤口细小，但可能较深。鼻部刺伤较少，伤口多与鼻腔、鼻窦等相通形成贯通伤。还有一种由高速度异物如弹片、金属碎屑进入组织所致的伤口，有进口而无出口，异物常存留于组织中，称为非贯通伤，但由于外鼻软组织体积较小，因而极少见。

二、临床表现及诊断

外鼻挫伤表现为鼻部软组织肿胀、皮下瘀血等，可伴有鼻骨及面骨骨折，诊断容易，通过病史询问及常规查体即可明确。

对于鼻部裂伤的诊断，则需对受伤过程和伤口情况做较为详尽的收集，包括视诊、触诊、内镜检查、X 线片及 CT 检查等，查明鼻外伤属于哪一种、伤口污染情况如何、有无组织内异物存留、有无周围骨质骨折等，尤其需要了解邻近器官及全身损伤情况，以便分清轻重缓急，进行适当处理。

三、治疗

1. 单纯挫伤　早期可用冷敷或湿敷，以控制血肿与水肿的形成与发展；受伤 24h 以后者可改用热敷，或局部理疗以促使肿胀和瘀血消退。这种损伤如不伴有其他部位的开放性伤口，可进行止痛等对症处理，一般不需要使用抗生素。

2. 切割伤　应早期予以缝合处理，预后往往良好。

3. 撕裂伤、贯通伤等开放性伤口　因鼻部血管丰富，常以局部出血为主要症状，严重者可致休克，故应早期通过局部压迫、钳夹，缝扎、鼻腔填塞等方法进行止血，如条件允许，伤口止血可与清创、缝合过程一并进行。同时，破伤风抗毒素应列为常规使用。

（冯　娟）

第二节　鼻骨骨折

一、概述

外鼻突出于面部中央，容易遭受撞击而发生鼻骨骨折。鼻骨上部厚而窄，较坚固。下端宽而薄，又缺乏支撑，故骨折多累及鼻骨下部。严重者常伴有鼻中隔骨折、软骨脱位、面部明显畸形、眶壁骨折等，如鼻根内眦部受伤使鼻骨、筛骨、眶壁骨折，则出现所谓“鼻额筛眶复合体骨折”。

二、临床表现及诊断

1. 病史及症状体征　①鼻骨骨折多为闭合性骨折，伤者有明显的面部遭受打击或撞击病史。②局部疼痛及触痛，伴有鼻阻、鼻腔出血，出血可多可少，但量往往不多。③可见鼻根部软组织肿胀和皮下瘀血，以及鼻梁偏斜，骨折侧鼻背塌陷，有时可感知骨擦音。如肿胀明显可掩盖外鼻畸形。擤鼻后可出现伤侧下眼睑、颜面部皮下气肿。鼻腔可见黏膜肿胀，如有鼻中隔受累见中隔偏离中线，前缘突向一侧鼻腔。若有中隔血肿，中隔黏膜向一侧或两侧膨隆。若鼻中隔血肿继发感染，则引起鼻中隔脓肿，导致软骨坏死，鞍鼻畸形。

2. 检查　鼻骨侧位 X 线检查，大部分可发现鼻骨下端骨折线。如高度怀疑骨折而 X 线未能发现鼻骨骨折线者，应行鼻骨 CT 扫描并三维重建，加以甄别。

三、治疗

1. 一般治疗　鼻外有伤口者与一般外科处理相同。视情况考虑注射破伤风抗毒素和抗生素，伴有鼻出血者，宜先行止血处理。

2. 专科治疗

（1）外观无畸形的无错位性鼻骨骨折无须复位，需复位者应尽量在伤后 3h 内行骨折复位，赶在组织肿胀发生之前不仅可使复位准确，且有利于早期愈合。若肿胀明显，可暂缓进行复位，待 5～7d 肿胀消退后再复位，但不宜超过 10d，以免发生错位愈合，增加处理困难。方法：先以鼻腔收敛剂如 1% 麻黄碱收缩鼻腔黏膜，1% 丁卡因鼻黏膜表面麻醉 2～3 次。用复位器伸入鼻骨下塌处，置于鼻骨之下将其抬起，此时常可听到鼻骨复位时的“咔嚓”声。复位器伸入鼻腔勿超过两侧内眦连线，以免损伤筛板。有鼻中隔软骨脱位也应同步复位：将复位器的两叶伸入两侧鼻腔，置于中隔偏曲处的下方，挟住鼻中隔垂直向上移动，即可使脱位的中隔复位。复位后鼻腔须行填塞，以便起到支撑和止血的作用。填塞物如为一般凡士林纱条，在鼻腔滞留时间一般不超过 48h。

（2）疑有鼻中隔血肿可穿刺抽吸确诊，鼻中隔血肿内的血块很难自行吸收，须早期手术切开清除，以免发生脓肿及软骨坏死。沿鼻中隔前缘做“L”形切口，切口要足够大，并放置橡皮引流片，以利彻底引流，必要时反复术腔冲洗或负压吸引。术后鼻腔填塞，以防复发。并用足量抗生素。

（3）对开放性鼻骨骨折，应争取一期完成清创缝合与鼻骨骨折的复位等。鼻中隔损伤出现偏曲、脱位等情况时，如鼻腔内复位不成功亦应做开放复位。对于鼻骨粉碎性骨折，应视具体情况做切开固定（如局部缝合固定、金属板固定等），同时行鼻腔内填塞，时间应适当延长。鼻额筛眶复合体骨折多合并严重的颅脑损伤，以开放复位为宜。使用多个金属板分别对鼻骨及其周围断离的骨进行固定并同上鼻腔填压固定。

（4）鼻骨骨折复位后，尤其是开放复位或行鼻中隔切口后，应足量使用抗生素。

（冯　娟）

第三节　鼻窦骨折

鼻窦围绕在鼻腔周围，上临颅脑，旁及眼眶，当颜面软组织发生挫伤或裂伤时，须考虑鼻窦发生骨折的可能，严重的鼻窦骨折可伴有脑部、眼部症状及严重的鼻出血。

鼻窦骨折以发生在上颌窦或额窦者多见，筛窦次之，蝶窦最少。前组鼻窦外伤多与颌面部创伤同时发生，后组鼻窦骨折多与颅底外伤同时存在，严重外伤所致的鼻窦骨折，常伴有颅面骨骨折。对这类骨折如能早期进行复位，效果较好。因鼻窦骨折所引起的移位皆由外力所致，并无肌拉力的作用，只需在复位后加以保护，即可在正常位置上愈合。

一、上颌窦骨折

（一）概述

上颌窦骨折多由外界暴力直接撞击引起，可发生在额突、眶下孔、内壁及上牙槽突等处，以前壁塌陷性骨折最常见。

（二）临床表现及诊断

此型骨折外伤早期由于软组织瘀血肿胀，面部畸形可不甚明显，肿胀消退可见明显面部塌陷。如上颌窦骨折和鼻骨、颧骨、上颌骨以及眶骨骨折联合出现可出现复视、呼吸道阻塞、咬合错位、颜面畸形等症状。

（三）治疗

（1）线性骨折或骨折间骨质：无明显错位，仅上颌窦有积血，预计不会出现面部畸形者，无须外科治疗，予以抗感染、止血、鼻收敛剂滴鼻等。

（2）上颌窦骨折：①导致面部畸形者：应尽可能早期整复，一般要求在伤后24h内进行，因超过此时限常有软组织肿胀，增加了操作难度。如错过早期整复时机，可待软组织肿胀基本消退后再予复位。②上颌窦前壁骨折内陷：可在下鼻道开窗或采用上颌窦根治术进路，用剥离子等金属器伸入窦内将骨折部分抬起复位，窦内填塞碘仿纱条以做固定。③上壁（眶底）骨折采用上颌窦根治术进路，用器械抬起骨折部分，窦内亦填塞碘仿纱条以做固定与支撑，约一周后经下鼻道窗口取出纱条。④下壁骨折即上牙槽突骨折：建议请口腔颌面科医生，进行复位固定处理，尽可能达到解剖复位。

二、额窦骨折

（一）概述

额窦骨折按骨折部位分为前壁骨折、后壁骨折、底部骨折和复合骨折，骨折以额窦前壁常见，骨折又可分为线型骨折、凹陷型骨折、粉碎型骨折3种。

（二）临床表现及诊断

其临床表现较为复杂，单纯额窦骨折主要引起鼻出血、额部肿胀或凹陷、眶上缘后移、眼球下移等，因额窦前壁有骨髓，前壁骨折时有继发骨髓炎的可能；鼻额筛眶复合体骨折，常合并鼻额管骨折、泪器损伤和视力障碍；额骨前后壁复合骨折时，常有脑膜损伤，可出现颅前窝积气、血肿或脑脊液鼻漏，有引起颅内严重感染的可能。

（三）治疗

根据伤情、临床表现并借助X线、CT等影像资料，尽早明确骨折类型，个性化处理，防止并发症的发生。

（1）单纯性线型骨折：无须外科治疗，仅以鼻收敛剂滴鼻保持鼻额管通畅，给予抗生素即可。前壁骨折额部塌陷，可沿眉弓切开，以剥离子进入额窦，挑起塌陷的骨片，使其复位。此法不成，可将窦底凿开，用鼻中隔分离器伸入窦内复位。缝合伤口，应用抗生素以预防骨髓炎。术后消毒鼻前孔，禁止擤鼻。

（2）复杂性骨折：应行常规外科清创，清除窦腔内异物、血块或游离的碎骨片，尽可能保留窦腔黏膜，为预防因鼻额管阻塞引起额窦黏液囊肿，应重建鼻额管通道，恢复额窦引流。临床上可根据实际情况，从额窦底放置一个硅胶扩张管至鼻腔，至完全愈合后取出。后壁凹陷性或粉碎型骨折者，应检查有无脑膜撕裂、脑脊液鼻漏，以便及时用筋膜或肌肉修补。须注意给以足量抗生素控制感染。

如同时伴有眶内或颅内损伤，应请相关科室会诊，根据病情轻重缓急，及时协同处理。

三、筛窦骨折

（一）概述

单独筛窦骨折少见，因筛骨水平板及筛顶均为颅前窝底的一部分，且骨质菲薄，与硬脑膜连接紧密，故筛窦骨折易伴发脑脊液漏；后组筛窦与视神经管毗邻，故外伤有可能损伤视神经；如果筛窦损伤累及筛前动脉，则会导致剧烈鼻出血。筛窦、额窦和眼眶在解剖上关系密切，外伤时常常同时受累，因此 Stran（1970 年）称此处骨折为额筛眶复合体骨折。

（二）临床表现及诊断

其伤情复杂，常包括：①颅脑损伤，如颅底骨折、脑震荡、脑脊液鼻漏等。②鼻部损伤。可发生鼻额管损伤、鼻根部塌陷且扁平宽大（内眦间距在 40mm 以上，国人正常值为 34～37mm），额窦和筛窦骨折。③眼部损伤、泪器损伤、视神经管骨折，出现视力障碍，MarcusGunn 瞳孔（即伤侧无直接对光反射，但间接对光反射存在）。

（三）治疗

单独发生筛窦骨折不影响功能者，一般不需手术处理。额筛眶复合体骨折无视力障碍者可早期行骨折复位。如有眼球外伤视力减退者应先行眼科急诊手术，然后择期骨折复位。因视神经管骨折所致的视力下降，应做视神经管减压术。出现严重鼻出血，鼻腔填塞无效者，应考虑筛前动脉破裂出血，需结扎筛前动脉。眶内血肿形成张力较高时，应及时开放筛窦或眶内减压，手术可经由鼻内窥镜下鼻腔进路或鼻外进路。如有脑脊液鼻漏发生，经保守治疗无效时，应行脑脊液鼻漏修补术。

四、蝶窦骨折

蝶窦骨折因其位于颅底中央的蝶骨体内，单独发生者罕见，多合并颅底骨折、后组筛窦骨折。蝶窦外侧壁因有颈内动脉管和视神经管，蝶窦骨折时可并发视神经管骨折导致的视神经损伤和颈内动脉破裂，导致视力下降和极其剧烈大出血。若蝶窦顶壁骨折可累及蝶鞍内的脑垂体，发生创伤性尿崩症，并可出现脑脊液鼻漏或耳漏。因此，蝶窦骨折严重时常病情危重，应根据伤情轻重，依“先救命，后功能”的原则和神经外科、眼科等共同处理。

（冯　娟）

第四节　眶尖及视神经管骨折

一、概述

眶尖及视神经管骨折系在严重的闭合性颅脑外伤，尤在额部、眉弓部钝挫伤时，导致颅底、后组鼻窦骨折合并眶尖、视神经骨管骨折，造成的视神经损伤。1890 年 Battle 首先提出此种视力丧失为视神经管骨折所致的视神经损伤。在颅脑外伤发病中 6%～8% 的病例伴有视神经管骨折。本病若处理不及时，可使许多患者失去难得的治疗机会，甚至终身失明。

二、临床表现及诊断

患者有头面部外伤史，并出现相应的外伤症状，视力减退多在受伤时立即发生，少数可在伤后几小时减退或丧失。检查伤侧瞳孔无直接对光反射，但间接对光反射存在。眼底正常，但视神经乳头在伤后不久即因萎缩而苍白，视野可有改变。常有伤侧鼻出血或脑脊液鼻漏。高分辨率 CT 薄层扫描可能观察到眶尖及视神经管骨折征，但未发现视神经管骨折征并不能排除视神经管骨折。

三、治疗

按急症及早行视神经管减压术。其适应证是：头面部外伤后视力下降，CT 检查发现视神经管骨折，应即时进行减压手术。如果未发现明显视神经管骨折，经大量糖皮质激素治疗 12h 以上，视力无改善者亦应将视神经管减压。

1. 视神经管减压术

（1）鼻内窥镜经筛窦、蝶窦探查视神经管减压术：一般在全麻下进行，打开筛泡、中鼻甲基板、后组筛窦和蝶窦前壁，暴露纸板后部及蝶窦外侧壁，使其尽量在一个平面，此时多可见到后筛骨折、瘀血，纸板及蝶窦外侧壁骨折，上述过程一般出血甚少，解剖标志清楚，较易完成。寻找视神经管隆突和颈内动脉隆起，电钻磨薄视神经管内侧壁，并间断用生理盐水冲洗术腔，以防止电灼热损伤视神经，用骨翘小心祛除纸板后部和视神经管内侧壁全长 1/3 ~ 1/2 周径，祛除骨质时不应将视神经作为骨翘的支撑物，注意清理术腔及视神经周围的骨折碎片和血肿，切开视神经鞘膜时，应避开视神经下方的眼动脉，同时切开总腱环。在开放的管段视神经内侧松松放置庆大霉素和地塞米松吸收性明胶海绵，术腔填塞凡士林纱条。

（2）鼻外筛蝶窦进路（眶内进路）视神经管减压术：先完成鼻外筛窦开放术，剥离眶内侧壁，暴露筛前动脉和筛后动脉，沿其连线向后分离，距内眦 4.5 ~ 5.0cm 处即可见视神经孔内侧缘的隆起部，在手术显微镜下祛除骨折碎片，尽量祛除视神经管内侧壁全长 1/3 ~ 1/2 周径。切开视神经鞘膜，并切开总腱环，放置庆大霉素和地塞米松吸收性明胶海绵填塞术腔，充分止血后分层缝合。

（3）2 种手术进路优缺点：经鼻外筛蝶窦进路视神经管减压术是临床上常用的手术进路，视野较大，进路直接，解剖标志清楚，筛前筛后神经血管管束和视神经眶口几乎位于一直线上，分离眶骨膜后很容易找到视神经眶口，定位视神经眶口较准确，但是，该进路相对需切除的组织多，如纸样板、泪骨、上颌骨额突、鼻骨等，术中出血多，术后面部遗留瘢痕，手术时间长。鼻内窥镜下的视神经管减压术，术中很少损伤筛前筛后动脉，术中出血明显减少，术中较小范围切除纸样板和筛蝶窦，手术时间短，进路直接，面部不留瘢痕，但要求术者熟练掌握鼻内镜操作，要求患者术前 CT 显示蝶窦、后组筛窦发育要好，无骨质增生。客观来说，上述 2 种手术进路为不同的患者和术者提供了更为适合个性化的选择，但最终的治疗效果，还是取决于视神经损伤的类型、患者视力丧失程度、手术时间及视神经管减压术的正确应用。

目前认为，2 种手术进路的手术效果还未表现出明显的差别，但经鼻内镜鼻内筛蝶窦进路视神经管减压术因其损伤小，出血少，手术时间短，可在具有熟练内镜技术的基础上更多选择性地应用。

（4）与手术效果的相关因素：视力损害出现的早晚对于判定视神经损伤的程度、手术适应证的选择及预后相当重要。一般说来，外伤后立即失明，通常表示视神经严重撕裂伤、挫伤，甚至部分或全部断裂，手术减压多无效，而对于外伤后有视力（即使有短暂的视力）或外伤后视力逐渐下降，一般表示视神经未完全损伤，可能为视神经的震荡伤、视神经周围及鞘内血肿、视神经管变形或骨折碎片对视神经的压迫、视神经水肿、视神经血液循环障碍等病理改变，这时有必要立即进行视神经管减压术，以解除视神经管或鞘膜对水肿视神经的压迫，同时可解除骨折碎片、视神经周围血肿对视神经的压迫，这种病例通常可获得较好的治疗效果。但在临床实际工作中，因患者受伤后常常出现昏迷、面部肿胀瘀血等症状，此时全力抢救患者生命，往往需待患者清醒、面部眼睑消肿后才发现视力丧失，给判定视力损害出现的早晚带来了困难。

现有研究认为：外伤后立即失明，损伤时间较长和闪光视觉诱发电位（FVEP）检查无波形出现的患者无手术指征。

2. 其他治疗　手术前后均应使用糖皮质激素、抗生素、神经营养剂，并可在手术后酌情使用促进微循环药物，以及辅以高压氧治疗。

（冯　娟）

第五节　脑脊液鼻漏

一、概述

脑脊液鼻漏可分为外伤性脑脊液鼻漏和非外伤性脑脊液鼻漏，外伤性脑脊液鼻漏可分为急性和迟发性两类，迟发性脑脊液鼻漏可发生在伤后或手术后6d至数年，非外伤性脑脊液鼻漏较为少见，常因肿瘤或脑积水等因素所致。脑脊液鼻漏若长期不能治愈：必将并发化脓性脑膜炎而危及生命。因此，脑脊液鼻漏应早期诊断并给予积极治疗。

二、临床表现及诊断

1. 临床特征　脑脊液鼻漏以外伤性最常见，占2/3以上。据统计，颅脑外伤病例中2%伴有脑脊液鼻漏，颅底骨折的病例中5%伴有脑脊液鼻漏。发生频率最高的是颅前窝骨折所致的脑脊液鼻漏。鼻窦或颅底手术也为其常见原因。

2. 诊断要点　①有明确的外伤或鼻－颅底手术史；②清水样或者淡红色鼻漏液，鼻漏液滴在纸上即化开，无黏性；③有时可见颅前窝骨折的相关体征如“熊猫眼”；④鼻漏液葡萄糖定量检查，其含量超过1.7mmol/L即可确诊。

但瘘孔定位诊断较为困难。一般可采用以下方法：鼻内镜检查法，粉剂冲刷法，棉片法，椎管内注药法，CT鼻－颅底薄层扫描和MRI水成像。

三、治疗

1. 脑脊液鼻漏的治疗原则　①外伤后早期出现的脑脊液鼻漏以非手术治疗为主，若保守治疗3～4周无效可手术治疗；②病情重或者有明显颅内感染及脑水肿时，需待病情缓解、急性炎症控制或消失后再行手术；③在治疗原发病如脑瘤、脑膜－脑膨出或因开放性颅脑损伤或颅内血肿合并脑脊液鼻漏者，可在治疗原发病之后或同时修补鼻漏；④迟发性或者复发性脑脊液鼻漏应尽早手术。

2. 保守治疗　外伤性脑脊液鼻漏大部分可经保守治疗而愈，其常用的方法有：①静卧，保持半坐位，避免用力咳嗽、擤鼻，防止便秘；②使用降低颅内压的药物，常用20%甘露醇125～250mL快速静脉滴注，每8h一次；③漏孔在筛骨筛板流量较少的脑脊液鼻漏，可在表面麻醉下，用鼻内镜确定漏孔部位后，用卷棉子蘸少许20%硝酸银在鼻内镜下涂于漏孔边缘的黏膜上，刺激形成新的创面，促进愈合；④全身使用能透过血－脑脊液屏障的抗生素，如青霉素、氯霉素、磺胺等，如哌拉西林他唑巴坦钠4.5g，每日2次；⑤必要时做腰椎穿刺留置脑脊液引流管降颅内压。

3. 手术治疗　脑脊液鼻漏的手术治疗主要是手术修补，分为颅内法和颅外法。颅内法由神经外科医师开颅进行修补，创伤较大，现多用于颅脑外伤清创止血当时修复，或用于颅底肿瘤手术后修复重建。颅外法又分为鼻内法和鼻外法，传统的颅外法难以修补部位深在的复杂型脑脊液鼻漏，且创伤较大，脸上留有瘢痕，现多用于额窦脑脊液鼻漏的修补。目前多使用鼻内镜手术修补脑脊液鼻漏，国内文献报道经鼻内镜手术修补脑脊液鼻漏的病例已有逾千例，1次手术修补成功率在90%以上。应用鼻内镜手术修补脑脊液鼻漏，具有创伤小、成功率高、并发症少等优点，已得到国内外医学界同行的广泛认同。

（1）经鼻内镜修补脑脊液鼻漏的手术适应证：①筛顶、筛板、蝶窦及部分额窦底后壁的脑脊液鼻漏；②外伤性脑脊液鼻漏经非手术治疗无效；③自发性脑脊液鼻漏及部分外伤后迟发性脑脊液鼻漏；④医源性脑脊液鼻漏在术中发现或术后发现经非手术治疗无效；⑤排除严重颅内创伤、出血、感染，全身情况稳定能接受全身麻醉手术。

（2）手术径路选择：术前仔细阅读CT（鼻－颅底薄层扫描）或者MRI水成像，同时结合鼻内镜检查确定颅底大致缺损位置，根据缺损部位的特点选择不同的手术径路。Messerkinger手术径路适用于来源于嗅裂和中鼻道的脑脊液鼻漏或者术前明确筛顶筛板有骨质破坏的患者。Wigand 手术径路适用于蝶窦鞍区的脑脊液鼻漏，即直接经鼻开放蝶窦的方法。

（3）鼻内镜下漏口定位和漏口处理：首先根据影像学资料开放筛窦或者蝶窦，在开放筛窦、蝶窦的同时寻找漏口，最后明确漏口位置。判断漏口的方法是：①漏口位置的鼻窦黏膜多呈高度水肿，呈灰白色，可帮助我们探查；②如果术中发现微量可疑漏出液，可用细管吸引器边吸边仔细观察，若见线状液体流动，可确定脑脊液鼻漏存在，再根据流出部位寻找漏口。处理漏口时要充分开放漏口周围气房，探查漏口情况，刮出漏口中的肉芽及碎骨片，创造新的创面。在必要时用电凝止血。对位于蝶窦侧壁的脑脊液鼻漏，处理漏口时要特别注意避免损伤重要解剖结构。

（4）修补材料的选择：对于较小的漏口（直径小于 5mm）可选择高分子材料或自体脂肪、肌筋膜及鼻黏膜修补，再用生物胶和吸收性吸收性明胶海绵，然后用膨胀海绵填塞鼻窦鼻腔；对于较大的漏口（直径大于 10mm）宜用大块的阔筋膜并同时用生物蛋白胶。

（5）术后处理：①全身大剂量使用能透过血－脑脊液屏障的抗生素（如哌拉西林他唑巴坦钠 4.5g，每日 2 次）至少 10～14d，至鼻腔内纱条抽完为宜，以控制或预防颅内感染。必要时腰椎穿刺置管引流降低颅内压。②术后最初数天患者取半坐卧位，防止咳嗽、便秘。③应用脱水剂，如静脉输入 20% 甘露醇 250mL，每日 2 次，慎用糖皮质激素。④鼻腔填塞物可 10～14d 后取出。

（冯　娟）

第九章

鼻腔炎性疾病

第一节　急性鼻炎

急性鼻炎是鼻腔黏膜急性病毒感染性炎症，多称为“伤风”或“感冒”，但与流行性感冒有别。故又称为普通感冒。常延及鼻窦或咽部，传染性强，多发于秋冬行季气候变换之际。

一、概述

1. 致病原因　此病先系病毒所致，后继发细菌感染，亦有认为少数病例由支原体引起。在流行季节中，鼻病毒在秋季和春季最为流行，而冠状病毒常见于冬季。至于继发感染的细菌，常见者为溶血性或非溶血性链球菌、肺炎双球菌、葡萄球菌、流行性感冒杆菌及卡他球菌。这些细菌常无害寄生于人体的鼻腔或鼻咽部，当受到病毒感染后，局部防御力减弱，同时全身抵抗力亦减退，使这些病菌易侵入黏膜而引起病变。

2. 常见诱因

（1）身体过劳，烟酒过度以及营养不良或患有全身疾病，常致身体抵抗力减弱而患此病。

（2）受凉受湿后，皮肤及呼吸道黏膜局部缺血，如时间过久，局部抵抗力减弱，于是病毒、细菌乘机侵入而发病。

（3）鼻部疾病如鼻中隔偏曲、慢性鼻咽炎、慢性鼻窦炎、鼻息肉等，均为急性鼻炎诱因。

（4）患腺样体或扁桃体炎者。

另外，鼻部因职业关系常受刺激，如磨粉、制皮、烟厂工人易患此病；受化学药品如碘、溴、氯、氨等刺激。或在战争时遭受过毒气袭击，亦可发生类似急性鼻炎的症状，一次伤风之后，有短暂免疫期，一般仅1个月左右，故易得病者，常在1年之中有数次感冒。

二、临床表现

为一种单纯炎症变化，当病变开始时，因黏膜血管痉挛，局部缺血，腺体分泌减少继而发生反射性神经兴奋作用，很快使黏膜中血管和淋巴管扩张，腺体及杯状细胞扩大，黏膜水肿，分泌物增多而稀薄似水，黏膜中有单核细胞及多形核白细胞浸润。此后，白细胞浸润加重，大量渗出黏膜表面，上皮细胞和纤毛坏死脱落，鼻分泌物渐成黏液脓性或脓性，若无并发症，炎症逐渐恢复，水肿消除，血管已不扩张，表皮细胞增生，在2周内即恢复至正常状态。

三、症状

1. 潜伏期　一般于感染后1～3d有鼻腔内不适感、全身不适及食欲减退等。

2. 初期　开始有鼻内和鼻咽部瘙痒及干燥感，频发喷嚏，并有畏寒、头胀、食欲减退和全身乏力等。鼻腔检查可见黏膜潮红，但较干燥。

3. 中期　初期持续2周后，出现鼻塞，流出多量水样鼻涕，常伴有咽部疼痛、发热；热因人而异，一般在37～38℃，小儿多有高热达39℃以上者。同时头重头痛，头皮部有痛觉过敏及四肢酸软等。此期持续1～2d。鼻腔检查可见黏膜高度红肿，鼻道分泌物较多，为黏脓性。

4. 晚期　鼻塞更重，甚至完全用口呼吸，鼻涕变为黏液脓性或纯脓性。如鼻窦受累，则头痛剧烈，鼻涕量亦多。若侵及咽鼓管，则有耳鸣及听力减退等症。炎症常易向下蔓延，致有咽喉疼痛及咳嗽。此时检查可见下鼻甲红肿如前，但鼻道内有多量脓涕。此期持续3～5d，若无并发症，鼻塞减退，鼻涕减少，逐渐恢复正常。但一般易并发鼻窦炎及咽、喉及气管等部位化脓性炎症，使流脓涕、咳嗽及咳痰等拖延日久。

5. 免疫期　一般在炎症消退后可有1个月左右的免疫期，之后免疫力迅速消失。

四、诊断

根据患者病史及鼻部检查，不难确定诊断，但应注意是否为其他传染病的前驱症状。此病应与急性鼻窦炎、鼻部白喉及变态反应性鼻炎相鉴别。

1. 急性鼻窦炎　多位于一侧，白细胞增多，局部疼痛和压痛，前鼻孔镜检有典型发现。

2. 变态反应性鼻炎　有变态反应发作史，无发热，鼻黏膜肿胀苍白，分泌物清水样，其中嗜酸性粒细胞增多。

3. 鼻白喉　具有类似症状，但鼻腔内常流血液，且有假膜形成，不难鉴别。

五、治疗

以支持和对症治疗为主，同时注意预防并发症。

（一）全身治疗

（1）休息、保暖，发热患者需卧床休息，进高热量的饮食，多饮水，使大小便通畅，以排出毒素。

（2）发汗疗法：①生姜、红糖、葱白煎汤热服。②解热镇痛药复方阿司匹林1～2片，每日3次，阿司匹林0.3～0.5g，每日3次或克感敏1～2片，每日3次等。

（3）中西合成药：板蓝根冲剂、吗啉胍等。

（4）合并细菌感染或有并发症可疑时，应用磺胺类及抗生素药物。

（二）局部治疗

（1）对鼻塞者可用1%麻黄碱液滴鼻或喷雾，使黏膜消肿，以利引流。对儿童用药须使用低浓度（0.5%）。

（2）针刺迎香、上星、神庭、合谷穴。

（3）急性鼻炎中期，应提倡正确的擤鼻法，切忌用力擤鼻，否则可引起中耳炎或鼻窦炎。

六、预防

患急性鼻炎后，可以产生短期免疫力，1个月左右后可以再发病，应特别注意预防。预防原则为增强抵抗力、避免传染和加强治疗等几方面。

1. 增强机体抵抗力　经常锻炼身体，提倡冷水洗脸、冷水浴、日光浴，注意劳逸结合与调节饮食，节制烟酒。由于致病病毒种类繁多，而且相互间无交叉免疫，故目前尚无理想的疫苗用于接种。在小儿要供以足够的维生素A、维生素C等，在流行期间，可采用丙种球蛋白或胎盘球蛋白或流感疫苗，有增强抵抗力以及一定的预防感冒之效。

2. 避免传染　患者要卧床休息，可以减少互相传染。应养成打喷嚏及咳嗽时用手帕盖住口鼻的习惯。患者外出时要戴口罩，尽量不去公共场所。流行期间公共场所要适当消毒等。

3. 加强治疗　积极治疗上呼吸道病灶性疾病，如鼻中隔偏曲、慢性鼻窦炎等。

（冯　娟）

第二节 慢性鼻炎

慢性鼻炎是鼻黏膜和黏膜下层的慢性炎症。临床表现以黏膜肿胀、分泌物增多、无明确致病微生物感染、病程持续4周以上或反复发作为特征，是耳鼻咽喉科的常见病、多发病，也可为全身疾病的局部表现。按照现代观点，慢性炎症反应是体液和细胞介导的免疫机制的表达，依其病理和功能紊乱程度，可分为慢性单纯性鼻炎和慢性肥厚性鼻炎，两者病因相同，且后者多由前者发展而来，病理组织学上没有绝对的界限，常有过渡型存在。

一、概述

（一）病因

慢性鼻炎病因不明，常与下列因素有关。

1. 全身因素

（1）慢性鼻炎常为一些全身疾病的局部表现：如贫血、结核、糖尿病、风湿病以及慢性心、肝、肾疾病等，均可引起鼻黏膜长期瘀血或反射性充血。

（2）营养不良：维生素A、维生素C缺乏，烟酒过度等，可使鼻黏膜血管舒缩功能发生障碍或黏膜肥厚，腺体萎缩。

（3）内分泌失调：如甲状腺功能低下可引起鼻黏膜黏液性水肿；月经前期和妊娠期鼻黏膜可发生充血、肿胀，少数可引起鼻黏膜肥厚。同等的条件下，青年女性慢性鼻炎的发病率高于男性，考虑可能与机体内性激素水平尤其是雌激素水平增高有关。

2. 局部因素

（1）急性鼻炎的反复发作或治疗不彻底，演变为慢性鼻炎。

（2）鼻腔或鼻窦慢性炎症可使鼻黏膜长期受到脓性分泌物的刺激，促使慢性鼻炎发生。

（3）慢性扁桃体炎及增生体肥大，邻近感染病灶的影响。

（4）鼻中隔偏曲或棘突时，鼻腔狭窄妨碍鼻腔通气引流，以致易反复发生炎症。

（5）局部应用药物：长期滴用血管收缩剂，引起黏膜舒缩功能障碍，血管扩张，黏膜肿胀。丁卡因、利多卡因等局部麻药，可损害鼻黏膜纤毛的传输功能。

3. 职业及环境因素　由于职业或生活环境中长期接触各种粉尘如煤、岩石、水泥、面粉、石灰等，各种化学物质及刺激性气体如二氧化硫、甲醛及乙醇等，均可引起慢性鼻炎。环境温度和湿度的急剧变化也可导致本病。

4. 其他

（1）免疫功能异常：慢性鼻炎患者存在着局部免疫功能异常，鼻塞可妨碍局部抗体的产生，从而减弱上呼吸道抗感染的能力。此外，全身免疫功能低下，鼻炎容易反复发作。

（2）不良习惯：烟酒嗜好容易损伤黏膜的纤毛功能。

（3）过敏因素：与儿童慢性鼻炎关系密切，随年龄增长，过敏因素对慢性鼻炎的影响逐渐降低。

（二）病理

慢性单纯性鼻炎鼻黏膜深层动脉和静脉，特别是下鼻甲的海绵状血窦呈慢性扩张，通透性增加，血管和腺体周围有以淋巴细胞和浆细胞为主的炎细胞浸润，黏液腺功能活跃，分泌增加。而慢性肥厚性鼻炎，早期表现为黏膜固有层动、静脉扩张，静脉和淋巴管周围淋巴细胞和浆细胞浸润。静脉和淋巴管回流障碍，静脉通透性增加，黏膜固有层水肿；晚期发展为黏膜、黏膜下层，甚至骨膜和骨的局限性或弥漫性纤维组织增生、肥厚，下鼻甲最明显，其前、后端和下缘可呈结节状、桑葚状或分叶状肥厚，或发生息肉样变，中鼻甲前端和鼻中隔黏膜也可发生。两者病因基本相似，病理学上并无明确的界限，且常有过渡型存在，后者常由前者发展、转化而来，但两者临床表现不同，治疗上也有区别。

鼻黏膜的肿胀程度和黏液分泌受自主神经的影响，交感神经系统通过调节容量血管的阻力而调节鼻黏膜的血流，副交感神经系统通过调节毛细血管而调节鼻黏膜的血容量。交感神经兴奋时，鼻黏膜血管阻力增加，进入鼻黏膜的血流减少，导致鼻黏膜收缩，鼻腔脉管系统的交感神经兴奋性部分受颈动脉、主动脉化学感受器感受 CO_2 的压力影响。副交感神经兴奋导致毛细血管扩张，鼻黏膜充血、肿胀，翼管神经由源自岩浅大神经的副交感神经和源自岩深神经的交感神经构成，分布于鼻腔鼻窦的黏膜，支配鼻腔鼻窦黏膜的血液供应，影响鼻黏膜的收缩和舒张。

鼻腔感受鼻腔气流的敏感受体主要位于双侧下鼻甲，这些受体对温度敏感，故临床上有时用薄荷醇治疗鼻塞，这也是下鼻甲切除术后鼻阻力与患者的自觉症状不相符合的原因所在。此外，下鼻甲前部也是组成鼻瓣区的重要结构，鼻瓣区是鼻腔最狭窄的区域，占鼻阻力的50%，下鼻甲前端的处理对鼻塞的改善具有重要作用。

二、临床表现

1. 鼻塞　鼻塞是慢性鼻炎的主要症状。单纯性鼻炎引起的鼻塞呈间歇性和交替性，平卧时较重，侧卧时下侧较重。平卧时鼻黏膜肿胀似与颈内静脉压力有关，斜坡位与水平位成20°时，静脉压几乎等于0，<20°时静脉压相应增加，静脉压增加对健康的鼻黏膜无太大影响，但患有鼻炎者则可引起明显的鼻塞症状。侧卧时下侧的鼻腔与同侧邻近的肩臂的自主神经系统有反射性联系。安静时鼻塞加重，劳动时减轻，是因为劳动时交感神经兴奋，鼻黏膜收缩所致。此外，慢性鼻炎患者鼻黏膜较正常鼻黏膜敏感，轻微的刺激使可引起明显的反应而出现鼻塞症状。肥厚性鼻炎的主要症状也为鼻塞，但程度较重，呈持续性，轻重不一，单侧阻塞或两侧阻塞均可发生。鼻黏膜肥厚、增生，呈暗红色，表面不平。呈结节状或桑葚样，有时鼻甲骨也肥大、增生，舒缩度较小，故两侧交替性鼻塞并不常见，严重时，患者张口呼吸，严重影响患者的睡眠。

2. 嗅觉障碍　慢性鼻炎对嗅觉的影响较小，鼻黏膜肿胀严重阻塞嗅裂时或中下鼻甲肿大使鼻腔呼吸气流减少可以引起呼吸性嗅觉减退或缺失；若长期阻塞嗅区，嗅区黏膜挤压致嗅区黏膜上皮退化或合并嗅神经炎时，则成为感觉性嗅觉减退或缺失。

3. 鼻涕　单纯性鼻炎鼻涕相对较多，多为黏液性，继发感染时可为黏脓性或脓性。肥厚性鼻炎鼻涕相对较少，为黏液性或黏脓性。

4. 头痛　鼻黏膜肿胀堵塞窦口可以引起负压性头痛；鼻黏膜发炎时鼻黏膜的痛阈降低，如挤压鼻黏膜常可引起反射性头痛。此外，若中鼻甲肥大挤压鼻中隔，由于接触处的后方吸气时负压较高，使其黏膜水肿及形成瘀斑，这些局部改变对于敏感的人则可引起血管扩张性头痛。

5. 闭塞性鼻音　慢性鼻炎由于鼻黏膜弥漫性肿胀，鼻腔的有效横截面积明显减少，患者发音时呈现闭塞性鼻音。

6. 其他

（1）影响鼻窦的引流功能，继发鼻窦炎。慢性鼻炎时鼻黏膜弥漫性肿胀，特别是中下鼻甲肥大对鼻窦的通气引流功能具有重要影响。中鼻甲是窦口鼻道复合体中重要的组成部分，首先中鼻甲位于鼻腔的正中位、窦口鼻道复合体的前部，像一个天然屏障保护着中鼻道及各个窦口，鼻腔呼吸的气流首先冲击中鼻甲；此外，中鼻甲存在丰富的腺体，是鼻腔分泌型抗体的主要来源，因此中鼻甲病变影响窦口的通气引流，继发鼻窦炎。此外，下鼻甲肥大不仅影响鼻腔的通气，而且可以造成中鼻道的狭窄，影响鼻窦的通气引流，继发鼻窦炎。

（2）继发周围炎症：鼻涕流向鼻咽部可继发咽喉炎；若鼻涕从前鼻孔流出，可造成鼻前庭炎。若下鼻甲前端肥大明显可阻塞鼻额管，造成溢泪及泪囊炎；若后端肥大明显；突向鼻咽部影响咽鼓管咽口，可造成中耳炎。

7. 检查　慢性单纯性鼻炎双侧下鼻甲肿胀，呈暗红色，表面光滑、湿润，探针触诊下鼻甲黏膜柔软而富有弹性，轻压时有凹陷，探针移去后立即恢复；鼻黏膜对血管收缩剂敏感，滴用后下鼻甲肿胀即消退；鼻底、下鼻道或总鼻道内有黏稠的黏液性鼻涕聚集，总鼻道内常有黏液丝牵挂。而慢性肥厚性鼻炎鼻黏膜增生、肥厚，呈暗红色和淡紫红色，下鼻甲肿大，阻塞鼻腔，黏膜肥厚，表面不平，呈结节状或桑葚状，触诊有硬实感，不易出现凹陷，或虽有凹陷，但不立即恢复，黏膜对1%麻黄碱棉片收缩反应差。

三、诊断与鉴别诊断

依据症状、鼻镜检查及鼻黏膜对麻黄碱等药物的反应，诊断并不困难，但应注意与结构性鼻炎伴慢性鼻炎者相鉴别。鼻内镜检查及鼻窦CT能全面了解鼻腔鼻窦的结构及有无解剖变异和鼻窦炎。全面衡量结构、功能与症状的关系，正确判断病因及病变的部位，治疗才能取得较好的效果。

慢性单纯性鼻炎和慢性肥厚性鼻炎鉴别要点见表9－1。

表9－1　慢性单纯性鼻炎和慢性肥厚性鼻炎鉴别要点

	慢性单纯性鼻炎	慢性肥厚性鼻炎
鼻塞	间歇性（冬季、夜间、静坐时明显，夏季、白天、运动时减轻或消失），两侧交替性	持续性
鼻涕	略多，黏液性	多，黏液性或黏脓性，不易擤出
味觉减退	不明显	可有
闭塞性鼻音	无	有
头痛、头昏	可有	常有
咽干、耳塞闭感	无	可有
前鼻孔镜所见	下鼻甲黏膜肿胀，表面光滑，暗红色	下鼻甲黏膜肥厚，暗红色，表面光滑或不平，或呈结节状、桑葚状或分叶状，鼻甲骨可肥大
下鼻甲探针触诊	柔软，有弹性，轻压时有凹陷，探针移去后立即恢复	有硬实感，轻压时无凹陷，或虽有凹陷，但不立即恢复
对1%～2%麻黄碱的反应	黏膜收缩明显，下鼻甲缩小	黏膜不收缩或轻微收缩，下鼻甲大小无明显改变
治疗	非手术治疗	一般宜手术治疗

四、治疗

慢性鼻炎的治疗应以根除病因、改善鼻腔通气功能为原则。首先应该积极消除全身与局部可能致病的因素，改善工作生活环境条件，矫正鼻腔畸形，避免长期应用血管收缩剂。其次是加强局部治疗，抗感染，消除鼻黏膜肿胀，使鼻腔和鼻窦恢复通气及引流，尽量恢复纤毛和浆液黏液腺的功能。慢性鼻炎并发感染的，可用适合的抗生素溶液滴鼻。为了消除鼻黏膜肿胀，使鼻腔及鼻窦恢复通气和引流，可用血管收缩剂如麻黄碱滴鼻液滴鼻，但儿童尽量不用，即使应用不宜>1周，防止多用、滥用血管收缩剂。采取正确的擤鼻涕方法清除鼻腔过多的分泌物，有助于鼻黏膜生理功能的恢复，避免继发中耳炎。慢性单纯性鼻炎的组织病理改变属可逆性，局部治疗应避免损害鼻黏膜的生理功能。肥厚性鼻炎同单纯性鼻炎的治疗一样首先消除或控制其致病因素，然后才考虑局部治疗，但局部治疗的目的随各阶段的病理改变而异，在鼻黏膜肥厚、但无明显增生的阶段，宜力求恢复鼻黏膜的正常生理功能，如已有明显增生，则应以减轻鼻部症状和恢复肺功能为主。局部治疗的方法如下。

（一）局部保守治疗

适合于慢性单纯性鼻炎及慢性肥厚性鼻炎局部应用血管收缩剂尚能缩小者。

1. 单纯性鼻炎　以促进局部黏膜恢复为主，可利用0.25%～0.5%普鲁卡因在迎香穴和鼻通穴做封闭，或做鼻匠或双侧下鼻甲前端黏膜下注射，给以温和的刺激，改善局部血液循环，每次1～1.5mL，隔日1次，5次为1疗程。此外，可以配合三磷腺苷、复方丹参、山莨菪碱、转移因子、干扰素、皮质类固醇激素等进一步加强局部的防御能力，以利于黏膜的恢复，但应防止视网膜中央动脉栓塞。预防措施：不提倡以乳剂或油剂做下鼻甲注射。下鼻甲注射前应常规做鼻甲黏膜收缩，乳剂或油剂中可加入1：1的50%葡萄糖液稀释，注射过程中应边注边退。避开下鼻甲近内侧面与上面交界处进针。高新生在表面麻醉下用冻干脾转移因子粉剂1mL加生理盐水2mL溶解后于每侧下鼻甲内注射1mL，每周1次，4次为1疗程，总有效率97.8%，其机制为转移因子是一种新的免疫调节与促进剂，可增强人体的细胞免疫功能，提高人体的防御能力，从而使鼻黏膜逐渐恢复其正常的生理功能。王立平利用三磷腺苷下鼻甲注射治疗慢性单纯性鼻炎280例取得了93.2%的良好效果。陈仁物等对下鼻甲注射针头进行了研制和临床应用，具有患者痛苦小、药液分布均匀、见效快、明显缩短疗程、提高疗效等优点。其具体方法：将5号球后针头的尖端四面制成筛孔状的一种专用针头，分为Ⅰ、Ⅱ、Ⅲ3种型号。①Ⅰ号：2个孔，孔距4mm，适合下鼻甲肥大局限和青年患者。②Ⅱ号：3个孔，孔距5mm，适合下鼻甲前端肥大者。③Ⅲ号：4个孔，孔距5mm，适合弥漫性下鼻甲肥大及下鼻甲手术的麻醉。

2. 慢性肥厚性鼻炎　以促进黏膜瘢痕化，从而改善鼻塞症状为主，可行下鼻甲硬化剂注射。常用的硬化剂有80%甘油、5%苯酚甘油、5%鱼肝油酸钠、50%葡萄糖、消痔灵、磺胺嘧啶钠等。周全明等报道消痔灵治疗慢性鼻炎300例，治愈291例，有效9例。方法：消痔灵注射液1mL加1%利多卡因1mL混合后行下鼻甲注射，每侧0.5～1mL，7～10d 1次，3次为1疗程，间隔2周后可行下一疗程。刘来生等利用磺胺嘧啶钠下鼻甲注射治疗慢性肥厚性鼻炎也取得了良好的效果，其机制为局部产生化学性反应，引起下鼻甲肥厚的黏膜组织萎缩从而改善鼻塞症状。

近年来，随着激光、微波、电离子治疗仪的普及，这方面治疗慢性肥厚性鼻炎的报道越来越多。已形成相当成熟的经验。Nd－YAG激光是利用瞬间高热效应使肥厚的黏膜凝固或气化，造成下鼻甲回缩而改善鼻腔通气，不仅可以直接凝固、气化肥厚的黏膜，而且可以插入黏膜下进行照射，效果可靠但是由于Nd－YAG激光水吸收性较低，破坏深度不易控制，而且该激光辐射能30%～40%被反向散射，术中可造成周围正常黏膜较大面积的损伤，此外导光纤维前端易被污染，容易折断在黏膜下，术后反应重。微波不仅可以表面凝固黏膜，而且可以将探头直接插入黏膜下，利用微波的生物热效应而凝固黏膜下组织，具有可保持黏膜的完整性、不影响鼻黏膜的生理功能、恢复快、无痂皮形成等优点，另外无探头折断在黏膜下之忧，是治疗慢性肥厚性鼻炎较为理想的方法。电离子治疗仪利用其良好的切割性可以对重度慢性肥厚性鼻炎的肥厚黏膜进行切割而达到改善鼻腔通气的效果，而且术中不易出血，术后反应也轻；术中利用短火火焰凝固、汽化、切割组织，长火火焰凝固止血，但术中应充分收敛鼻黏膜，以防止伤及正常的鼻中隔黏膜。射频利用发射频率100～300kHz、波长0.3km的低频电磁波作用于病变的组织细胞，致组织细胞内外离子和细胞中的极性分子强烈运动而产生特殊的内生热效应，温度可达65～80℃，使组织蛋白变形、凝固，病变区出现无菌性炎症反应，血管内皮细胞肿胀，血栓形成而阻塞血管，组织血供减少，黏膜逐渐纤维化而萎缩从而达到治疗增生性病变的目的，并且具有无散射热效应、无火花、不损伤正常组织、深浅容易控制的优点。辛朝风利用射频治疗慢性肥厚性鼻炎56例取得了良好的治疗效果，认为慢性鼻炎的病理基础是鼻甲黏膜下组织增生伴血管扩张，是射频治疗的最好适应证。国外学者认为射频是在黏膜下形成热损伤而不破坏表面黏膜，可以避免术后出血、结痂、出现恶臭味、疼痛、嗅觉减退和鼻腔粘连的缺点，是治疗鼻甲肥大的一种安全而有效的方法。

（二）手术治疗

鼻腔结构复杂。鼻腔每一结构对鼻腔正常生理功能的维持都具有一定作用。正常人中鼻腔的每一结构都完全正常也是很少的。鼻部症状的产生原因是多方面的，或某一结构的形态或结构异常，或几种结构均明显异常，或几种结构轻度异常的协同作用。其中对于多结构的轻度异常和某一结构的形态异常（如下鼻甲过度内展，其本身并不肥大）等情况难以诊断，这种情况常笼统地被称为“结构性鼻炎”。临床上，我们也时常遇到有些人鼻腔某些结构明显异常，但却没有自觉症状；相反，无明显结构异常者，有时也会有明显的自觉症状。因此，在慢性鼻炎的手术治疗中，应仔细检查，全面衡量，解除引起症状的病因，方可获得满意的治疗效果。

1. 中鼻甲手术　中鼻甲手术包括传统的常规手术（中鼻甲部分切除术及中鼻甲全切除术）和中鼻甲成形术。传统的中鼻甲切除术虽然能解除鼻塞症状，但中鼻甲功能受损，并失去了再次手术的解剖标志，同时常规中鼻甲手术后中鼻甲周围的正常黏膜可以出现代偿性增生，导致症状的复发，同时也说明中鼻甲在保持鼻腔的生理功能方面具有重要的作用。目前常用的中鼻甲成形术则在解除症状的同时又避免了传统常规中鼻甲手术所造成的缺陷。

2. 下鼻甲手术　下鼻甲手术包括传统的下鼻甲部分切除术、下鼻甲黏骨膜下切除术，下鼻甲骨折外移术和下鼻甲成形术。最近许多学者对传统的下鼻甲手术进行了改进，并且利用先进的手术器械，对慢性鼻炎的治疗取得了良好的临床效果。下鼻甲黏膜血供丰富。术中极易出血。采用翼腭管注射法可以减少出血，又提高麻醉效果。下鼻甲的大小与鼻腔的阻力关系密切，尤其是下鼻甲的前端，故行下鼻甲手术时应正确估计切除的范围，以便获得满意的临床效果。

近年来，国外有学者报道仅做下鼻甲黏骨膜下分离，破坏黏膜下的血管网，肥厚的下鼻甲黏膜呈瘢痕化收缩，而达到改善鼻塞的效果。此方法仅适用于病变程度较轻者。由于引起鼻塞的因素很多，单一手段治疗效果较差，采用阶梯疗法综合治疗方可取得满意的效果，但也不能作为固定模式，可根据具体情况灵活掌握，可考虑优先采用操作简便、患者痛苦小、费用低、疗效好的方法。只有这样才能正确地选择合适的术式，从而达到满意的效果，避免多次手术。总之，慢性鼻炎的手术趋向应以解除患者的症状、创伤小、能保持鼻甲的生理功能为目的。此外，由于慢性鼻炎的病因解除后，肥大的下鼻甲可以转归，故尽量减少下鼻甲手术，特别是防止下鼻甲切除过多造成空鼻综合征。

（冯　娟）

第三节　鼻息肉

一、概述

鼻息肉是鼻－鼻窦黏膜慢性炎症性疾病，以极度水肿的鼻黏膜在中鼻道形成息肉为临床特征。发病率占总人数的1%～4%，但在支气管哮喘、阿司匹林耐受不良、变应性真菌性鼻窦炎及囊性纤维化患者中，发病率在15%以上。发病多在中年以上，男性多于女性。息肉多源自窦口鼻道复合体和嗅裂。

二、临床表现及诊断

1. 症状　持续性鼻塞，嗅觉减退；鼻腔分泌物增多；影响鼻窦引流，可引起鼻窦炎；阻塞咽鼓管咽口可出现耳鸣、耳闷和听力下降；后鼻孔息肉常表现为单侧进行性鼻塞，呼气时经鼻呼气困难。

2. 鼻腔检查　鼻腔内可见一个或多个表面光滑，灰白色、淡黄色或淡红色的半透明如荔枝肉状肿物，触及柔软，一般不易出血，但出血坏死性息肉则触及易出血；多次手术复发者基地宽，不易移动；息肉小者需收缩鼻腔后可见，息肉大者可突至前鼻孔，向后突至后鼻孔及鼻咽部；后鼻孔息肉可见蒂茎自中鼻道向后伸展，位于后鼻孔或鼻咽部。巨大鼻息肉可致外鼻变形，鼻背变宽，形成“蛙鼻”。

3. 影像学检查　鼻窦CT扫描，了解病变程度和范围，包括鼻腔的结构。

4. 本病应与下列疾病相鉴别　鼻腔内翻性乳头状瘤、鼻咽纤维血管瘤、鼻腔恶性肿瘤、鼻内脑膜－脑膨出。

三、治疗

鼻息肉的治疗主张综合治疗，包括药物治疗和手术治疗。值得注意的是，鼻息肉的复发多数是因缺乏有效、规范和系统的药物治疗。

1. 药物治疗

（1）糖皮质激素：目前除手术之外，糖皮质激素是治疗鼻息肉最有效的药物之一，术前应用可使鼻息肉体积缩小，鼻塞改善，术后应用可防止或延缓鼻息肉复发。

1）鼻用糖皮质激素：鼻用糖皮质激素具有较强的局部抗感染作用，可减少鼻息肉组织中淋巴细胞数目，抑制细胞因子的合成，亦可减少鼻息肉组织中嗜酸性粒细胞的数目和活化状态。鼻息肉术后鼻内局部使用激素时间通常为3~6个月。

2）全身用糖皮质激素：短期全身使用糖皮质激素可减小和控制鼻息肉的生长。术前在鼻用激素的基础上，配合口服激素3~5d，可以明显减小鼻息肉。对伴有哮喘患者或有明显变应性因素者，给予激素口服可减少支气管高反应性，缓解症状。

（2）黏液稀化剂：慢性鼻窦炎鼻息肉患者，尤其是由前期手术史者，鼻腔鼻窦黏液纤毛清除功能遭破坏，导致炎症的恶性循环。黏液稀化剂的作用包括：①碱化黏液，降低黏液的黏滞度；②β拟交感效应，增强纤毛活性，调节分泌；③恢复黏液毯的构成比例。对维护和促进恢复黏液纤毛清除系统功能有重要意义。如桃金娘科树叶提取物（如标准桃金娘油0.3g口服，每日2次，疗程3~6个月），鼻息肉术后使用一般应持续3~6个月，最好根据鼻腔分泌物的多少和黏膜状况，确定使用时间。

（3）鼻用减充血剂：建议使用盐酸羟甲唑啉喷鼻，如果连续使用应限制在7d以内。

（4）其他药物：如白细胞三烯受体拮抗剂、抗组胺药（如氯雷他定片10mg空腹，每日1次，口服5~7d）等，可以起到抗变态反应和抗炎的作用。

2. 手术治疗

（1）手术时机：规范化药物治疗6~8周仍无效时。治疗无效的判断标准包括：①症状无明显缓解，或者患者自觉症状缓解不满意要求手术；②鼻内镜检查鼻黏膜炎症未得到有效控制，或与此有关的分泌物无明显减少；③鼻窦影像学检查提示病灶仍较广泛或窦口引流不畅等。

（2）术前处理：①术前检查鼻窦CT，变应性因素评估及与手术有关的检查，如心电图、胸片、血常规、凝血功能、术前标志物、肝功、肾功等；②术前用药，如同前述规范药物治疗方案，最好于术前2周开始；③术前对患者症状评估，知情同意及沟通；④手术前修剪鼻毛，术前30min使用止血药、镇静药物；⑤麻醉方式选择应依据病情的严重程度及结合患者要求，选择局麻或全麻；⑥手术器械应选择合适正确的手术器械对手术效果起一定作用。

（3）手术方法：主要有圈套法和电动切吸法。

1）圈套法：鼻腔在丁卡因+肾上腺素表面麻醉下，用鼻镜或鼻内镜，明视下，了解息肉大小，范围以及根蒂位置，和周围组织有无粘连，用鼻圈套器伸入鼻腔，沿鼻中隔平面插至息肉下部，转动钢丝圈套住息肉，并将圈套器顶端向息肉的蒂部推进，逐渐收紧钢丝圈，但又不能紧到切除息肉程度，然后用力向下急速拉出，使息肉连同根蒂一并摘除。可用丁卡因+肾上腺素棉片压迫止血，稍待片刻后取出，再将深部息肉同法切除。若有残留根蒂可用鼻息肉钳挟住后，旋转拉下，拉出息肉时，有时筛房被开放，鼻窦内有息肉应将息肉、息肉样变的黏膜切除，鼻窦内无息肉，有脓，应扩大窦口，吸净脓液，清除病变黏膜。术后鼻腔填塞。

2）电动切吸法：鼻内镜直视下，手术中借助电动切割器将息肉或息肉样变的黏膜组织切吸干净。术后鼻腔填塞。

（4）术后处理：①术后注意避免用力擤鼻，避免剧烈活动，清淡温凉饮食；②应用抗生素1周，预防感染（如青霉素钠粉针800万U，静脉滴注，每日1次）；③术后全身使用糖皮质激素，抽出鼻腔填塞物后局部使用糖皮质激素3个月以上；④酌情使用抗组胺药物（如氯雷他定片10mg空腹口服，每日1次）；⑤术后黏液稀化剂口服（如标准桃金娘油0.3g口服，每日2次，疗程3~6个月）；⑥鼻腔局部使用油剂，软化结痂，有利于结痂排出；⑦局部鼻用减充血剂；⑧鼻腔冲洗对术腔清洁和保持湿润起重要作用，通常持续3个月左右；⑨鼻窦内镜复查半年。

（5）手术并发症及其处理

1）出血：术中损伤筛前动脉、筛后动脉、蝶腭动脉或其分支如鼻腔后外侧动脉等，处理：①因鼻部血管损伤引起的出血可经鼻腔填塞或双极电凝止血；②保守治疗出血不止者，可考虑行经上颌窦做蝶腭动脉结扎术。

2）鼻腔粘连：鼻腔粘连常因术后换药不及时或清理不当，特别是中鼻甲与鼻腔外侧壁粘连，可以阻塞上颌窦和额窦开口，导致炎症经久不愈或复发。多数的鼻腔粘连不会引起临床症状，如随访中发现粘连可在局麻下分离。

鼻息肉的基本病理改变是鼻腔鼻窦黏膜的慢性炎症反应，外科手术并不能改变黏膜的这种状态，只能除去息肉解除鼻塞，易再复发。临床观察大约1/5鼻窦炎鼻息肉术后复发病例与变应性鼻炎有关。单纯鼻息肉的术后复发率通常为15%～20%，而有变态反应素质的鼻息肉患者术后复发率可上升至40%～70%。

（冯　娟）

第四节　变应性鼻炎

变应性鼻炎是发生在鼻黏膜的变态反应性疾病，以鼻痒、喷嚏、鼻分泌亢进、鼻黏膜肿胀等为其主要特点。分为常年性和季节性，后者又称“花粉症”。变应性鼻炎的发病与遗传及环境密切相关。

一、概述

（一）病因

常年性变应性鼻炎的变应原和季节性变应性鼻炎的变应原不同，引起常年性变应性鼻炎的变应原主要为吸入物，临床上常见的主要的变应原有屋尘、螨、昆虫、羽毛、上皮、花粉、真菌等，其次是食物和药物。临床上引起花粉症者大多属于风媒花粉（靠风力传播的花粉）。

（二）发病机制

本病发病机制属IgE介导的Ⅰ型变态反应。

当特应性个体吸入变应原后，变应原刺激机体产生特异性IgE抗体结合在鼻黏膜浅层和表面的肥大细胞、嗜碱性粒细胞的细胞膜上，此时鼻黏膜便处于致敏状态。当相同变应原再次吸入鼻腔时，即与介质细胞表面的IgE“桥连”，导致以组胺为主的多种介质释放，这些介质引起毛细血管扩张，血管通透性增加，平滑肌收缩和腺体分泌增多等病理变化，机体处于发敏状态，临床上则表现为喷嚏、清涕、鼻塞、鼻痒等症状。上述病理改变在缓解期可恢复正常，如多次反复发作，导致黏膜肥厚及息肉样变。

二、临床表现

1. 喷嚏　每日数次阵发性发作，每次>3个，甚至连续十几个或数十个。多在晨起或夜晚或接触过敏源后立即发作。

2. 鼻涕　大量清水样鼻涕，有时可不自觉地从鼻孔滴下。

3. 鼻塞　轻重程度不一，季节性变应性鼻炎由于鼻黏膜水肿明显，鼻塞常很重。

4. 鼻痒　季节性鼻炎尚有眼痒和结膜充血。

5. 嗅觉减退　由于鼻黏膜水肿引起，但多为暂时性。

三、检查

鼻镜所见，常年性者，鼻黏膜可为苍白、充血或浅蓝色。季节性者，鼻黏膜常呈明显水肿。如合并感染，则黏膜暗红，分泌物呈黏脓性或脓性。

四、诊断

1. 常年性变应性鼻炎　根据其常年发病的特点以及临床检查所见。但需与其他类型的非变应原性的常年性鼻炎相鉴别。

2. 季节性变应性鼻炎　发病具有典型的地区性和季节性，就某一地区的某一患者而言，其每年发病的时间相对固定。

五、鉴别诊断

常年性变应性鼻炎需与其他类型的非变应原性的常年性鼻炎相鉴别见表9－2。

表9-2 不同类型常年性鼻炎的鉴别要点

鉴别要点	常年性变应性鼻炎	嗜酸性粒细胞增多性非变应性鼻炎	血管运动性鼻炎
病因	Ⅰ型变态反应	不清楚	血管反应性增多
鼻痒和喷嚏	+++	++++	+
鼻分泌物量	+++	++++	+
鼻涕倒流	+-	+-	++
鼻黏膜充血	-	-	++
鼻黏膜苍白	++	++	-
鼻黏膜水肿	+++	+++	+
鼻分泌物嗜酸性粒细胞	+	+	-
特异性皮肤试验	阳性	阴性	阴性
特异性 IgE	升高	正常	正常
个人及家庭病史	+	-	-
治疗	糖皮质激素、抗组胺药	糖皮质激素	减充血剂

六、并发症

主要有变应性鼻窦炎、支气管哮喘和分泌性中耳炎。

七、治疗

（一）非特异性治疗

1. 糖皮质激素　具有抗感染抗过敏作用。临床上分全身和局部用药2种，局部为鼻喷雾剂，是糖皮质激素的主要给药途径。局部不良反应主要是鼻出血和鼻黏膜萎缩。因此不论全身或局部用药都要掌握好剂量和适应证。

2. 抗组胺药　实为 H_1 受体拮抗剂，可以迅速缓解鼻痒、喷嚏和鼻分泌亢进。传统的抗组胺药如氯苯那敏等，其中不良反应主要是嗜睡与困倦。新型的抗组胺药如阿司咪唑、氯雷他定等，抗 H_1 受体的作用明显增强，但临床使用要掌握适应证，权衡利弊，防止心脏并发症的发生。

（二）特异性治疗

（1）避免与变应原接触。

（2）免疫疗法：主要用于治疗吸入变应原所致的Ⅰ型变态反应。

（三）手术治疗

（1）合并鼻中隔偏曲，变应性鼻窦炎鼻息肉者可考虑手术治疗。

（2）选择性神经切断术包括翼管神经切断、筛前神经切断等，是用于部分患者，不应作为首选治疗。

（3）可行下鼻甲冷冻、激光、射频、微波等可降低鼻黏膜敏感性。

（冯　娟）

第五节　萎缩性鼻炎

萎缩性鼻炎是一种发展缓慢的鼻腔慢性炎性疾病，又称臭鼻症、慢性臭性鼻炎、硬化性鼻炎。其主要表现是鼻腔黏膜、骨膜、鼻甲骨（以下鼻甲骨为主）萎缩。鼻腔异常宽大，鼻腔内有大量的黄绿色脓性分泌物积存，形成脓性痂皮，常有臭味，发生恶臭者，称为臭鼻症，患者有明显的嗅觉障碍。鼻腔的萎缩性病变可以发展到鼻咽、口咽、喉腔等处。提示本病可能是全身性疾病的局部表现。

一、概述

（一）病因

萎缩性鼻炎分为原发性萎缩性鼻炎和继发性萎缩性鼻炎2大类。

1. 原发性萎缩性鼻炎　可以发生于幼年，多因全身因素如营养不良、维生素缺乏、内分泌功能紊乱、遗传因素、免疫功能紊乱、细菌感染、神经功能障碍等因素所致。

2. 继发性萎缩性鼻炎　多由于外界高浓度工业粉尘、有害气体的长期刺激，鼻腔鼻窦慢性脓性分泌物的刺激，或慢性过度增生性炎症的继发病变，鼻部特殊性的感染，鼻中隔的过度偏曲，鼻腔手术时过多损坏鼻腔组织等所致。

本病最早由Frankel所描述，是一种常见的耳鼻咽喉科疾病，占专科门诊的0.7%～3.99%。我国贵州、云南地区多见，其原因不详，有报道可能与一氧化硫的刺激有关；还有报道可能与从事某些工种的职业有关。杨树棼曾报道灰尘较多的机械厂的调查发现，鼻炎118人中萎缩性鼻炎35人，占患者数的30%。国外报道本病女性多于男性，多发病于青年期，健康状况和生活条件差者易患此病。据报道我国两性的发病率无明显差别，以20～30岁为多。在西方，本病发病率已明显降低，但是在许多经济不够发达的国家和地区，发病率仍较高。

（二）病理

疾病发生的早期，鼻腔黏膜仅呈慢性炎症改变，逐渐发展为萎缩性改变，假复层柱状纤毛上皮转化为无纤毛的复层鳞状上皮，腺体萎缩，分泌减少。由于上皮细胞的纤毛丧失。分泌物停滞于鼻腔，结成脓痂。病变继续发展，黏膜以及骨部的血管因为发生闭塞性动脉内膜炎与海绵状静脉丛炎，血管的平滑肌萎缩，血管壁纤维组织增生肥厚，管腔缩窄或闭塞。血液循环不良，导致腺体和神经发生纤维性改变，黏膜下组织变为结缔组织，最后发生萎缩以及退化现象。骨和骨膜也发生纤维组织增生和骨质吸收，鼻甲缩小，鼻腔极度扩大，但是鼻窦常常因为骨壁增生硬化性改变，反而使窦腔缩小。

二、临床表现

1. 鼻及鼻咽干燥感　在吸入冷空气时，症状更加明显，而且还有寒冷感。

2. 鼻塞　与鼻内脓痂堆滞堵塞有关；没有脓痂，则与神经感觉迟钝有关，有空气通过而不能感觉到。

3. 头痛　部位常常在前额、颞侧或枕部，多因为大量冷空气的刺激反射造成，或者伴发鼻窦炎之故。

4. 鼻内痛或鼻出血　多因鼻黏膜干燥破裂所致。

5. 嗅觉减退或者丧失　因为含气味的气味分子不能到达嗅区或者嗅区黏膜萎缩所致。

6. 呼气恶臭　因为臭鼻杆菌在鼻腔脓痂下繁殖生长，脓痂内的蛋白质腐败分解，而产生恶臭气味。也有人认为是因为炎性细胞以及腺细胞脂肪发生变性，脂肪转变为脂酸，易于干燥，乃产生臭味。妇女月经期臭味加重，绝经期则开始好转，但鼻腔黏膜没有好转。

7. 其他　鼻腔黏膜萎缩涉及鼻咽部，可能影响咽鼓管咽口，发生耳鸣和耳聋。涉及咽喉部则发生咽喉部干燥、刺激性咳嗽、声音嘶哑等症状。

三、诊断与鉴别诊断

根据患者的症状、体征，结合临床检查所见。主要根据鼻黏膜萎缩、脓痂形成情况以及可能具有的特殊气味等特点，诊断不难。但是应该与鼻部特殊的传染病，例如结核、狼疮、硬结病，或者鼻石、晚期梅毒、麻风等病症相鉴别。

少部分萎缩性鼻炎患者具有特殊的鼻部外形，如鼻梁宽而平，鼻尖上方轻度凹陷，鼻前孔扁圆，鼻翼掀起，如果儿童时期发病，可以影响鼻部的发育而成鞍鼻畸形。鼻腔内的检查，可见鼻腔宽敞，从鼻前孔可以直接看到鼻咽部。鼻甲缩小，有时下鼻甲几乎看不到或者不能辨认，如果因为慢性化脓性鼻窦炎而引起，则虽然下鼻甲看不到或不能辨认，但是中鼻甲却常常肿胀或肥大，甚至息肉样变。鼻腔黏膜常常覆盖一层灰绿色脓痂，可以闻及特殊恶臭。除去脓痂后下边常常有少许脓液，黏膜色红或苍白，干燥，或者糜烂，可有渗血。鼻咽部、咽部黏膜或有以上黏膜的改变，或有脓痂附着，严重者喉部也可以有此改变。轻症的萎缩性鼻炎，多只是在下鼻甲和中鼻甲的前端或嗅裂处可以见到少许痂皮，黏膜少许萎缩。

鼻腔的分泌物或者脓痂取出做细菌培养，可以检测到臭鼻杆菌、臭鼻球杆菌、类白喉杆菌或者白喉杆菌，但是后两者均无内毒素。

四、治疗

（一）药物治疗

药物治疗萎缩性鼻炎至今仍无明显进展，有学者对微量元素代谢紊乱是否为萎缩性鼻炎的病因进行了研究。文献报道测定 83 例上颌窦炎的血清铁含量，其中 47 例有萎缩性鼻炎，通过对照治疗，证实缺铁程度与鼻黏膜的萎缩程度成正比，故提出治疗时宜加用含铁制剂。但李忠如测定患者发样中的铜、锰含量明显低于对照组，而锌、铁含量正常。因此，微量元素是否与萎缩性鼻炎的发病有关尚待探讨。有报道应用羧甲基纤维钠盐软膏治疗萎缩性鼻炎 17 例，获得了一定的效果。因羧甲基纤维钠盐具有生理惰性，对组织无刺激性，亲水，可与多种药物结合并能溶于鼻分泌物中或炎症渗液中，易为鼻黏膜吸收而迅速产生药效。黄维国等报道应用滋鼻丸（生地黄、玄参、麦冬、百合各等份为丸）每次 15g，每日 2 次口服，同时加用鼻部蒸汽熏蒸，治疗数十例，效果满意。纪宏开等应用鱼腥草制剂滴鼻取得了一定的效果。肖涤余等用活血化瘀片（丹参、川芎、赤芍、红花、鸡血藤、郁金、山楂、黄芪，党参）治疗萎缩性鼻炎也取得了一定的效果。

Sinha 采用胎盘组织液行中、下鼻甲注射 60 例，经 2 年的观察，临床治愈 76.6%，改善 11.6%，无效 11.4%；经组织病理学证实，萎缩的黏膜上皮恢复正常，黏液腺及血管增加，细胞浸润及纤维化减少 43.3%，形态改善 45%，无变化 11.7%。郝雨等报道采用复方丹参注射液 4mL 行下鼻甲注射，隔日 1 次，10 次为 1 疗程，或用复方丹参注射液迎香穴封闭，疗法同上，同时合并应用小檗碱软膏涂鼻腔，73 例中治愈 40 例，好转 17 例，无效 6 例，总有效率 97%。钟衍深等报道，应用 AIP 下鼻甲封闭治疗萎缩性鼻炎 122 例，常用量 10～20mg，3d 1 次，10～20 次为 1 疗程，88.5% 的患者症状改善，经 6～18 个月随访无复发。

（二）氦－氖激光照射治疗

有学者在给予维持量甲状腺素的同时，采用氦－氖激光鼻腔内照射治疗 87 例萎缩性鼻炎，激光照度 10mW/cm^2，每次照射 3min，8～10 次为 1 疗程，7～8 次后，60% 的患者嗅觉改善，5～6 次后鼻血流图波幅增大，波峰陡峭，流变指数增大，脑血流图检查血流量也明显改善。经治疗后全身情况改善，痂皮消失，鼻黏膜变湿润，59 例嗅觉恢复。其作用机制是小剂量、低能量激光照射具有刺激整个机体及组织再生、抗炎和扩张血管的作用，改善了组织代谢的过程。

（三）手术治疗

1. 鼻腔黏软骨膜下填塞术　Fanous 和 Shehata 应用硅橡胶行鼻腔黏骨膜下填塞术，在上唇龈沟做切口，分别分离鼻底和鼻中隔的黏软骨膜，然后填入硅橡胶模条至鼻底或鼻中隔隆起，使鼻腔缩小，分别治疗 10 例和 30 例萎缩性鼻炎患者，前者 70% 症状明显改善，后者 90% 有效。硅橡胶作为缩窄鼻腔的植入物，优点是性能稳定，具有排水性，光滑软硬适度，容易造型，耐高压无抗原性，不被组织吸收，不致癌，手术操作简单，疗效较好，根据病情可分别植入鼻中隔、鼻底、下鼻甲等处。部分病例有排斥现象，与填塞太多、张力过大、黏膜破裂有关。

Sinha 应用丙烯酸酯在鼻中隔和鼻底黏骨膜下植入 60 例，切口同 Fanous 和 Shehata 的操作，36 例近期愈合，14 例好转，经 2 年的观察，由于植入物的脱出和鼻中隔穿孔，约 80% 的患者症状复原，20%

脱出者症状长期缓解，可能与植入物的稳定性有关，经临床比较效果逊于硅橡胶。

徐鹤荣、韩乃刚、虞竟等分别报道应用同种异体骨或同种异体鼻中隔软骨行鼻腔黏骨膜下填塞治疗萎缩性鼻炎，效果良好，未发现有软骨或骨组织吸收、术腔重新扩大的情况，认为同种异体骨或软骨是比较好的植入材料，但术后必须防止感染，虞竟报道有4例因感染、切口裂开而失败。

Sinha报道应用自体股前皮下脂肪植入鼻腔黏骨膜下4例，2例有效，2例无效，可能与脂肪较易吸收有关。还有报道应用自体髂骨、自体肋软骨、自体鼻中隔软骨等行鼻腔黏骨膜下填塞，效果优于自体脂肪组织填塞，但均需另做切口，增加了损伤及患者的痛苦。

刘永义等采用碳纤维行下鼻甲、鼻中隔面黏骨膜下充填成形术，部分病例同时补以鼻旁软组织瓣或鼻中隔含血管的黏软骨膜瓣，总有效率达90%，鼻黏膜由灰白色变为暗红色，干痂减少或消失，黏膜由干燥变为湿润。此手术方案可使下鼻甲、鼻中隔隆起，缩小鼻腔，并能改善局部血液循环，增加组织营养，促进腺体分泌，可从根本上达到治疗目的。

喻继康报道应用羟基磷灰石微粒人工骨种植治疗萎缩性鼻炎10例，效果满意。羟基磷灰石是骨组织的重要成分，为致密不吸收的圆柱形微粒，其生物相容性良好，无排斥反应，可诱导新骨生成，与骨组织直接形成骨性结合，细胞毒性为0级，溶血指数为1.38%，是一种发展前景较好的填充物。

2. 鼻腔外侧壁内移术　亦称Lautenslager手术。这种手术有一定的疗效，能起到缩窄鼻腔的作用，但组织损伤多，患者反应大，有时内移之外侧壁又有复位。黄选兆为了解决这个问题，采用白合金有机玻璃片为固定物，克服了固定上的缺点，治疗32例51例患者，疗效满意，术后经5～15年的随访，有效率达88.24%。此手术可使鼻腔外侧壁内移5～8mm，严重者虽可在鼻腔黏膜下加填塞物，但术前鼻腔宽度>9mm者，效果较差。上颌窦窦腔小、内壁面积小或缺损者不宜行此手术。术前的上颌窦影像学检查可预知手术效果，而且十分必要。

3. 前鼻孔封闭术（Young手术）　Young采用整形手术封闭一侧或两侧鼻孔，获得了优于鼻腔缩窄术的效果。手术方法为在鼻内孔处做环行切口，在鼻前庭做成皮瓣，然后缝合皮瓣封闭鼻孔，阻断鼻腔的气流。封闭1年以上再打开前鼻孔，可发现鼻腔干净，黏膜正常。封闭两侧前鼻孔时，患者需经口呼吸，有些患者不愿接受。林尚泽、罗耀俊等经过临床手术观察，<3mm的鼻前孔部分封闭，不仅可以保留患者经鼻呼吸的功能，而且长期效果不亚于全部封闭者，但如前鼻孔保留缝隙>3mm，则成功率下降。

4. 鼻前庭手术　Ghosh采用鼻前庭手术，系将呼吸气流导向鼻中隔，减少气流对鼻甲的直接冲击，有效率达到92%。这种手术一期完成，不需再次手术，患者容易接受。

5. 腮腺导管移植手术　腮腺导管移植手术系将腮腺导管移植于鼻腔或上颌窦内，唾液可使窦腔、鼻腔的萎缩黏膜上皮得以湿润，经过一段时间的随访观察，效果良好。手术方法几经改进，最后将腮腺导管开口处做成方形黏膜瓣，以延长导管长度，在上颌窦的前外壁造口后引入上颌窦腔。此手术方法的缺点是进食时鼻腔流液。且易发生腮腺炎。

6. 中鼻甲游离移植手术　聂瑞增报道治疗鼻炎、鼻窦炎、继发萎缩性鼻炎的病例，对有中鼻甲肥大而下鼻甲萎缩者，将中鼻甲予以切除，将切除的中鼻甲游离移植于纵行切开的下鼻甲内，使下鼻甲体积增大重新隆起，治疗10例患者，经0.5～4年的随访观察，患者症状消失或明显减轻，效果满意。

7. 上颌窦黏膜游离移植术　日本学者石井英男报道对萎缩性鼻炎患者先行唇龈沟切口，将上颌窦前壁凿开，剥离上颌窦黏膜并形成游离块，然后将下鼻甲黏膜上皮刮除。将上颌窦游离黏膜块移植于下鼻甲表面。经过对患者的随访观察，大部分患者症状改善。

8. 带蒂上颌窦骨膜－骨瓣移植术　Rasmy介绍应用上唇龈沟切口，在上颌窦前壁凿开一适宜的上颌窦前壁骨膜－骨瓣，将带骨膜蒂移植于预制好的鼻腔外侧壁黏膜下术腔。使鼻腔外侧壁隆起，以缩小鼻腔，但在分离鼻腔外侧壁黏膜时，应注意防止黏膜破裂。15例手术后随访，13例鼻腔外侧壁隆起无缩小，2例缩小1/4，干燥黏膜也趋于湿润，并渐恢复为假复层柱状纤毛上皮。

9. 带蒂唇龈沟黏膜瓣下鼻甲成形术　张庆泉报道应用上唇龈沟黏膜瓣下鼻甲成形术治疗萎缩性鼻炎。先在上唇龈沟做带眶下动脉血管蒂的唇龈沟黏膜及黏膜下组织瓣，长2～5cm，宽1cm，黏膜瓣的大小要根据鼻腔萎缩的程度来定。因为蒂在上方，所以黏膜瓣为2个断端。内侧端稍短，外侧端稍长，蒂长约2cm，宽约1cm，蒂的内侧要紧靠梨状孔，在鼻阈处做成隧道，隧道内侧端在下鼻甲前端，然后在下鼻甲表面做约2cm的纵向切口，稍做分离，使之成“V”形，将预制好的带蒂黏膜瓣穿经鼻阈处隧道，移植于做好的下鼻甲的“V”形创面上，使下鼻甲前端隆起，鼻腔缩小。这种手术方法不仅缩小了鼻腔，还增加了鼻腔的血液循环，使鼻腔血流明显增加，萎缩黏膜营养增加，明显改善了临床症状。有报道20例33侧，经过4年的随访观察，痊愈18例，好转2例。从症状消失的时间来看，鼻干、头昏和头痛、咽干等症状术后最先减轻或消失。术后鼻塞暂时加重，约15d后渐有缓解。术后鼻臭即有减轻，但完全消失需1~3个月痂皮消失时。黏膜渐变红润、潮湿，分泌物渐有增多。咽喉部萎缩情况恢复早于鼻腔。嗅觉减退者多数恢复较好，嗅觉丧失者多不能恢复。术前术后鼻血流图显示在术后短期无变化，6~12个月复查鼻血流好转。术前术后鼻腔黏膜上皮变化显示，术后1~2年鼻腔黏膜均不同程度恢复为假复层柱状纤毛上皮。

10. 交感神经切断术　切断交感神经纤维或切除神经节以改善鼻腔黏膜血液循环。有人主张切断颈动脉外膜之交感神经纤维、切除蝶腭神经节，亦有提倡切除星状交感神经节者。这些手术操作复杂，效果亦不满意，故临床很少采用。

（冯　娟）

第六节　血管运动性鼻炎

一、概述

血管运动性鼻炎是神经内分泌对鼻黏膜血管、腺体功能调节失衡而引起的一种高反应性鼻病。该病以青壮年居多，无性别差异。其发病机制一般认为与自主神经功能失调有关。

二、临床表现及诊断

1. 临床类型

（1）鼻溢型：大量清水样鼻涕为主要特征，多伴有发作性喷嚏。鼻内发痒，常无结膜受累、眼痒等症状。

（2）鼻塞型：鼻塞为主要症状，多为间歇性。

2. 鼻镜检查　鼻黏膜暗红色或浅蓝色或苍白色；有时一侧暗红一侧苍白水肿。鼻甲肿大者对1%麻黄碱反应良好，病程长或反复使用血管收缩剂者，则对1%麻黄碱反应差。

3. 诊断与鉴别　几乎每个人都会有偶然的鼻部症状，区分正常鼻和患病鼻有时比较困难。这需要接诊医师仔细询问病史，细心检查，认真分析诱发因素，鼻部症状每天累计超过1h，病程长达一个月以上者，在排除下列疾病后，可考虑为血管运动性鼻炎。

（1）变应性鼻炎：症状同于鼻溢型血管运动性鼻炎，但变应原皮肤试验阳性，鼻分泌物中有大量嗜酸性粒细胞和嗜碱性粒细胞。

（2）高反应性鼻炎：病因不明，可能与鼻黏膜感觉神经C类纤维功能亢进有关。鼻黏膜高度敏感，温度、触觉、味觉的变化均可作为诱因，临床症状以发作性喷嚏为主，发作突然，消失亦快，各项检查一般无典型发现。

（3）非变应性鼻炎伴嗜酸性粒细胞增多综合征：鼻分泌物中有大量嗜酸性粒细胞，但无其他变态反应依据，也无明显诱因使症状发作，发病机制不清。

（4）急性鼻炎和慢性鼻炎：鼻分泌物常为黏液性或黏脓性，鼻分泌物中多为嗜中性粒细胞。

（5）阿司匹林不耐受三联征：鼻分泌物中可有大量嗜酸性粒细胞，患者有对水杨酸制剂或其他解热镇痛药过敏史和哮喘史，鼻内常有鼻息肉。

三、治疗

本病诱发因素多，发病机制复杂，治疗多采用综合治疗。

1. 避免或祛除诱发因素　改善工作环境和条件，稳定情绪，避免过度疲劳与紧张。对患者实施心理治疗或暗示性语言，有时也会收到明显效果。有内分泌因素引起者，可视情况请内分泌科医师协助治疗。

2. 药物治疗

（1）鼻减充血剂：鼻塞为主要症状者可选用。需注意药物性鼻炎的发生，可采取间断性或交替性给药。

（2）抗组胺药：不少非免疫性因素可引起肥大细胞释放组胺，故抗组胺药（如氯雷他定片10mg空腹口服，每日1次）对不少病例有较好疗效，对鼻痒和喷嚏症状明显者，可首选。

（3）抗胆碱药：适用于以鼻溢为主要症状者。

（4）糖皮质激素：通过减少细胞因子和趋化因子的释放而产生强烈的抗炎作用，故对血管运动性鼻炎的一些喷嚏症状明显、水样鼻涕较多且黏膜水肿明显的病例，有显著疗效。

3. 手术治疗

（1）手术时机：①经保守治疗1年以上症状不能控制且有加重趋势；②鼻内结构解剖异常影响通气或引流；③鼻黏膜增生性改变或有较大息肉。

（2）手术方式

1）解剖结构异常的矫正：能加重血管运动性鼻炎症状的鼻内结构解剖异常有：鼻中隔偏曲和鼻内孔狭小。上述结构早期矫正可明显减轻症状，甚至可以治愈。

2）鼻黏膜增生或有较大息肉组织的切除：引起鼻塞的增生肥厚鼻甲或息肉组织，均应及时切除。

3）降低鼻内神经兴奋性：切断副交感神经纤维对鼻腔的支配，降低其兴奋性。具体手术有：①岩浅大神经切断术，手术需要开颅，一般患者不易接受。②翼管神经切断术，该手术可使喷嚏、水样鼻涕得到控制，但对鼻塞的改善较差，术后常并发眼干不适等，且远期疗效不肯定。翼管神经切断术，有经上颌窦进路、经腭进路、经鼻进路等传统的手术方法，应用于治疗血管运动性鼻炎和变应性鼻炎已取得了一定的效果。近年来由于鼻内镜技术的发展，提供了良好的视野和视角，增加了经鼻进路找到翼管外口和翼管神经的准确性。③筛前神经切断术，鼻黏膜表面麻醉，中鼻甲前端水平切口，暴露前筛区。打开筛漏斗进入前、中筛泡，向上清除筛房并于前颅底处寻找筛前神经进入鼻腔的骨管，切断筛前神经，关闭术腔。鼻腔填塞，术后给足量抗生素，2d后抽除鼻内纱条。但术后复发率高。

（冯　娟）

第十章

鼻窦炎性疾病

第一节　急性鼻窦炎

急性鼻窦炎（acute thinosinusitis）多继发于急性鼻炎。局部症状为鼻塞、脓涕、嗅觉下降、头痛、头沉重感以及局部叩痛或压痛；全身症状亦明显，包括发热及全身不适。病理改变主要是鼻窦黏膜的急性炎症，严重者可累及骨质。由于鼻窦与眼眶及颅底相邻，故当病情严重而出现并发症时常累及眼部及颅内。急性鼻窦炎的治疗原则是积极抗感染，促进通气引流，预防并发症。

一、急性上颌窦炎

（一）诊断

1. 病史采集要点

（1）起病情况：起病急，通常继发于上呼吸道感染或急性鼻炎，原症状加重。

（2）局部症状

1）鼻塞：多为患侧持续性鼻塞，若两侧同时罹患，则为双侧持续性鼻塞。系鼻黏膜炎性肿胀和分泌物积蓄所致。

2）脓涕：鼻腔内大量脓性或黏脓性鼻涕，难以擤尽，脓涕中可带有少许血液。厌氧菌或大肠埃希菌感染者脓涕恶臭。脓涕可流至咽部或喉部，刺激局部黏膜引起发痒、恶心、咳嗽和咳痰。

3）鼻出血：一般表现为少量出血、涕带血丝，大量出血少见。

4）嗅觉障碍：因鼻塞而出现嗅觉减退或嗅觉丧失；牙源性上颌窦炎可出现主观恶嗅觉。嗅觉随着炎症的消退而逐渐恢复。

5）头痛和局部疼痛：为本病最常见症状。上颌区疼痛是急性上颌窦炎的早期常见症状，多在上颌窦前壁，有时可向上延至眼球，并影响额窦区。有时向下扩展，引起上牙槽痛，咀嚼时感到病侧的磨牙较痛。有时病侧疼痛很不明显，只诉上颌窦区有沉重感或发胀感。此外有头部钝痛或偏头痛，甚至有广泛性头痛。疼痛或头痛多在下午出现，或以下午较重，常在傍晚时缓解，此与上颌窦的引流和通气有很大关系。

（3）全身症状：可出现畏寒、发热、食欲减退、便秘、全身不适等。儿童可发生呕吐、腹泻、咳嗽等消化道和呼吸道症状。

2. 体格检查要点

（1）局部红肿：患者面颊眶下部红肿，但较少见。

（2）压痛和叩痛：典型病例扪诊上颌窦区有压痛，叩诊该区疼痛明显。如叩击尖牙、前磨牙和磨牙，也可出现疼痛。

（3）鼻腔所见：患侧中鼻甲和下鼻甲黏膜充血水肿，有时在中鼻道可以看到脓性分泌物。若用鼻咽镜检查，可见中鼻甲和下鼻甲后端充血及水肿，后鼻孔边缘和鼻咽部有分泌物附着，患侧鼻底常有分泌物积聚。

3. 影像学及实验室检查

（1）X 线摄片检查：鼻颏位摄片可见患侧上颌窦广泛性模糊，黏膜水肿，有时显液平面。

（2）CT 检查：诊断更直接、方便，可见上颌窦黏膜水肿增厚，窦腔可见分泌物，窦口鼻道复合体黏膜水肿、模糊；如为牙源性上颌窦炎，骨窗可见上颌窦底黏膜增厚，其下方有残牙根伴周围骨质吸收。

（3）实验室检查：多数病例有白细胞升高、血沉加快。鼻分泌物涂片检查出现中性粒细胞和纤毛柱状上皮细胞。

4. 诊断要点　急性起病，继发于上呼吸道感染或急性鼻窦炎之后，出现鼻塞、脓涕、头痛以及嗅觉下降；伴有发热、畏寒及全身不适症状；头痛多在上颌区，具有上午轻，下午重的特点；体查：患侧上颌窦前壁压痛、患侧中鼻甲和下鼻甲黏膜充血水肿，有时在中鼻道可以看到脓液；X 线摄片及 CT 检查可见上颌窦黏膜水肿增厚，窦腔可见分泌物。

5. 鉴别诊断

（1）急性牙源性感染：仅有患牙叩击痛，而没有鼻腔症状及体征；鼻窦 X 线检查未见异常。

（2）眶下神经痛：多为全日性烧灼样疼痛，压迫神经疼痛减轻；鼻腔检查、鼻窦 X 线检查均为阴性。

（3）三叉神经痛：可发生于上颌支分布区，痛如刀割或针刺，非常激烈，突发突止；但鼻部检查阴性。

（4）眼部疾病：如角膜炎、睫状体炎，可引起与上颌窦炎相似的症状，但有眼部阳性体征可做鉴别。

（二）治疗

1. 治疗原则　以非手术治疗为主，并尽快消除病因，促进鼻窦的通气引流，控制感染以防止发生并发症或转成慢性鼻窦炎。

2. 治疗方案

（1）全身治疗

1）一般治疗：与治疗急性鼻炎相同，如注意休息，多饮水或进高营养流质饮食；对症处理，如头痛或局部疼痛激烈时，可使用镇痛剂等。

2）抗感染治疗：因多为球菌、杆菌或厌氧菌感染，故宜首选并足量使用青霉素类抗生素或头孢类抗生素。最好能在用药前或用药期间行细菌培养及药敏实验，以便正确选用有效抗生素，这对防止发生并发症或转成慢性鼻窦炎至关重要。

3）适当使用抗组胺药如马来酸氯苯、氯雷他定等，以及黏液促排剂。

（2）局部治疗

1）鼻部用药：与治疗急性鼻炎基本相同，为促进鼻窦的通气引流，可适当使用血管收缩剂，如 1% 麻黄素溶液滴鼻。

2）上颌窦穿刺：急性鼻源性上颌窦炎无并发症者，在全身症状消退局部炎症基本控制，化脓已趋局限化时，可行上颌窦穿刺冲洗法，亦可于冲洗后向窦内注射抗生素或类固醇激素。

3）物理治疗：超声雾化、蒸气吸入、红外线照射、超短波电疗、电透热法和局部热敷等物理疗法，对改善局部血液循环，促进炎症消退或减轻症状均有帮助。

4）手术疗法：急性期多不宜手术，仅在鼻窦炎症向外扩散而导致毗邻器官发生严重并发症时，才不得已而施之，但必须严格掌握适应证。

（三）病程观察及处理

治疗过程除了观察局部症状和体征是否改善之外，尚要注意体温和血液白细胞是否逐渐恢复正常。病程康复缓慢，要注意是否出现并发症或患者免疫力低下，必要时做鼻窦分泌物细菌培养及药敏试验，以便挑选合适的抗生素。

（四）预后

一般轻症者，只要解剖上没有异常，黏膜、纤毛、鼻窦开口均正常，2周之内即可愈合，不需特殊治疗。如处理不当，则有转为亚急性上颌窦炎的可能。

二、急性额窦炎

临床所见的急性额窦炎，常与其他鼻窦炎同时存在，如筛窦炎或上颌窦炎。经治疗后，急性额窦炎可以痊愈，由急性转为慢性额窦炎者较少见。

急性额窦炎的常见致病菌为链球菌、葡萄球菌或肺炎球菌，也可为杆菌或真菌感染。

（一）诊断

1. 病史采集要点

（1）详细询问病史，起病是否继发于上呼吸道感染或急性鼻炎之后。对全身因素也不应忽视。局部症状包括头痛、鼻塞、脓涕及嗅觉下降，其中头痛症状明显且具有特征性。

（2）头痛的特征性表现：前额部局限性头痛周期性发作，病变初起一般呈额部隐痛，继而加重，局限在前额和眼眶内上角，头痛往往是规律性发作，即头痛常于早晨起床后不久，逐渐加重，中午最烈，直到午后或黄昏逐渐减轻，夜间完全消散。倘炎症未消，每天将以同样规律周而复始地持续10余天。

（3）除了鼻部症状外，患侧可出现眼痛、流泪、畏光。

2. 体格检查要点

（1）前鼻镜检查可见鼻黏膜充血，鼻甲红肿，以中鼻甲前端明显，中鼻道有黏脓或脓性分泌物存留。

（2）患侧前额部可见皮肤发红、肿胀，压痛，尤以眉弓内下区的额窦底部为明显。

3. 影像学检查及实验室检查

（1）血常规检查：细菌急性感染的表现：血白细胞升高，以中性粒细胞为主。

（2）CT检查：患侧额窦内黏膜增厚、窦腔积液。

4. 诊断要点

（1）继发于急性上呼吸道感染之后，出现头痛、鼻塞、脓涕及嗅觉下降等症状。

（2）前额部局限性头痛周期性发作，头痛常于早晨起床后不久，逐渐加重，中午最烈，直到午后或黄昏逐渐减轻，夜间完全消散。前额部相应部位可见皮肤发红、肿胀、压痛，尤以眉弓内下区的额窦底部为明显。

（3）CT检查显示额窦黏膜水肿或窦腔积液。

5. 鉴别诊断

（1）急性鼻炎：以鼻塞、水样涕或黏液样涕为主要症状，头痛相对较轻，头痛没有明显规律性；体征表现为下鼻甲黏膜急性充血肿胀，中鼻道无引流。

（2）眶上神经痛：无明显上呼吸道感染诱因，出现眶上周围闪电样牵拉性头痛，常伴有三叉神经其他分支的反射性疼痛；鼻腔检查无急性炎症表现。

（二）治疗

1. 治疗原则　抗炎消肿，促进引流，注意预防并发症（额骨骨髓炎、眶内蜂窝织炎或脓肿、颅内感染等）。少数病历由于急性阻塞引流或者出现并发症时，则需行手术治疗。

2. 治疗方案

（1）全身治疗与“急性上颌窦炎”相同。

（2）局部保守治疗：鼻内用药及局部理疗基本与“急性上颌窦炎”相同，目的是减轻鼻内黏膜的充血肿胀，促进额窦引流畅通，促进炎症渗出物的吸收。

（3）手术治疗：当保守治疗无效或出现并发症时应采用手术治疗。

1）额窦钻孔术：系在额窦底部钻一小孔，经此置入硅胶管或硬塑料管于窦腔内，便于引流或冲洗。

2）经鼻内镜额窦开放术：适应证：急性额窦炎反复发作，各种保守治疗效果欠佳；鼻窦CT检查提示额窦口骨性狭窄、额周气房过大妨碍额窦引流或软组织阻塞窦口。在应用足量有效抗生素的基础上进行手术。手术通常需要切除部分钩突，开放筛泡，继而开放鼻丘气房及其他额周气房，使额窦在中鼻道前端形成宽敞的引流通道。

（三）病程观察及处理

治疗过程除了观察局部症状和体征是否改善之外，尚要注意体温和血液白细胞是否逐渐恢复正常。如出现并发症，应在感染适当控制下及早手术治疗。

（四）预后

如无并发症出现，一般预后良好。

三、急性筛窦炎

（一）诊断

1. 病史采集　与重感冒相似，筛窦炎所致的头痛一般不典型，位于鼻根深部或额部，头痛轻重不等，轻者仅有鼻根部闷痛感，眶内发胀，重者可至不能忍受。前筛房病变有流泪、畏光等症，后筛房感染较重者，则多有嗅觉减退、头顶部疼痛。

2. 体格检查　鼻黏膜普遍充血肿胀，中鼻甲、中鼻道与筛泡高度充血肿胀，中鼻道有黏脓。后鼻镜可见中鼻道及蝶筛隐窝处黏膜充血水肿。鼻咽或咽后壁有黏脓附着。眼球压痛，小儿在泪囊窝处有较明显的压痛，眼睑或有水肿。

3. 影像学检查　CT检查：筛窦黏膜水肿增厚，气房轮廓模糊。

4. 诊断要点

（1）当感冒的病期过久，症状不见减轻时，应想到筛窦已受感染。

（2）鼻腔检查：特别留意中鼻道及嗅沟情况，如黏膜充血水肿或有脓性分泌物，可确诊为鼻窦炎。

（3）鼻窦CT检查：筛窦气房混浊、积液，黏膜水肿增厚是其特征。

5. 鉴别诊断要点　急性鼻炎：以鼻塞、水样涕或黏液样涕为主要症状，头痛相对较轻，头痛没有明显规律性；体征表现为下鼻甲黏膜急性充血肿胀，中鼻道无引流。

（二）治疗

1. 治疗原则　抗炎消肿，促进引流，预防并发症。

2. 治疗方案

（1）一般治疗：在感冒的后阶段，应用抗菌药物，可收到对筛窦炎及其并发症的预防和治疗的效果。治疗方法与“急性上颌窦炎”的全身治疗及局部药物应用、理疗相同。

（2）手术治疗：如有并发症（如眶内脓肿）发生，应及时切开引流。

（三）病程观察及处理

同“急性上颌窦炎”。

（四）预后

一般预后良好。

四、急性蝶窦炎

（一）诊断

1. 病史采集　急性蝶窦炎常与急性筛窦炎伴发，其临床症状也与急性筛窦炎相似，缺乏特异性。但当炎症明显时，急性蝶窦炎的头痛有一定特征性，可出现颅底或眼球深部钝痛，而急性蓄脓期的头痛常发生在后枕部、头顶、额、颞、颅内或乳突深部，后者多因蝶腭神经节反射至耳神经节所致。因蝶窦邻近三叉神经，反射区较广，故疼痛也可位于颈项部及球后。当炎症严重，波及海绵窦时，可出现视力减退或眼球运动障碍。头痛的规律为晨起轻，午后重，采集病史的时候要注意部位以及与眼球的关系。

2. 体格检查要点

（1）鼻镜检查：嗅裂后部或可看到脓液或息肉。

（2）鼻内镜检查：是诊断、观察蝶窦炎确切可靠的方法。常可见蝶窦口或蝶筛隐窝有脓液和黏膜水肿等炎性病变。

（3）CT 检查：蝶窦黏膜增厚、窦腔混浊，或伴有蝶筛隐窝黏膜水肿。

3. 诊断要点

（1）当感冒的病期过久，症状不见减轻时，应想到蝶窦已受感染。或当已有急性筛窦炎的时候，应该考虑到合并蝶窦感染的可能。而急性鼻窦炎合并眼球深部钝痛或出现眶尖综合征时，急性蝶窦炎的可能性很大。

（2）鼻内镜检查：常可见蝶窦口或蝶筛隐窝有脓液和黏膜水肿等炎性病变。

（3）CT 检查：蝶窦黏膜增厚、窦腔混浊，或伴有蝶筛隐窝黏膜水肿。

单根据临床症状常不能确诊。鼻内镜检查及 CT 检查均为确定诊断的重要根据。

（二）治疗

1. 治疗原则　抗炎消肿，促进引流，预防并发症。多数病例通过保守治疗能够获得痊愈。当感染比较严重，特别是出现并发症时，应及早手术治疗。

2. 治疗方案

（1）保守治疗：全身用药及局部用药与“急性上颌窦炎”相同。

（2）手术治疗：当保守治疗效果欠佳时，应采用手术治疗。手术方式：目前大多采用经鼻内镜蝶窦开放术，进路有两种：①经蝶筛隐窝蝶窦开放术；②经筛窦蝶窦开放术。

（三）病程观察及处理

部分病例因为蝶窦肿瘤或囊肿合并感染而出现急性蝶窦炎临床表现，这类病例应及早通过鼻内镜手术明确诊断及做肿瘤或囊肿的相应处理。临床上，当急性蝶窦炎经积极抗感染治疗头痛无改善，或 CT 表现蝶窦骨质破坏或骨质吸收时，应考虑蝶窦炎症仅为继发性病变，需及早处理原发性病变，以免保守治疗耽误病情，出现严重后果。

（四）预后

在出现并发症之前，急性蝶窦炎保守治疗或手术治疗均能取得满意效果。

（李奇志）

第二节　慢性鼻窦炎

鼻炎是鼻科临床上最常见的疾病之一，因其常与鼻窦炎同时存在，故现在又称为鼻 - 鼻窦炎。按照病程可将鼻 - 鼻窦炎分为 2 种类型：①急性鼻窦炎病程 12 周以内；②慢性鼻窦炎成人病程持续 12 周以上。按照发生的位置分为：单鼻窦炎、多鼻窦炎、全鼻窦炎。按照是否伴有鼻息肉，将慢性鼻窦炎分成伴有鼻息肉的慢性鼻窦炎和不伴鼻息肉的慢性鼻窦炎两类。

慢性鼻窦炎（chronic thinosinusitis，CRS）是由多种因素单独或交叉长期作用下所引起的鼻窦和（或）鼻腔黏膜的慢性炎症性疾病。一般认为主要的致病因素包括：呼吸道感染、呼吸道变态反应、呼吸道黏膜纤毛系统疾病，及其他因素造成的黏膜炎症，也有认为鼻腔解剖结构异常、外伤等引起相应的黏膜改变与 CRS 的发生有一定的相关性。

一、病史采集

症状持续 12 周以上，病情可反复、稳定、加重，也可缓解，但不会完全消失。

1. 全身症状　轻重不等，多不明显或很轻，可有精神不振、头痛、头昏、易倦、精神抑郁、记忆力减退、注意力不集中等现象。

2. 局部症状

（1）鼻塞：是慢性鼻窦炎的主要症状之一，但不及急性鼻窦炎者明显。多是由于黏膜肿胀，鼻甲肿大，鼻内分泌物过多和（或）伴有息肉形成阻塞通气所致。擤除分泌物后可暂时缓解症状。

（2）流脓涕：是慢性鼻窦炎的另一主要症状。来自前组鼻窦的分泌物多可从前鼻孔擤出；后组鼻窦产生的分泌物多向后流，从后鼻孔流入鼻咽部，主述“涕倒流”或“痰多”。慢性鼻窦炎者分泌物较黏稠，色黄或灰白色，可呈团块状，偶有腥臭味。牙源性上颌窦炎时，脓涕多带腐臭味。

（3）嗅觉障碍：常表现为嗅觉减退或嗅觉缺失，多为暂时性，但嗅区黏膜长期炎性变，部分患者可导致退行性变，造成永久性失嗅。嗅觉障碍的主要原因是嗅区黏膜炎性变，或形成息肉，或脓性分泌物蓄积于嗅裂等。

（4）头痛：一般情况下慢性鼻窦炎者此症状并不明显，仅有局部钝痛及闷胀感，疼痛时间及部位多较固定。主要是因细菌毒素吸收所致的脓毒性头痛，或因窦口阻塞、窦内空气被吸收而引起的真空性头痛。慢性鼻窦炎头痛常有下列特点：①多有时间性或固定部位，多为白天重、夜间轻，且常为一侧，如为双侧者必有一侧较重；前组鼻窦炎者多在前额部痛，后组鼻窦炎者多在枕部痛。②休息、滴鼻药、蒸气吸入或引流改善、鼻腔通气后头痛减轻；咳嗽、低头位或用力时因头部静脉压升高而使头痛加重；吸烟、饮酒和情绪激动时头痛亦加重。

（5）视觉障碍：是本病的眶内并发症之一，病变多存在于筛窦或蝶窦，炎症累及眶内、眶尖及管段视神经时症状较明显。主要表现为视力减退或失明（球后视神经炎所致），也有表现其他视功能障碍如眼球移位、复视和眶尖综合征等。孤立性蝶窦炎，特别是蝶窦真菌感染导致视力损伤的机会最多。

二、体格检查

1. 前鼻镜检查

（1）可见鼻黏膜充血、肿胀或肥厚，钩突肥大、泡状中甲、中鼻甲反向弯曲、鼻中隔高位重度弯曲压迫中鼻甲。

（2）中鼻道或者嗅裂有黏膜息肉样变性或者鼻阻塞。

（3）中鼻道或者嗅裂可见分泌物积聚，色黄或白色，黏性、黏脓性或脓性，量不等。若中鼻道见脓性分泌物，多提示为前组鼻窦炎，后组鼻窦炎脓液多位于嗅裂，或积蓄于鼻腔后段、流入鼻咽部。若怀疑鼻窦炎但检查未见鼻道有分泌物者，可用1%麻黄素收缩鼻黏膜并做体位引流后，重复上述检查，可助诊断。

2. 鼻内镜检查　除可清楚准确判断上述各种病变及其部位，还可发现经前鼻镜不能窥视的其他病变，如窦口及其附近区域的微小病变和上鼻道、蝶窦口的病变。

3. 口腔和咽部检查　牙源性上颌窦炎者同侧上列第2双尖牙或第1、第2磨牙可能存在病变，后组鼻窦炎者咽后壁可见脓液或干痂附着。

三、辅助检查要点

1. X线平片　可见窦腔形态变化及窦内黏膜不同程度的增厚、窦腔密度增高，或息肉影，如窦内积聚脓性分泌物，则可见液平面。但由于其伪影过多，现多不提倡使用。

2. CT检查　是诊断鼻窦炎最直接和准确的方法之一，可以显示病变鼻窦的位置、范围、解剖学致病因素、鼻腔鼻窦黏膜病变程度。

3. MRI检查　虽能准确地观察鼻窦内软组织占位性病变的范围、程度及与周围肌肉、血管等组织的解剖关系，但不能准确显示解剖学骨性标志和变异，因此在鼻窦炎诊断和指导手术治疗中应用价值不大，临床上仅仅用于鉴别是否伴有鼻腔和鼻窦肿瘤时使用。

4. 根据欧洲鼻－鼻窦炎及鼻息肉诊疗指南（European Position Paper on Rhinosinusitis and Nasal Pol-

yps，EP3OS 2007），慢性鼻窦炎的诊断为：

（1）出现鼻塞、流涕、嗅觉下降或者消失、头面部疼痛或者沉重感等二个或两个以上症状，其中必须有鼻塞或者脓涕之一，症状持续时间≥12周。

（2）常规鼻科检查及鼻内镜下的变化

1）中鼻道可见黏膜息肉样变性或者鼻息肉。

2）中鼻道可见黏性、黏脓性、脓性分泌物。

3）中鼻甲黏膜充血、水肿或肿胀导致堵塞。

（3）CT检查：窦口鼻道复合体和（或）鼻窦内的黏膜改变或者积液。

5. 诊断要点

（1）详细询问病史：包括病程时间、起病缓急、病情特征和发病频率等。

（2）临床表现：多数患者出现典型症状为鼻塞、流脓涕、头痛或局部痛，伴或不伴一定程度的嗅觉障碍。须了解症状持续时间，鼻塞的性质及程度，脓涕的多少、颜色、有无异味，头痛部位，疼痛时间等。

（3）辅助检查：鼻科常规检查（包括前、后鼻镜检查）、体位引流、鼻内镜检查、CT检查等均可提供诊断依据。

6. 临床类型

Ⅰ型：不伴鼻息肉的慢性鼻窦炎。

Ⅱ型：伴有鼻息肉的慢性鼻窦炎。

7. 鉴别诊断

（1）急性鼻炎及鼻窦炎：病程较慢性鼻窦炎短，头痛、鼻塞等症状更明显、严重，并常伴有其他上呼吸道急性感染症状及体征，如四肢酸痛、周身不适、发热、咽痛、扁桃体肿大、咽后壁充血及大量滤泡等。

（2）慢性鼻炎：鼻腔内的分泌物较慢性鼻窦炎少，以黏液性分泌物为主，且中鼻道未见黏液、脓性分泌物，未见中鼻道黏膜水肿和息肉样变性。

（3）变应性鼻炎：常有明显的过敏病史和（或）家族史，以鼻痒、阵发性喷嚏，水样分泌物等症状为主，鼻黏膜水肿，苍白，中鼻道一般无分泌物和黏膜水肿。但若需确诊，还应进一步行变态反应相关的检查，如变应原皮肤试验、特异性IgE测定等。

（4）真菌性鼻-鼻窦炎：可出现于长期使用抗生素、糖皮质激素、免疫抑制剂或接受放疗等患者，或出现于患有慢性消耗性疾病如糖尿病及其他可致机体免疫力下降的疾病的患者，也可见于正常人。鼻窦CT大多表现为单窦发病，窦壁骨质增生，窦内密度不均匀钙化斑。组织病理学，真菌培养等可以鉴别。

四、治疗

1. 治疗原则

（1）控制感染和变态反应因素导致的鼻腔鼻窦黏膜炎症。

（2）改善鼻腔鼻窦的通气、引流。

（3）病变轻者，不伴有解剖畸形者，可采用药物治疗（包括全身和局部药物治疗）；如果药物治疗无效，或者伴有导致窦口鼻道复合体和嗅裂阻塞的明显的解剖异常以及鼻道息肉，则应采用综合治疗的手段，包括内科和外科措施。

2. 治疗方案

（1）全身用药

1）抗生素：对于明确感染性病因，或合并有感染因素的慢性鼻窦炎，应使用足量、足疗程的抗生素；选用抗生素，最好的原则是依据鼻内分泌物细菌培养和药敏试验结果而定，而在未得到确切的检验依据前，可选用针对化脓性球菌或杆菌有效的抗生素，如头孢类、抗耐药的青霉素或喹诺酮类药物，也可适当加用抗厌氧菌类药物。最终根据鼻腔分泌物量、色泽来确定疗程。一般认为在脓性分泌物消退后再用药一周较为合适，慢性鼻窦炎的抗生素使用疗程不超过3周。

EP3OS 2007认为，长期、低剂量口服大环内酯抗生素，在治疗对于手术和药物治疗不敏感的患者，症状缓解率在60%～80%。中国慢性鼻窦炎诊断和治疗指南2009（CPOS）把这一治疗方法推荐为一线治疗方法，其主要理论依据是通过对NFkB，IL－1、6、8等细胞因子的干扰，达到抗炎目的，而非抗感染。推荐剂量为正常剂量的1/2，使用时间为12周以上，需要注意药物的不良反应，主要为肝功能、肠道菌群紊乱。

2）口服糖皮质激素：不作为常规用药，可辅助控制鼻腔鼻窦黏膜炎症，其主要作用是抗炎、抗水肿。如必须使用应充分了解禁忌证，如精神性疾患、胃溃疡、活动性肺结核、青光眼等，应根据病情及时调整其用量，一般使用方法为0.5mg/（kg·d），清晨空腹一次性口服，推荐使用短效糖皮质激素，如泼尼松，使用期限一般不超过14d，防止并发症。

3）黏液稀释及改善黏膜纤毛活性药：常规辅助用药，可稀释脓性分泌物，同时恢复黏膜纤毛的活性，有利于分泌物的排出和鼻腔黏膜环境的改善。

4）抗组胺类药物：对于合并变应性因素者可适当加用该药，以减轻鼻腔黏膜的水肿程度。

5）中药制剂：虽缺乏严格、高级别的循证医学依据，可考虑使用。

（2）局部用药

1）局部糖皮质激素：是目前治疗慢性鼻窦炎最重要的一线用药。局部糖皮质激素具有强大的抗炎、抗水肿效应，无论病因是感染性还是变态反应性，病变程度及范围大小，是否伴有鼻息肉，术前还是术后，局部糖皮质激素都可作为主要用药；常规应用糖皮质激素喷雾治疗，以控制鼻－鼻窦黏膜的炎症及水肿，最终达到改善鼻腔通气和引流的目的。局部激素与抗生素联合使用可缩短病程和延长再发时间。使用时间在3个月以上，FESS术后使用时间在鼻窦黏膜上皮化后，或者患者症状消失后继续使用1～2个月。

对于局部激素的选择，要注意药物的受体亲和力、生物利用度、局部不良反应等。一般说来，目前在国内使用的糠酸莫米松、布地奈德、丙酸氟替卡松等喷鼻剂，就目前的文献资料显示，长期使用均比较安全、有效，局部和全身不良反应较小。

2）减充血剂的应用：长期使用鼻腔减充血剂会对黏膜纤毛系统的形态与功能造成破坏，尤其是盐酸萘唑啉、麻黄碱类药物。因此应根据不同的病情酌情使用，应选择低浓度、副作用少的减充血剂，如盐酸羟甲唑啉。慢性鼻窦炎的鼻腔鼻窦黏膜及黏膜下组织以组织间质水肿、增生为主，而非单纯血管扩张所致，减充血剂作用不大，除伴有急性感染发作、鼻塞症状非常明显时，一般很少使用。慢性鼻窦炎手术治疗后，由于鼻腔、鼻窦引流通气问题已经解决，可不再使用减充血剂。

3）生理盐水冲洗：是当代非常流行的治疗和鼻腔保健护理方法。有两种冲洗方法：①用35～40℃无菌温生理盐水经特制的器皿，直接进行鼻腔冲洗。可以达到清洗鼻腔、改善黏膜环境的目的。也有文献资料显示，使用2.8%高渗盐水冲洗鼻腔可减轻黏膜水肿。②用特制的导管伸入窦口冲洗，适用于上颌窦、额窦及蝶窦的一般炎症。冲洗时使导管经窦口进入窦腔，用微温的无菌生理盐水冲洗，以清除窦内积脓。但此种方法操作较难、盲目，且容易损伤窦口黏膜，故现已很少使用。

（3）局部治疗

1）上颌窦穿刺冲洗：在急性上颌窦炎无并发症、全身症状消退、局部炎症基本控制且化脓性病变已局限化时，可行上颌窦穿刺冲洗法。根据症状确定冲洗次数，一般每周1～2次，冲洗至再无脓液冲出；每次用温无菌生理盐水冲洗后，可向窦内适当注入抗生素，或抗厌氧菌类药，达到局部消炎的效果，目前并不推荐使用上颌窦冲洗术治疗CRS。

2）鼻窦置换治疗：目的是促进鼻窦引流，并将药物通过负压置换入窦腔内，起到排脓抗炎的作用。可用于慢性额窦炎、筛窦炎和全鼻窦炎者，鼻窦急性炎症者或慢性鼻窦炎急性发作时，或单一鼻窦炎者，应禁用此法，主要是防止炎症扩散到正常鼻窦，而且病窦黏膜充血，易诱发菌血症。由于该方法疗效缺乏循证医学依据，EP3OS 2007不推荐使用局部抗生素，这一治疗方法值得商榷。

3）鼻内镜下吸引：在鼻内镜的直视下，能更清楚地观察到脓性分泌物的来源、色泽及黏稠度等，用吸管吸除鼻道内的分泌物，观察窦口是否有阻塞、黏膜是否水肿及窦内黏膜的病变程度。特别适合FESS术后鼻窦处理。

（4）外科手术：手术原则通过解除鼻腔鼻窦解剖学异常造成的机械性阻塞、切除不可逆的病变、恢复鼻腔、鼻窦的通气和引流，尽可能保留可以恢复正常的黏膜和鼻腔、鼻窦正常结构为原则。

1）手术指征：①影响窦口鼻道复合体和嗅裂引流的解剖学异常，如重度的高位鼻中隔偏曲，泡状中鼻甲，中鼻甲反向弯曲，钩突和筛泡的肥大、筛漏斗区域的畸形等。②影响OMC区和嗅裂的通气与引流的鼻息肉。③怀疑CRS导致的眶、颅并发症。④修正炎症性组织增生，如钩突、筛泡、中鼻甲的息肉样变。对于以上这些机械性阻塞，外科手段是最有效的方法。⑤开放鼻窦，应在规范的药物治疗无效后选择鼻窦手术。

2）术前准备：术前10~14d开始应用针对所感染细菌的抗生素，常规应用局部激素喷鼻。当有严重的鼻息肉和Samter三联征时，需口服糖皮质激素类药物。鼻分泌物稠厚时使用黏液促排剂，还可酌情使用减充血剂和（或）抗组胺药物。

3）手术方式：①传统的鼻窦手术：包括经典的Caldwell－Luc（柯陆式）手术（上颌窦根治术）、Lima手术（经上颌窦鼻内筛窦切除术）、经鼻内筛窦手术、经鼻额窦手术等。这类手术普遍存在视野狭窄、照明不清、一定程度的盲目操作以及病变切除不彻底、创伤较大或面部留有瘢痕等缺点。②经鼻内镜鼻窦手术：也称功能性内镜鼻窦手术（functional endoscopic sinus surgery，FESS），在鼻内镜和电视监视下，纠正鼻腔解剖学异常、清除不可逆的病变，尽可能地保留鼻－鼻窦的黏膜，重建鼻腔鼻窦通气引流（尤其是窦口鼻道复合体区域的通畅与引流），为鼻腔鼻窦黏膜炎症的良性转归创造生理性局部环境，最终达到鼻－鼻窦黏膜形态与自身功能的恢复。FESS手术创伤小，视角开阔、术野清晰、操作精确。这种手术已经成为慢性鼻窦炎外科治疗的主体手术方式。根据不同部位的疾病种类，鼻内镜手术有多种术式，但总体上是由两种基本术式发展而来。

a. 从前向后法：由奥地利学者Messerklinger首先提出，故又常称为Messerklinger术式，是较为常用的术式。基本手术方式为：

切除钩突：向内侧推开中鼻甲，暴露钩突；以剥离子或镰状刀沿着鼻腔外侧壁上颌线的走向切开钩突，并向内侧方向分离，对头端和尾端残余的相连，可用中鼻甲剪刀剪断，取出钩突，暴露上颌窦口。切除钩突时，器械方向不可过度向外、向后，以免损伤纸样板。

开放前组筛窦：取筛窦钳咬除筛泡及其周围的气房，暴露中鼻甲基板。为防止正常黏膜（尤其是纸样板处）被撕脱，可用切钳切除病变组织，亦可先剔除骨质，然后用切割钻处理病变黏膜。

开放后组筛窦：使用刮匙或咬钳从中鼻甲基板的内下方开放基板和后组筛窦，直至蝶窦前壁。开放后组筛窦时，应遵循近中线原则，即靠近中鼻甲从前向后进行，以免伤及视神经管。

开放蝶窦：使用刮匙或咬钳从最后筛窦气房的蝶筛隔板进入蝶窦，也可从蝶筛隐窝处蝶窦自然开口进入。蝶窦自然口位于蝶窦前壁距后鼻孔上缘10~12mm近中线处，比较恒定的解剖参考标志是上鼻甲。在蝶筛隐窝狭窄、寻找窦口困难时，切除上鼻甲后下2/3，有助于暴露开口。为有效恢复术后鼻窦引流的生理功能，应注意保护窦口下缘黏膜的完整性，可以向内、上、外方向扩大窦口。

开放上颌窦：正常情况下，上颌窦自然口位于筛漏斗的后下部，钩突下部的后方，一般在45°鼻内镜下均可以较好暴露窦口；可以使用弯头探针在筛泡前下方沿着钩突缘向下方滑行。若上颌窦自然口开放良好，窦内无明显病变，则不必破坏其自然引流结构。若上颌窦自然口阻塞，可以向后囟或前囟开放窦口，直径达1~2cm。为有效恢复术后鼻窦引流的生理功能，应注意保护窦口后下缘黏膜的完整性。

开放额窦：额窦手术是鼻内镜手术的热点与难点。目前，额窦手术方式以经鼻内镜下切除额窦口气房、建立宽敞的额窦引流通道，保留正常解剖结构的术式为主流。国内外许多专家根据各自的理论，建立了各具特色的手术方式：

Ⅰ. Draf建立的经鼻内镜额窦开放手术分型：Draf（1991）根据患者病变累及的范围和严重程度，提出Draf分型的手术方式。May（1995）年提出与Draf相对应的鼻内镜下额窦开放术（nasofrontal approaches，NFA）的分型（表10-1）。

表10-1 Draf额窦手术分型方法

Draf分型	手术范围
Ⅰ	清理额窦口下方的阻塞性病变，去除阻塞额窦引流通道的前筛气房，手术不涉及额窦口
Ⅱ	Ⅱa：去除涉及额窦的筛气房，切除中鼻甲和纸样板之间的额窦底壁
	Ⅱb：切除鼻中隔纸样板之间额窦底壁，在额窦和额隐窝之间建立广泛的引流通道
Ⅲ	双侧Ⅱ型额窦手术，切除鼻中隔上部、额窦底壁和额窦中隔下部，称为改良的Lothrop手术

Ⅱ. Wormald PJ术式：以鼻丘气房为中心的经鼻内镜额窦开放术（图10-1）。其理论依据为鼻丘气房的上壁为额窦的底壁，鼻丘气房的后壁构成了额隐窝的前壁；只要在术中打开鼻丘气房的顶壁和后壁，即可开放额窦底壁。其基本手术方式为：在中鼻甲和鼻腔外侧壁之间"腋窝"之外侧处做一蒂部在内上方的皮瓣，向内上方翻起，暴露"腋窝"下方骨质，用咬骨钳去除鼻丘气房的前壁，进入鼻丘气房，再将鼻丘气房上壁和后壁去除，即开放额窦底壁和额隐窝前壁。

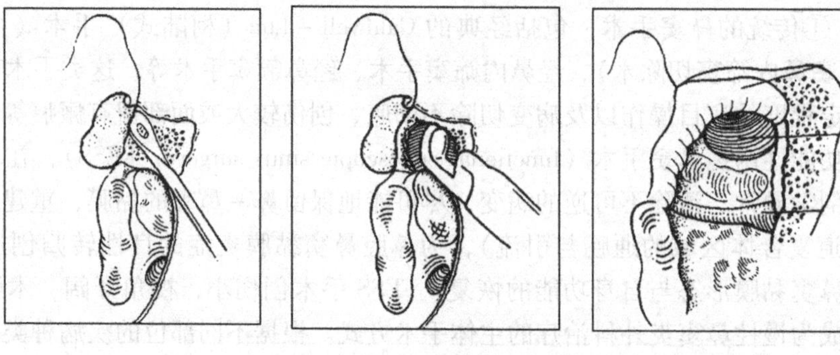

图10-1 鼻丘气房为中心的经鼻内镜额窦开放术

Ⅲ. Friedman M术式：以钩突上部为中心的经鼻内镜额窦开放术（图10-2）。其理论依据为钩突的上端附着主要有三种方式：附着在颅底、中鼻甲和纸样板，钩突上端不同附着方式导致额窦不同的开口形式：附着在纸样板（包括鼻丘气房），则额窦开口在钩突与中鼻甲之间；附着在前颅底和中鼻甲，则额窦开口在钩突与纸样板之间，术中可根据钩突上端附着的方式寻找额窦的引流开口。其基本的手术方式：在冠状位鼻窦CT上判定钩突附着，手术中定位钩突上端的附着，在钩突上端的外侧或内侧来追溯寻找额窦开口。

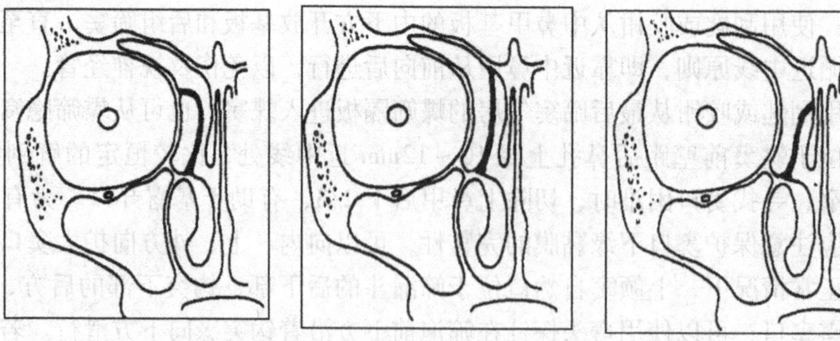

图10-2 钩突上端分别附着在纸样板、颅底和中鼻甲

Ⅳ. Stammberger剥蛋壳技术：其理论依据为额窦结构就像一个高脚杯，上部为额漏斗，中间狭窄为额窦口，下部为额隐窝，慢性额窦炎的主要成因是额隐窝被发育过度的气房（如鼻丘气房、终末隐窝、筛泡气房和筛泡上气房）阻塞，就像在高脚杯内放了一个鸡蛋一样，导致额窦引流和通气不畅，使得额窦炎经久不愈。其基本手术方式：用各种特殊手术器械，如环形咬切钳（circular Punch）、杯状钳（giraffe neck forceps）、额窦刮匙等，切除这些阻塞额窦口和额隐窝的类似蛋壳样的气房骨壁，保留周围

正常的解剖结构和黏膜，称为“剥蛋壳技术”（uncappingthe egg technique）。

Ⅴ. 改良 Lothrop 术式：适合额窦再次手术、额窦内翻性乳头状瘤、额窦脑脊液鼻漏、顽固性额窦炎等。其基本手术方式是在额窦和鼻腔之间形成一个广泛引流通道，具体步骤如下：切除鼻中隔前端上部；去除双侧额窦底壁；切除额窦间隔；切除部分额嘴（frontal beak）。

Ⅵ. 鼻窦球囊扩张术的基本原理和手术步骤：鼻窦球囊扩张术的基本原理是在鼻内镜照明直视下，将可承受一定压力的未充盈气囊置于待开放的窦口，给予一定的压力使之膨胀，从而对窦口结构施压、扩张，无弹性的骨性结构骨折、破坏，有弹性回缩力的黏膜组织受压、塑型。

手术主要步骤：根据病情、个体差异选择局麻或全麻，鼻内镜直视下，将与引导管手柄连接的球囊引导管头端位于目标鼻窦口（开放额窦时应置于额隐窝处）。将球囊扩张管沿着引导管缓慢推送，当到达球囊扩张管尾端的第一条标记线时停止推送。再将导丝穿入球囊扩张管，沿着扩张管一直向前推送直到出现阻力再推送 3 ~4cm，早期使用 C 臂 X 线透视观察导丝位置，改良后打开导丝相连照明系统，根据导丝头端光源直接判定导丝位置。当证实导丝位于目标鼻窦时，将球囊扩张管沿引导管缓缓推入，确定其头端球囊的近中部处位于目标窦口，再将充水加压系统连接于扩张管尾端的接口上，加压膨胀球囊（目前一般采用 10 个大气压，最大压力应不超过 14 个大气压），维持 10s 后，回缩球囊，目标鼻窦开放完毕，若需要冲洗，则抽出球囊扩张导管及导丝，换冲水导管冲洗即可。

Ⅶ. 史剑波等根据额窦口和额隐窝的病理状态将慢性额窦炎分成三种类型。第一种为额隐窝的软组织阻塞：额窦口和额隐窝仅被肿胀软组织阻塞，没有过度气化的气房，术中只需去除上述病变组织，而不处理额隐窝和额窦口；第二种为额隐窝的气房阻塞：额窦口周围各种气房过度发育，导致额隐窝狭窄和阻塞，术中充分切除这些发育过度的气房，开放额窦引流通道，但手术只限于额隐窝区域，不涉及额窦口；第三种为额隐窝的骨性阻塞：为各种额周气房发育过度向上侵入额窦内，或额嘴过度向后发育，导致额窦自然口狭窄。用额钻向前扩大额窦口，切除额窦底壁，保证额窦口大于 7mm；也可采用切除鼻中隔前端上部，切除额窦底壁和额窦中隔骨质，使两侧额窦形成一个宽敞的共同引流通道。

总之，额窦开放术成功的关键是确认并彻底清除额隐窝和额窦口的气房，重建良好的额窦引流通道，尽可能保留额窦口的黏膜。对于额窦不同的病理状态，应采用不同的手术方式，其原则是：选择由简至繁、由创伤小至创伤大、由鼻内径路至鼻外径路的方法，进行有的放矢的治疗。当然，如果以上术式能够在先进的影像导航系统下完成，将会更加微创、安全。

b. 从后向前法：由德国学者 Wigand 首先提出，故又称为 Wigand 术式。该术式适合于既往手术造成鼻腔鼻窦结构缺失、解剖标志欠清、仅仅局限于后筛和蝶窦的患者。

使用中鼻甲剪刀剪除中鼻甲后、下 1/3，沿着上鼻甲（或者最上鼻甲）与鼻中隔之间，在蝶筛隐窝处寻找蝶窦自然开口。蝶窦自然口距离前鼻孔一般不超过 7cm，距离后鼻孔上缘 1 ~1.5cm，与鼻底的夹角约为 30°。找到开口后，根据暴露病变的需要，使用环形咬切钳（circular punch）或者蝶窦咬骨钳，向不同方向开放扩大蝶窦开口，原则上不能环形损伤窦口黏膜，防止造成术后窦口狭窄。术者心中要明确：蝶窦外侧壁有视神经和颈内动脉走行，随时保持警惕。

自后向前逐一开放后组筛窦和前组筛窦气房、额隐窝周围气房以及上颌窦，基本方法同从前向后法。

c. 激光、射频和微波等物理学方法的适用范围有限，仅适合少部分中鼻甲、下鼻甲肥大的病例，建议使用时在鼻内镜下进行操作，不可大面积应用，以免过度损伤黏膜功能。

五、术后观察及处理

1. 一般处理

（1）术后搬动患者时避免剧烈改变体位，导致体位性降压；还应及时补充血容量，护理患者直至清醒，反应灵敏，通气良好，给予氧气吸入。

（2）出血少者，术腔仅填塞少许可溶性的止血物，如明胶海绵、Rhino 鼻腔填塞条等。出血多的可轻压膨胀海绵，24 ~48h 取出。术后口服抗生素 5 ~8d，也可于术腔内置抗生素，适时、适量应用糖皮质激素鼻内气雾剂以减轻术腔炎症及黏膜水肿，防止复发。鼻腔及鼻窦手术后2d内要做创面处理，去除创面的黏液结痂，术后第5～7天开始给予冲洗鼻腔，冲洗液可用温生理盐水或具有抗炎成分的中药制剂。术后7～14d行鼻内镜清理术腔，主要是保持造窦口的通畅，及时将窦口周围的血痂、分泌物去除，保证其引流通畅。

2. 并发症的观察及处理

（1）并发症分类与发生率：鼻内镜外科技术操作区域邻近眼眶、颅底等重要结构，解剖毗邻关系复杂，如操作不当，容易出现并发症。按照严重程度分类，可分为轻微并发症和严重并发症；按照部位分类，可分为颅内并发症、眼部并发症、鼻部并发症和血管并发症等。关于鼻内镜手术并发症的发生率，国内外文献报道差异较大，国外为0～24%，国内为0～16%，这其中存在一个对并发症的定义和分类问题。

（2）并发症发生的相关因素：鼻内镜手术并发症发生的相关因素主要有5个方面。

1）术者经验：研究数据表明，并发症发生率的高低在不同技术水平的术者间存在较大差异。有学者按照时间顺序，将2 000例鼻内镜手术并发症的发生时间分3个阶段，结果显示前、中、后三个阶段并发症的发生率差异明显，分别为19%、12.5%、5.9%。这种现象被称之为“学习曲线”。尽管有学者对此存有异议，但是术者经验，尤其是在各种不利情况下对解剖标志的正确判断能力，在并发症的影响因素中起着重要作用。

2）解剖结构：先天或后天的许多因素使鼻腔鼻窦的解剖结构发生明显改变，如Onodi气房伴有筛窦、蝶窦骨壁变薄，前期手术使鼻窦骨质增厚、中鼻甲残缺等，可造成解剖标志消失、毗邻关系发生改变，术者易出现判断失误，导致并发症发生。

3）术中出血：术前鼻窦黏膜炎症没有经过规范治疗，基础疾病如高血压、出血性疾病没有得到有效控制、长期服用阿司匹林、手术操作粗糙等造成术中创面剧烈出血，术野不清，解剖标志难以辨认，盲目进行操作，增大并发症的发生率。

4）麻醉方式：许多学者认为，局部麻醉较全身麻醉发生并发症的概率要低，这是由于局麻手术往往出血较少，术野的清晰度较高。此外，局麻手术时，术中可以通过患者的疼痛反应判断手术的部位和深度，避免操作不当；而全麻手术时，必须等患者麻醉苏醒后才有机会发现并发症的可能体征。但这并不意味着全身麻醉手术风险一定更大，全身麻醉有专业麻醉医师相助，术者可以更加从容处理病变，不为患者的自身感受所纷扰。

5）右侧手术：尽管有文献统计认为右侧鼻腔手术并发症的发生率，尤其是严重并发症，明显高于左侧，提示这可能与大部分术者左侧操作更加顺畅自然相关，但我们的经验并不赞同这一理论。

（3）并发症预防处理：全面掌握鼻腔鼻窦的解剖知识、系统进行鼻内镜鼻窦手术的训练是预防并发症发生的关键环节。一旦发生手术并发症，应采取正确的处理方法与补救措施。

1）颅内并发症：系前颅底骨质和（或）硬脑膜破损所致，常发生在筛凹、筛板和额突等处。颅内并发症包括颅内血肿、颅内感染、气脑、脑脊液鼻漏、脑膜膨出和脑实质损伤等。颅内出血和血肿的处理应根据血肿的大小、形成的速度、位置、临床症状，从简单地使用止血药物、脱水剂、激素、局部止血、术腔引流到选择介入治疗、开颅血肿清理等；若发生颅内感染、气脑等，应采取积极的抗感染治疗；发生脑脊液鼻漏、脑膜膨出等损伤，应采取脑脊液鼻漏修补及颅底缺失修补术。

2）眼部并发症：系损伤纸样板、眶尖和视神经管、泪道等处骨壁，导致筛前和筛后动脉出血，内直肌、视神经和鼻泪管损伤，临床表现为眶周青紫（俗称“熊猫眼”）、眼睑肿胀、眼球运动障碍、复视、视力障碍和溢泪等。①视神经损害的原因包括：手术直接在蝶窦和后组筛窦外侧壁进行，直接钳夹和骨质压迫损伤了视神经；手术中误将视神经隆突当成后筛，用吸引管头挤压时造成局部骨折外移，压迫视神经，造成视力急剧下降；也有将前组筛窦外侧的纸样板当成了中鼻甲基板，手术进入到眶内，将眶脂肪当成鼻息肉进行切割，损伤眶内段视神经。手术造成眶内严重出血，血肿压迫视神经，造成视力间接损害。手术造成的眶尖综合征、神经反射、术中使用丁卡因和肾上腺素，造成眼部缺血性损害，由于手术刺激导致视网膜中央动脉栓塞等。②眼球运动障碍的原因包括：直接损伤，多为眼球运动障碍的最主要原因。内直肌与纸样板邻近，两者之间仅隔以薄层眶筋膜、少量脂肪和眼球筋膜（Tenoni 囊）。在鼻内镜手术中，当手术钳，尤其是鼻息肉切割器进入到眶内时，非常容易引起内直肌损伤，引起眼球运动障碍，表现为眼球运动时疼痛、复视、眼球外斜、向内侧运动障碍；其他如上斜肌和下直肌受损的机会相对较少。眼外肌周围的眶内损伤导致的局限性无菌性炎症和眶内纤维化（脂肪粘连综合征）也会导致一定程度的眼球运动障碍。支配眼外肌的血管和神经的损害导致眼球活动障碍，但这种情况比较少见。眶内广泛出血导致的眶尖综合征，在眶尖部血肿直接压迫了支配眼肌的眶上裂内的神经和血管。眼球运动障碍的处理比较困难，早期全身应用类固醇激素可减轻损伤附近可能发生的粘连和瘢痕。肌肉的挫伤、神经和血管的损伤导致的眼肌运动障碍可观察保守治疗 3 个月。如果病情无好转，可以考虑眼外肌矫正术，但手术时机目前尚无定论，我们不建议早期进行眼肌探查，因为部分眼肌功能障碍可能在积极的药物治疗后恢复，同时，早期损伤后局部出血，组织标志不清，肌肉处于肿胀状态，不适合手术，一般认为在 3 ~6 个月以后。手术方式包括内直肌后移、筋膜连接眼球和内直肌残端以修复缺损的内直肌，但恢复情况并不乐观，尽管可以减轻复视的程度，但眼球运动通常只能部分恢复。对于眶尖综合征导致的眼球运动障碍，应尽早进行眶尖减压术来达到改善眼球运动的目的，如果早期干预，通常预后比较好，但完全恢复需 3 ~6 个月。③临床上泪道损伤的发生率为 0.3% ~1.7%，常见原因包括：下鼻道开窗：鼻泪管的下鼻道开口位于下鼻道顶端，距离前鼻孔约 25mm，下鼻道开窗时位置过于向后、上，容易损伤鼻泪管开口。扩大上颌窦口：上颌窦自然口前缘距离鼻泪管后缘的距离为 5 ~10mm，扩大时用反咬钳过分向前、下开放，可以损伤鼻泪管。切除钩突：钩突中部附着在泪骨上，如果用咬骨钳过度咬除钩突中部附着部位骨质，尤其是泪囊内侧壁骨质菲薄时，可能损伤泪囊。但幸运的是，有 70% ~80% 的泪囊和鼻泪管损害的患者术后并不出现溢泪等临床症状，如果术中发现这一情况，可适当扩大泪囊内侧壁，术后定期进行泪道冲洗。如果出现溢泪和慢性泪囊炎，经鼻内镜泪囊鼻腔造孔术是解决这一并发症最重要的一条途径。④眶纸板和轻度眶筋膜的损伤不必特殊处理，术后注意用足量的抗生素，禁止擤鼻涕，1 周内不要行鼻腔冲洗，术后早期可以采用冷敷。严重眶纸样板损伤会导致眶内出血，当动脉受到损伤时，出血迅速，导致眶内血肿，称为眶内急性出血，症状出现严重、迅速，表现为眼球疼痛、眶周青紫、视力急剧下降、眼球突出、眶内压迅速增高，眼球运动障碍等。而牵拉、切割眶脂肪、眼肌和静脉系统的损伤，导致的眶内出血可能会轻微得多，称为慢性出血，一般都有自限倾向。临床对于眶内出血普遍的处理方式包括：抽出鼻腔填塞材料、静脉应用止血药物、甘露醇和利尿药等减轻眶内压、类固醇激素减轻眶内组织水肿。如果这些处理仍然不能减轻症状，文献认为：无论是动脉性还是静脉性眶内出血，当眼内压超过 40mmHg，并出现视力下降时，立刻行外科紧急处理，包括外眦切开术、眶减压尤其是眶尖减压术，甚至视神经减压手术。预防或成功救治视力丧失要求迅速识别患者的临床症状，包括眼部疼痛、眼球突出、眼球坚硬度（眼压）增高、眶周水肿、视敏度下降和眼球活动障碍，一旦出现上述症状，需要急症处理。但如果术后视力下降不明显，临床判断创伤比较轻微，而且无急性进展的趋势（如局限性眶内出血、眼压轻度升高、眼球轻前凸），可在严密监控下进行药物治疗 24 ~48h，再视疗效进行相应处理。⑤术腔粘连、闭锁术中切除中鼻甲基板下缘、中鼻甲根部骨折、中鼻甲骨质被切除等，是造成中鼻甲漂移的主要原因，导致中鼻甲与鼻腔外侧壁粘连。上颌窦、额窦或蝶窦窦口闭锁的主要原因是开放各鼻窦时，窦口黏膜环形损伤所致，保证黏膜的完整性，勿过度处理囊泡和水肿黏膜，以免妨碍黏膜创伤修复的生理过程，导致瘢痕愈合。⑥大出血引起鼻窦手术出血的原因分成两大类：术中损伤大的血管如筛前动脉、筛后动脉、蝶腭动脉，甚至颈内动脉或海绵窦。一旦出现上述血管损伤，先采用含肾上腺素或者生理盐水的棉片、纱条或明胶海绵压迫局部止血，并用双极电凝止血。若损伤颈内动脉，上述方法往往难以奏效，应立即行颈内动脉介入栓塞或颈总动脉结扎术，但有可能引起患者死亡或者偏瘫。

六、疗效判断及处理

治愈：症状消失，内镜检查窦口开放良好，窦腔黏膜上皮化，无脓性分泌物。

好转：症状明显改善，内镜检查见窦腔黏膜部分区域水肿、肥厚或肉芽组织形成，有少量脓性分泌物。

无效：症状无改善，内镜检查见术腔粘连，窦口狭窄或闭锁，息肉形成，有脓性分泌物。

应保证近期随访不少于6个月，远期随访1年以上。

七、出院随访

（1）出院时带药，目前多数带3个月量的小剂量大环内酯类抗生素、鼻用类固醇、黏液促排剂和某些中成药。

（2）术后1月内1~2周行鼻内镜复查，此后1年内每月定期内镜检查。

（3）定期门诊复查与取药。

（4）出院应当注意定期鼻腔冲洗，戒烟、戒酒，遵从医嘱用药，生活规律。

（李奇志）

第十一章

鼻及鼻窦囊肿

第一节 鼻前庭囊肿

鼻前庭囊肿（nasal vestibular cyst）为发生在鼻前庭底部皮肤下、梨状孔的前外方及上颌骨牙槽突浅面软组织内的囊性肿块，也有称之为鼻牙槽突囊肿、鼻底囊肿等。女性多见，好发年龄为30~50岁。无左右侧差异，偶有双侧发生。

一、病因

1. 腺体潴留学说　鼻腔底黏膜黏液腺的腺管阻塞，致腺体分泌物潴留形成囊肿。

2. 面裂学说　胚胎发育期面部各突起连接处有残留或迷走的上皮组织发展成囊肿，又称面裂囊肿，最具代表性的就是鼻前庭囊肿，其他还有球颌突囊肿、鼻腭囊肿、正中囊肿。

二、病理

囊肿多呈圆形，大小不一，邻近骨质被压迫吸收形成凹陷。囊肿外壁由含有弹性纤维和网状血管的结缔组织构成，坚韧而有弹性。囊壁内衬为纤毛柱状上皮、立方上皮或扁平上皮，含有丰富的杯状细胞。囊液棕黄色，可为黏液性或浆液性。如发生感染，囊液为脓性，囊壁有炎性细胞浸润。

三、临床表现

囊肿生长缓慢，早期常无症状，随囊肿增大出现鼻翼处及鼻孔内隆起，同侧鼻塞，鼻内及上唇发胀，偶见上颌部及额部反射性疼痛。若并发感染，囊肿迅速增大，局部疼痛加重，严重者伴鼻唇部红肿隆起。

四、诊断

1. 局部检查　一侧鼻前庭、鼻翼下方、梨状孔外侧部圆形隆起，如囊肿较大，可在上唇和口腔前庭引起隆起，质软、有波动感，一般无触痛。穿刺抽出液体可明确诊断。穿刺抽吸后囊肿缩小，但不久又复隆起。

2. 影像学检查　X线平片或CT平扫显示梨状孔底部低密度圆形、椭圆形阴影，边缘清楚光滑，无上列牙病变。

五、鉴别诊断

如表11－1所示。

表11－1　鼻前庭囊肿与牙源性囊肿的鉴别

	鼻前庭囊肿	牙源性囊肿
上列牙病变	无	缺牙、龋齿或牙根感染
囊液	透明、半透明，黏液或浆液性液体	姜黄色，黄褐色，酱黑色

续 表

	鼻前庭囊肿	牙源性囊肿
胆固醇结晶	不含	含有
放射学检查	梨状孔底部低密度圆形或椭圆形影，边缘光滑，无上列牙病	上颌骨牙槽突骨质破坏或囊内含牙，牙根尖部小圆形囊影，周围骨质有吸收

六、治疗

囊肿较大致鼻面畸形，引起鼻塞，或发生感染者应手术切除。

1. 唇龈沟进路　囊肿隆起部唇龈沟或沟上方横切口，剥离囊肿，以彻底切除囊肿壁为原则。术后鼻腔填塞及鼻唇沟周纱球压迫术腔。

2. 鼻前庭囊肿揭盖术　适用于主要向鼻内生长的囊肿。在前鼻镜或鼻内镜下，切除囊肿顶壁使囊肿开口于鼻腔底。要注意防止开窗口闭合导致复发。

（李奇志）

第二节　鼻窦囊肿

鼻窦囊肿（cyst of nasal sinus）是指原发于鼻窦内的囊性肿物。有两种类型：①鼻窦黏液囊肿（mucocele cyst of nasal sinus）：是鼻窦囊肿中最为常见者。多发于筛窦，其次为额窦和蝶窦，上颌窦较少见。本病多见于青年和中年人，多为单侧，囊肿增大时可累及周围结构，包括眼眶和颅底。囊肿继发感染发展成脓囊肿破坏性变大。最常见额窦黏液囊肿扩展到筛窦，或由筛窦扩展到额窦，以致很难判定原发部位。该病发展缓慢，当患者出现眼部症状时方来就医。②鼻窦黏膜囊肿（mucosa cyst of nasal sinus）：可发生于任何鼻窦，但多发生在上颌窦，以上颌窦底和内壁多见。本病可发生于单侧或双侧，生长极缓慢，长大到一定程度可自然破裂，囊液经窦口自行流出。常无症状，多在鼻窦X线或CT检查时发现。

一、病因

鼻窦黏液囊肿发生为多因素综合所致。各种原因导致的鼻窦自然口阻塞，使鼻腔内分泌物不能排出。同时鼻窦黏膜的炎性病变，也可因变应性因素所致的黏膜水肿，产生大量的渗出液逐渐充满窦腔进而压迫鼻窦骨壁变薄吸收，囊肿向周围扩展产生畸形。目前认为骨壁内破骨细胞被前列腺素等物质激活，同时淋巴细胞产生破骨细胞激活因子（OAF），前列腺素PGF和PGE对骨质吸收起很大作用，这也是囊肿破坏周围骨壁的原因。

鼻窦黏膜囊肿的病因有两种：①黏膜内黏液腺阻塞，腺体内分泌物潴留在黏膜下形成囊肿，又称黏液潴留囊肿，囊壁为黏液腺管上皮，囊液为黏液。②黏膜炎症或变态反应，毛细血管渗出的浆液潴留于黏膜下层结缔组织内逐渐膨大形成囊肿，又称鼻窦浆液性囊肿（serous cyst of nasal sinus），囊壁为有炎症改变的鼻窦黏膜，囊液为半透明的草黄色或姜黄色易凝结液体。

二、病理

鼻窦黏膜多呈水肿和囊肿性变化，黏膜上皮化生，黏膜下炎性细胞浸润，囊内液体为黏液，呈淡黄、黄绿或棕褐色，多含有胆固醇结晶，如有感染为脓性分泌物。

三、临床表现

鼻窦囊肿生长缓慢，局限在窦内时可无任何不适或仅有头痛。若囊肿增大压迫和破坏鼻窦骨壁侵入眶内或颅内则出现相应症状。鼻窦骨壁一经破坏后囊肿即发展迅速，若继发感染演变成脓囊肿则症状加重。

1. 眼部症状　囊肿侵犯眶内可致眼球移位，筛窦囊肿眼球向外移位，额窦囊肿眼球向外下方移位，蝶窦囊肿眼球突出，还可出现流泪、复视、头痛、眼痛等。囊肿压迫视神经及眶上裂，可造成第Ⅱ、Ⅲ、Ⅳ、Ⅴ、Ⅵ脑神经功能障碍，出现视力减退甚至全盲，眼肌麻痹、眼部感觉障碍和疼痛等症状即眶尖综合征（orbital apex syndrome）。

2. 面部症状　囊肿增大可出现前额眶顶（额窦囊肿）、内眦（筛窦囊肿）或面颊（上颌窦囊肿）等处隆起。表面皮肤正常，可触及乒乓球感或蛋壳感，若骨质吸收消失可触及波动感。

3. 鼻部症状　自发性间歇性鼻溢液，为囊肿自行破溃囊液经鼻窦口流出所致。较大的囊肿可出现鼻塞，嗅觉减退。鼻内镜检查：筛窦囊肿使筛泡或中鼻道向下膨隆，额窦囊肿鼻顶下塌，蝶窦囊肿嗅沟饱满，上颌窦囊肿鼻腔外侧壁向内移位，面部膨隆，硬腭下塌，表面黏膜正常。

四、诊断

根据病史临床表现，影像学检查等较容易诊断，在局部膨隆处穿刺有棕色或灰色黏液即可确诊。CT检查对囊肿的诊断和定位起重要作用，为鼻内镜手术治疗提供参考。影像显示肿物呈圆形，密度均匀，边缘光滑，邻近骨质有压迫吸收现象，有菲薄的骨壳，可显示侵入眶内及颅内情况。应与肿瘤、脑膜脑膨出、垂体瘤、脑膜瘤等鉴别（图11－1、图11－2）。

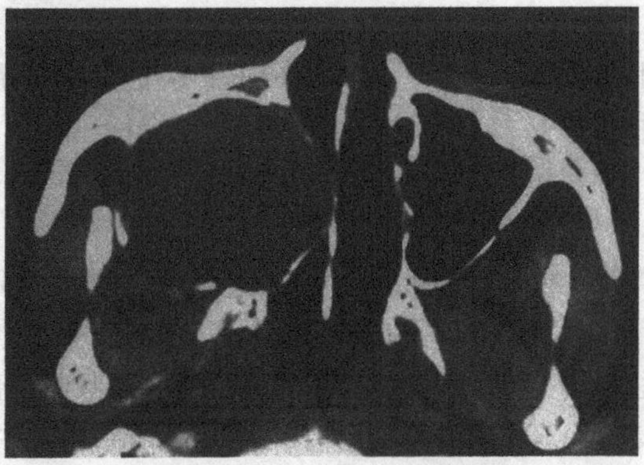

图11－1　上颌窦囊肿

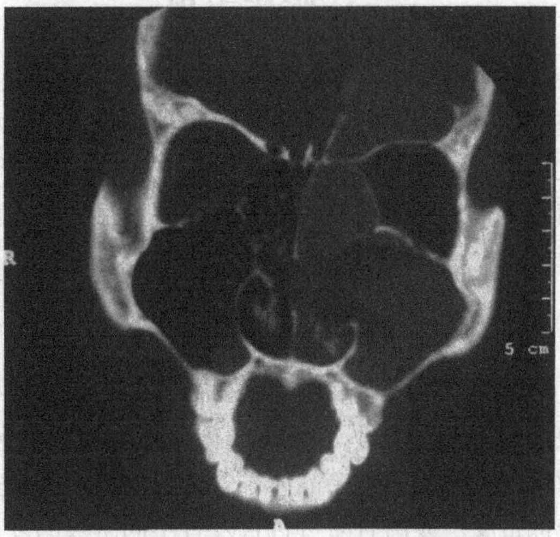

图11－2　左侧额窦筛窦上颌窦囊肿

五、治疗

诊断明确后，手术是唯一的治疗方法。无症状的小囊肿可以观察暂不处理。治疗原则是建立囊肿与鼻腔永久性通路，以利引流防止复发。手术方法：对较大的额筛囊肿侵入颅内或眶内有分隔者以往采用鼻外进路手术。目前首选鼻内镜鼻内进路手术，保留部分黏液囊肿的囊壁，以免损伤邻近的重要结构，出现严重的并发症。尽可能扩大造瘘口，建立永久通道即可。

大多数并发症如鼻、眼、面和脑部症状，在囊肿手术后便可以逐渐治愈或改善，部分需要配合药物治疗。对脑脊液鼻漏，眶尖综合征需进一步手术治疗。

（李奇志）

第三节　上颌窦牙源性囊肿

由于上列牙发育障碍或病变所形成并突入到上颌窦内的囊肿，称为上颌窦牙源性囊肿。包括含牙囊肿（dentigerous cyst）和牙源性角化囊肿（始基囊肿）后者包括根尖周囊肿（periapical cyst）和残余囊肿两种。

一、病因

牙源性囊肿包括发育性和炎症性。

1. 含牙囊肿　又称滤泡囊肿（follicular cyst），与牙齿发育缺陷有关。常发现有未长出的恒齿或额外齿。发生于牙冠或牙根形成之后，环绕未萌出的牙冠且附着于牙颈部的囊肿，可来自一个牙胚（含一个牙），也有来自多个牙胚（含多个牙）。

2. 根尖周囊肿　起因于牙根感染、牙髓坏死而形成的根尖肉芽肿或囊肿，慢性炎症的刺激引起牙周腔上皮增生长入其内形成囊肿。

二、病理

1. 含牙囊肿　停留在牙槽骨中的未萌出的牙可刺激造釉细胞增生和分泌，在缩余釉上皮与牙冠面之间出现液体渗出而形成含牙囊肿。囊壁为纤维组织，上皮为扁平或矮立方上皮，囊液为棕黄色液体，含胆固醇结晶及脱落上皮，囊肿缓慢生长，增大的囊肿可压迫骨质吸收变薄。

2. 根尖周囊肿　病牙根尖突入囊肿腔内，囊壁为鳞状上皮，有时为柱状上皮。囊液为黄色浆液性、黏液性液体，含有胆固醇结晶。

三、临床表现

牙源性囊肿多发生于青壮年，生长缓慢。初期无自觉症状，当囊肿长大时，骨质逐渐向周围膨胀，则形成面颊部隆起畸形、鼻腔堵塞，上颌窦内巨大的囊肿可使眼球向上移位及视力障碍等。含牙囊肿多发生在下颌骨第3磨牙，若发生在上颌骨者多见于单尖牙、前磨牙或切牙。根尖周囊肿较含牙囊肿小，多发生于上颌切牙、尖牙和前磨牙根的唇面，较大的囊肿出现面颊膨隆、麻木、酸胀，囊肿如有感染则出现胀痛发热，全身不适等。

四、诊断

可根据病史及临床表现，包括面颊隆起及鼻腔外壁向内推移，囊肿前骨壁较薄，扪诊可有乒乓球或蛋壳感，口腔检查常发现有缺牙（上列牙数不足）或龋齿、残根或死髓牙。穿刺是一种比较可靠的诊断方法，穿刺液呈黄色，显微镜下可见胆固醇结晶体。含牙囊肿CT表现多为单房卵圆形，囊壁薄，周围骨硬化缘光整。囊腔呈均一低密度。囊内有时可包含发育不同阶段的牙，囊腔通常连于牙冠与牙根交界处。根尖周囊肿示病牙根尖部圆形囊影，周围骨质有吸收现象。残余囊肿为致病牙去除后，该部位发生的囊肿，在拔牙后牙槽窝下方颌骨内出现囊状影，边缘有硬化带。

应与鼻及鼻窦肿瘤、成釉细胞瘤相鉴别。鼻及鼻窦CT或MRI可明确肿瘤的病变部位。囊肿穿刺有助于诊断。成釉细胞瘤CT表现为囊实混合性或纯囊性病变，囊性部分可为多房或单房膨胀性改变。多房型占60%表现为皂泡状或蜂窝状，分房大小不一，其间可见不完整骨性间隔，反映出成釉细胞瘤出芽式生长的特性。MRI表现为囊实性，实性部分呈等T_1、等T_2信号，增强扫描可强化。囊内容物呈长

T_1、长 T_2 信号。高分辨螺旋 CT 配合二曲面牙科软件技术可显示病变的形态、周围骨质破坏、牙根吸收及邻近重要结构改变；MRI 对于软组织成分的显示优于 CT。两者联合应用对于提高成釉细胞瘤的术前诊断的正确率有重要价值。

五、治疗

采用外科手术摘除，如伴有感染先用抗菌药物控制炎症后再行手术治疗。小的囊肿采用唇龈沟进路切除。突入上颌窦较大的囊肿，传统的手术方法采取柯－陆式进路，将囊肿全部切除。近年来多采用鼻内镜手术，经下鼻道或中鼻道开窗，将囊肿及病牙切除，同时尽可能保留上颌窦正常黏膜。对于根尖周囊肿，清除囊壁后若病牙尚稳固，有保留的可能，在术后行根尖切除或根管治疗可避免囊肿复发。

（李奇志）

第十二章

鼻中隔疾病

第一节　鼻中隔偏曲

一、概述

鼻中隔偏曲是指各种原因导致鼻中隔的上下或前后径偏离矢状面，向一侧或者两侧偏曲，或者局部形成突起并引起鼻功能障碍的一种鼻中隔疾病。偏曲的鼻中隔可以呈现各种形状如“C”、“S”形偏曲，若呈尖锥样凸起，则称棘突，若呈由前向后的条形山嵴样凸起，则称嵴突。

二、临床表现及诊断

1. 临床表现　鼻中隔偏曲可以对鼻生理和鼻病理产生严重的影响，并产生一系列临床症状，如鼻塞、鼻分泌物增多、头痛、头晕、嗅觉障碍、鼻出血、耳鸣和重听、咽痒等。

2. 诊断要点　①前鼻镜或者鼻内镜检查发现鼻中隔的上下或前后径偏离矢状面，向一侧或者两侧偏曲，或者局部形成凸起，两侧鼻腔大小不等；②伴有一个或者多个相应的临床症状，如鼻塞、头痛、头晕、嗅觉障碍、鼻出血、耳鸣等。但要注意鉴别鼻中隔黏膜增厚（鼻中隔剥离子触及质软）和是否同时存在鼻内其他疾病，如肿瘤、异物或继发病变如鼻窦炎、鼻息肉等。

三、治疗

鼻中隔偏曲的治疗原则：鼻中隔偏曲诊断明确，且患者有明显的鼻塞、头痛或鼻出血的症状，应予手术治疗。

1. 手术治疗　比较传统的手术方法为鼻中隔黏膜下切除术，但鼻中隔黏膜下切除术具有很多缺点，易发生鼻中隔穿孔、鼻梁塌陷、鼻中隔扇动、鼻呼吸功能不良等并发症，故已逐渐被“鼻中隔重建术”所取代。随着鼻内镜手术操作技术的成熟，鼻内镜下鼻中隔重建术具有手术并发症少，适用范围广，手术疗效高等优点、已成为鼻中隔矫正手术的经典手术。鼻中隔重建术的原则是以成形的方法消除软骨张力及矫正骨板形态，以不切除或少切除组织使鼻中隔恢复正常形态和功能并保持支架完整。由于鼻中隔偏曲的种类和形态各异，因此鼻内镜下鼻中隔重建术的手术方法也不尽相同，术前要仔细进行鼻内镜检查，明确偏曲的类型和部位，制定手术方案并根据术中所见灵活加以运用。

（1）鼻内镜下鼻中隔重建术

1）手术方法：①切口：根据术者习惯采用左或右侧的 Kllian 切口，单纯骨性棘突可采用棘突前黏膜切口。②剥离同侧黏骨膜，充分暴露上颌鼻嵴，筛骨垂直板和犁骨后部，分离方形软骨与筛骨垂直板、犁骨及上颌鼻嵴的连接，骨质偏曲者可再于筛骨垂直板前缘向后剥离对侧筛骨垂直板及犁骨之黏骨膜，将偏曲的骨质咬除或骨折复位，软骨部偏曲可根据偏曲的情况采用纵行、横行切开方形软骨或切除若干细软骨条，使之减压变直，切除方形软骨下缘多余的软骨，并复位方形软骨于上颌鼻嵴中固定，可不予缝合切口，鼻腔填塞凡士林纱条或者鼻腔膨胀止血海绵，术后 2 ~ 3d 取出。

2）手术要点：①分离方形软骨与筛骨垂直板和犁骨连接要彻底，分离方形软骨与筛骨垂直板的连接要高达与鼻骨连接处，否则高位偏曲无法完全矫正。②筛骨垂直板前缘骨质切除要适当，以使其与成形后的方形软骨良好对接。③方形软骨下缘多余软骨的切除要适量，切除过少，软骨不能充分减压，切除过多，则方形软骨不能充分与上颌鼻嵴良好连接，减弱其支架作用，同样，上颌鼻嵴的凿除也要适中。④方形软骨的成形减压要依据软骨的偏曲情况，采取不同的方法，先在偏曲四周的起始部切断软骨，再根据软骨偏曲的形态加以成形，其一是在软骨凹侧切割软骨，力求切透软骨而不损伤对侧黏骨膜，其二是在凸侧切除若干细软骨条，也可采用并行切割或切除。

（2）鼻内镜下鼻中隔黏膜下切除术：鼻内镜下鼻中隔重建术并不适用于所有的鼻中隔偏曲的患者，尤其是鼻中隔偏曲呈多种复杂的混合形态的患者，往往需要在鼻内镜下行鼻中隔黏膜下切除术。

1）手术方法

A. 患者仰卧位于手术台上，70% 乙醇消毒鼻及面部，铺消毒单。

B. 鼻腔黏膜用 2% 丁卡因 15mL 加 1∶1 000 肾上腺素 3mL。2 种药液混合后的棉片放于中鼻道后端、嗅沟及中隔表面，以麻醉筛前筛后神经和蝶腭神经节，鼻中隔切口处黏膜注射 1% 利多卡因 5mL + 1∶1 000 肾上腺素 5 滴，以利于分离黏膜及止血。

C. 在鼻中隔左侧皮肤与黏膜交界处，靠近皮肤行“L”形切口，切口上起自鼻中隔前端顶部，下至鼻中隔底部，切口宜长，便于以后操作。黏膜与软骨膜的切口应在同一切面上，切透黏膜与软骨膜，切勿划出多处创面，若软骨膜已分开，则呈闪光白色的表面。

D. 用鼻中隔剥离子分离切口侧鼻中隔软骨膜及骨膜、弯曲面向软骨及筛骨垂直板，分离时自上而下并与鼻梁平行分离黏骨膜直至犁骨，此部位软骨膜常有粘连，需用小刀切开。分离黏骨膜时应超出需祛除的弯曲骨约 1cm；否则，在切除鼻中隔偏曲部时易损伤黏膜。分离时应用宽钝器械，不要用小而锐的器械，以避免穿孔。

E. 于黏膜切口上端放一浸有肾上腺素的小棉球，使软骨暴露并止血，视野清楚利于切开软骨。软骨切口在黏膜切口后约 1mm，用小圆球刀边切边向上撬起软骨，勿切伤对侧软骨膜，软骨只需切开一小口，能进入鼻中隔剥离子即可。用剥离子向上下拉动分开软骨，再与对侧软骨膜及骨膜分离，保持该侧黏骨膜的完整。分离时也可用鼻内镜观察对侧鼻腔，以免黏膜发生破裂或穿孔，两侧黏骨膜及骨膜均充分分离后用中隔回旋刀将鼻中隔大部软骨切除，并将切下的软骨片保留，以备修补双侧鼻中隔黏骨膜穿孔。

F. 中隔软骨切除后，可开始切除鼻中隔偏曲的骨质部分，对筛骨正中板及犁骨的畸形骨质可用鼻中隔咬骨切钳咬除。对于靠近鼻腔底的骨质嵴突，可用锤及鼻中隔凿凿除。用鼻中隔咬骨切钳切除偏曲的筛骨垂直板时严禁向下扭拉及左右摆动，以防损伤筛板。若骨嵴过低而厚，可用燕尾凿凿除骨嵴，但需注意勿伤及腭大动脉分支。若损伤并引起出血时可用咬骨钳将骨壁夹紧止血，或者用双极电凝处理出血动脉，避免出血影响手术操作。

G. 全部偏曲骨切除后，检查鼻中隔是否平直，有无出血点，吸净血液、血块，并取出碎骨片，然后将两侧鼻中隔黏膜对合，如尚有弯曲可再咬除。鼻中隔完全平直后可缝合 1～2 针，也可不缝合。

H. 若中隔矫正后对侧中、下鼻甲肥大，可切除部分中、下鼻甲，以便鼻通气。

2）手术要点：①第一黏膜切口要在一直线上，不要做多个切口，以免使黏膜撕裂。切口不能过深，避免一刀切至软骨甚至损伤对侧软骨膜。②软骨切口应在黏膜切口后 1mm，做软骨切口时要边切边往上撬，勿损伤对侧软骨膜或导致在对侧软骨膜与黏膜之间分离。③分离至软骨与骨交界处，有时纤维粘连较紧或对侧软骨膜与骨嵴相连，此时分离应仔细，必要时用球刀切开黏膜处再分离，以免损伤黏骨膜。④放入中隔扩张器，尤其在骨嵴处过于扩大可损伤骨膜，有时可不用扩张器，用剥离子分开黏膜再用咬钳看清骨嵴后咬除。⑤分离骨嵴时可先分别在骨嵴上下方分离，在尖锐嵴突处会合。这样可减少黏骨膜的撕裂。⑥分离时剥离弯凹面需紧贴软骨及骨，避免黏膜损伤。

（3）鼻－鼻中隔整形术：歪鼻畸形伴有鼻中隔偏曲，术中将鼻中隔矫正术和鼻整形术一次同时完成，以达到恢复鼻功能和美容的双重效果。

1）手术方法：①手术切口可用鼻外径路，鼻小柱基部“V”形切口，在前鼻孔前缘沿软骨缘做弧形切口，并与鼻小柱切口连接，沿切口在大翼软骨内侧角软骨膜上剥离，用血管钳或剥离子插入向上进入鼻侧软骨和鼻肌之间，做全鼻梁的广泛分离，其范围上达鼻根，两侧至上颌骨额突。②先矫正偏曲的鼻中隔。对软骨部偏曲的鼻中隔可行“摇门”术，使鼻中隔软骨复位，有些病例则需暴露出软骨锥后，由鼻中隔背缘切开隔背软骨，分离两侧黏骨膜和骨膜，然后切断与筛骨垂直板和犁骨连接处，但需保留筛犁角的连接，使鼻中隔软骨呈半游离状。再根据鼻中隔软骨的情况，在鼻中隔软骨板的两面做减张性切除，使鼻中隔软骨部得到矫正。③合并有鼻骨歪斜的患者，应再行骨部矫正。经切口放入鼻锯，在双侧鼻骨侧方锯开与上颌骨额突的连接，由正中线伸入骨凿，分开鼻骨，用骨钳扭动鼻骨，使其上端发生骨折，然后使其移位后并将鼻侧软骨向正中挤压，恢复鼻梁的正中位。④合并有驼峰鼻、低鼻、塌鼻、鼻尖下垂、鼻尖上翘等鼻尖畸形均可同时手术。

2）手术要点：①注意鼻的各部与面部其他器官、脸形、体形相匀称，鼻的形态须从正侧面 2 个方位观察和判断，既要对称又必须与面部其他特征成比例。②若鼻骨不偏斜，可只做软骨矫正术。尽量不切除软骨，以防止发生鼻梁鼻尖变位和下塌。手术时若骨锥和软骨锥交接处被破坏，则需修复重建。应避免各连接处断塌，导致鼻梁阶梯状畸形。③严格无菌操作，术中注意止血。④在手术设计方面，伴有驼峰鼻或其他鼻畸形时，应同时进行矫正。⑤术后注意新位置的固定，缝合，防止移位变形。鼻腔内最好用碘仿纱条填塞固定，防止发生鼻中隔血肿或感染等并发症。

2. 手术治疗过程中应注意的几个事项

（1）少年儿童鼻中隔偏曲手术要注意的事项：近年来的教科书中，已经不把 18 岁以下列为鼻中隔手术的禁忌证了，所以不会把年龄作为适应证掌握不当的因素，但要注意手术方法选择，而 10 岁以下患者，要从严掌握手术指征，一般不做鼻中隔矫正手术。少年患者（11～17 岁）以鼻塞或头痛为主要症状，伴或不伴有流涕，经门诊系统的药物治疗（酌情选用局部激素、黏液促排剂、抗生素及抗变态反应药物等）3 个月以上无效，前鼻镜、鼻内镜检查或者鼻窦 CT 提示有明显鼻中隔偏曲，或有明显的嵴突或棘突，考虑鼻中隔矫正手术，但应注意以下几点。

1）对年龄较小（11～14 岁）的少年患者，应全部保留软骨部分，在鼻内镜下做常规切口，自骨与软骨交界处剥开后分离对侧黏骨膜，切除鼻中隔嵴突和骨性偏曲部分，然后再对软骨部分进行修正。

2）年龄较大（15～17 岁）的少年患者，因其鼻中隔基本发育完成，可将软骨前段大部分保留，经鼻内镜分离对侧黏软骨膜及黏骨膜，切除鼻中隔软骨后部一小部分、嵴突和骨性偏曲部分，对软骨部做划痕减张后放回使之平复。

3）对儿童患者鼻中隔骨质的取舍，应掌握局部切除、成形为主的原则，重点祛除嵴突或棘突，对鼻中隔软骨于鼻底嵴脱位处可条状切除后复位。避免大块切除后影响其鼻中隔的发育或支撑力，从而导致鼻外形的改变。

（2）老年鼻中隔偏曲手术要注意的事项：很多鼻中隔偏曲的老年患者愿意接受手术治疗，但由于个体的老化，手术风险比年轻人高得多，这就需要医生做好围术期的准备，尤其注意以下几点。

1）对伴有内科疾病的老年患者，均请相关科室会诊，共同制订治疗方案。一般要求将血压控制在 18.6/12kPa（140/90mmHg）以下，空腹血糖控制在 6.7～10.0mmol/L。

2）慢性支气管炎、肺气肿感染期患者，先抗感染治疗，待感染控制后，肺功能基本正常的前提下再考虑手术治疗。

3）所有老年患者均建议采用全身麻醉。即使局麻术中也建议进行心电监护，密切观察生命体征。

4）局麻患者降压药、降糖药者按常规使用，对全麻患者，术晨用少量的水送服降压药，对糖尿病患者则根据血糖情况决定用药。

（3）鼻内镜下行鼻中隔手术时手术切口、手术方法选择的注意事项

1）鼻中隔棘突或嵴突：鼻内镜下在骨嵴或棘的前方做切口，分离偏曲侧的黏骨膜和骨膜，保持对侧的黏骨膜与软骨的连接，凿除棘突或嵴突，尽可能切除偏曲的软骨和骨，再将黏骨膜复位。

2）鼻中隔软骨引起的偏曲：在内镜下选择 Hajek 切口，分离黏骨膜，取出偏曲的鼻中隔软骨划痕

减张后放回，使鼻中隔平直。

3）骨性鼻中隔偏曲：选择 Kllian 切口，分离左侧黏骨膜和黏膜，沿软骨与筛骨垂直板交界处轻压鼻中隔软骨，离断鼻中隔软骨与筛骨垂直板的连接，再分离对侧黏骨膜，切除偏曲的筛骨垂直板和犁骨。

4）软骨和骨部联合型鼻中隔偏曲：选择 Hajek 切口，剥离切口侧并分离黏骨膜及黏膜，分离超过要切除的软骨和骨的后方，在切口后 1 ~2mm 处切开鼻中隔软骨，分离对侧。切除鼻中隔软骨，再用咬切钳咬除偏曲的筛骨垂直板和犁骨，凿除偏曲的上颌骨和腭骨鼻嵴。

5）软骨与鼻小柱联合型鼻中隔偏曲：手术切口要前移，至少要超过鼻内孔（鼻阈），分离皮下至鼻小柱软骨，保留部分鼻小柱软骨，切除偏曲鼻中隔软骨和部分鼻小柱。

6）鼻中隔术后再次鼻中隔矫正：一般在鼻内镜下找到残留鼻中隔的边缘，沿边缘的后方做切口，常规分离后矫正残留的偏曲鼻中隔。

3. 主要并发症的预防

（1）鼻中隔血肿：术中尽量在黏骨膜和黏膜下分离，减少术中出血，如果损伤腭大动脉分支出血，用咬骨钳将骨壁夹紧止血或者用双极电凝彻底止血。

（2）鼻中隔穿孔：术中一侧鼻中隔黏膜穿孔，一般不需特殊处理；发生两侧都穿孔，如果穿孔小，可将黏膜对位缝合，如果穿孔大，可在穿孔的前方或后方做一黏膜松解切口，使黏膜前移或后移，覆盖穿孔，再缝合穿孔缘，必要时将鼻中隔软骨放回，夹在穿孔的双侧鼻中隔黏骨膜中间，使穿孔的鼻中隔黏骨膜快速愈合。

（3）脑脊液鼻漏：术中在切除筛骨垂直板和高位鼻中隔软骨时一定要用鼻中隔咬切钳，否则，使用暴力向下扭拉及左右摆动可能导致脑脊液鼻漏。

（4）鼻梁塌陷与鼻中隔煽动：鼻内镜下行鼻中隔手术，如果术中只切除鼻中隔偏曲部分，不完全切除鼻中隔软骨、筛骨垂直板或犁骨的绝大部分即可预防这类并发症的发生。

4. 术后处理

（1）鼻内镜下鼻中隔偏曲手术后的处理：①术后患者取半坐位，鼻部冷敷 6h；②鼻腔填塞者应在术后 24 ~48h 内（行鼻甲部分切除术的患者可适当延长至 48 ~72h）取出纱条或者鼻腔止血海绵，术后每天换药，以免鼻中隔与下鼻甲粘连；③密切观察鼻部渗血情况，如有出血，检查切口，若怀疑鼻中隔内部出血，必要时重新填塞；④术后应用抗生素预防感染，必要时给予镇痛、镇静对症治疗。

（2）鼻 - 鼻中隔整形术后的处理：①术后患者取半坐位，鼻部冷敷 6h；②术后加强应用抗生素预防感染（如哌拉西林钠他唑巴坦钠粉针 4.5g，静脉滴注，每日 2 次，疗程 5 ~7d），4d 内面部、鼻部可发生肿胀；③术后鼻部固定 1 ~2 周，术后 2 ~3d 取出鼻内填塞物，一周拆线；④术后鼻部避免暴力和暴晒；⑤若出现继发畸形，必须在术后 2 周内再行必要的矫正；⑥必要时给予镇痛、镇静对症治疗。

（李奇志）

第二节 鼻中隔血肿及脓肿

一、概述

鼻中隔血肿为鼻中隔软骨膜或骨膜下之积血，当鼻中隔血肿发生感染时并形成鼻中隔脓肿。

鼻中隔血肿的病因：鼻中隔外伤和鼻中隔手术都可产生黏膜下出血，因鼻中隔软骨膜或骨膜为一坚韧而致密的结缔组织，不易穿破，若鼻中隔黏膜无破裂，血液会聚集在黏膜之下而形成血肿。自发性血肿在临床上较为少见，大多见于各种出血性疾病（如血友病、血管性紫癜等）。鼻中隔脓肿的病因：鼻中隔外伤或者鼻中隔手术后血肿继发感染而形成脓肿，或者周围组织感染炎症蔓延而来，也可为急性传染病的并发症。

二、临床表现及诊断

1. 临床表现　鼻中隔血肿患者常伴有单侧或双侧持续性鼻塞，逐渐加重，伴前额部胀痛，鼻梁有压迫感及压痛。一般来讲，一侧黏骨膜下血肿，呈单侧鼻塞，若鼻外伤或鼻中隔手术后的血肿多为双侧鼻塞。鼻中隔血肿如有鼻黏膜破裂，常有血性分泌物流出。鼻镜检查可发现：鼻中隔单侧或双侧呈半圆形隆起，黏膜色泽正常或暗红色，触之柔软，穿刺回抽有血。鼻中隔脓肿可致鼻中隔软骨坏死而后期遗留鞍鼻畸形，也可上行扩散引起颅内并发症，经静脉逆行感染引起海绵窦静脉炎或者海绵窦栓塞，鼻中隔脓肿自行溃破常形成鼻中隔穿孔，鼻中隔脓肿症状与鼻中隔血肿相似，但有全身及局部急性炎症症状，如全身出现寒战、发热及周身不适，鼻梁鼻尖红肿疼痛并伴有触痛。严重者可以引起鼻背红肿，鼻尖部有明显压痛，伴颌下淋巴结肿大和压痛。

2. 诊断要点　①有明确的外伤手术史或者其他特殊病史；②伴有典型的临床表现；③鼻中隔血肿与脓肿的主要区别是靠鼻中隔穿刺证实，如穿刺抽吸有血，考虑为血肿，穿刺有脓性分泌物则为脓肿。

三、治疗

1. 鼻中隔血肿的治疗

（1）较小的血肿：及时穿刺抽出积血，局部压迫止血，可适量应用抗生素预防感染。

（2）较大的血肿：鼻中隔较大血肿或者血肿已形成凝血块时，必须尽早在表面麻醉下，沿血肿的下缘与鼻底的交界处做一与鼻底平行的切口，并用吸引管清除血液或血凝块；如为鼻中隔黏膜下切除术后发生血肿，可重新分开原切口，清除腔内积血或血块，如发现有活动性出血，最好在鼻内镜下用双极电凝彻底止血。清除血肿后，需用凡士林油纱条在两侧鼻腔填塞，48h 后取出，防止腔内再次出血，同时应用抗生素预防感染。

2. 鼻中隔脓肿的治疗　鼻中隔脓肿一旦确诊，立即切开排脓，以防止鼻中隔软骨破坏，引起塌鼻畸形。通常在鼻腔表面麻醉下，沿脓肿的一侧最下部做一横行切口，充分清除脓液及坏死软骨片，用含有抗生素的生理盐水液反复冲洗术腔，置入橡皮条引流。每日换药 1 次，同时全身使用足量抗生素以控制感染，预防感染的扩散。切勿在双侧鼻中隔同时做切口引流，否则可能导致鼻中隔穿孔。

如塌鼻畸形一旦形成，一般认为在炎症消退 2～3 个月后行鼻部矫形术。

（李奇志）

第三节　鼻中隔穿孔

一、概述

鼻中隔穿孔是指由于各种原因导致鼻中隔的任何部位形成大小不等、形态各异的永久性穿孔，使两侧鼻腔相通。

二、临床表现及诊断

1. 临床表现　鼻中隔穿孔的症状与穿孔的病因、大小，以及部位有着密切的关系。穿孔小而位于前部者，患者在呼吸时可产生吹哨音，如穿孔小而位于后部，患者可无明显症状；穿孔过大者，可伴有鼻塞、鼻内异物感、干燥感、鼻腔结痂及鼻出血等鼻腔黏膜萎缩表现。若因梅毒、结核等特异性感染所致的穿孔常伴有臭味的脓。

2. 诊断要点　①前鼻镜及鼻内镜检查即可确切发现穿孔的部位和大小；②鼻中隔穿孔有时可无明显症状；③鼻中隔小穿孔易被痂皮覆盖，有时容易忽略。

三、治疗

1. 保守治疗　当鼻中隔初起溃疡尚未形成穿孔时，局部涂用 1% 黄降汞软膏或抗生素软膏。如为铬酸所致的溃疡，可涂5%硫代硫酸钠软膏，应及时注意病因治疗（如避免接触、吸入有害化学物质；如引起穿孔的原因为全身性疾病，则要采取抗结核、抗梅毒等针对性治疗）；同时保持鼻腔湿润清洁，每日用温盐水冲洗鼻腔；当穿孔较小且边缘可见肉芽组织时，可用10%硝酸银烧灼，然后每日涂以保护性软膏，直到穿孔愈合为止。

2. 手术治疗　对于鼻中隔穿孔较大且临床症状明显者，可试行手术治疗。鼻中隔穿孔修补术的方法较多，常采用以下方法。

（1）黏膜移位缝合修补术：黏膜移位缝合修补术又名减张缝合法。适用于发生在鼻中隔前下方的小穿孔，其手术方法如下：①麻醉满意后，用尖刀切除穿孔边缘少许黏膜，以形成新鲜创缘，用剥离子剥离两侧穿孔周围的软骨膜；②在穿孔的上前方（距穿孔前缘1～2cm）做一弧形切口，切开一侧黏骨膜并仔细分离；③将分离满意的黏膜瓣向下拉，与穿孔的下缘黏膜缝合；④再于鼻中隔之另一侧穿孔下方1～2cm处，做同样的长弧形切口，将分离好的黏膜瓣向上拉，与穿孔的上缘黏膜缝合。

（2）鼻底黏膜瓣翻转移位缝合术：这种方法可以修补较大的鼻中隔穿孔，其手术方法如下：①将鼻中隔穿孔边缘分开，形成黏膜瓣；②根据穿孔的大小和位置，选择鼻底黏膜瓣的大小，从而翻转适宜的鼻底黏膜瓣缝合于分开的鼻中隔黏膜之间；③用凡士林纱条轻轻填塞，切勿填塞过紧，保证鼻底黏膜瓣良好血供。

（3）下鼻甲游离黏膜瓣修补术：这种方法也可修补较大的鼻中隔穿孔，其手术方法如下：①切除穿孔四周边缘形成新鲜创面，然后将同侧下鼻甲向上翻转骨折；②将下鼻甲原外侧面做成带蒂黏骨膜瓣，并向下翻转遮盖全部穿孔，然后妥善填塞两侧鼻腔，固定黏骨膜瓣；③7～10d后，黏骨膜瓣与鼻中隔穿孔完全愈合后，再将黏骨膜瓣蒂部从平齐鼻中隔处切断，最后将下鼻甲回位。

（4）游离筋膜修补术：自大腿采取阔筋膜，或自颞部采取颞筋膜，大小比穿孔大0.7～1cm，将鼻中隔穿孔周围黏骨膜分离成袋囊，将筋膜置于黏骨膜夹层中，两侧凡士林纱条填塞。

（李奇志）

第四节　鼻窦囊肿切除术

一、概述

常见的鼻窦囊肿主要有鼻窦黏液囊肿和鼻窦黏膜囊肿两大类（另有气囊肿十分罕见）。黏液囊肿多发于筛窦，其次为额窦。上颌窦与蝶窦较少见。多为单侧发病。囊肿增大时可累及其他鼻窦，甚至眶内和颅内。继发感染演变成脓囊肿，破坏性更大。黏膜囊肿多发生于上颌窦，有一定自然破裂倾向，无症状或症状轻微。根据囊液性状及有无分泌功能，又分为黏液潴留囊肿与浆液囊肿。

鼻窦囊肿的治疗原则为通过手术使囊肿与鼻腔建立通路，通畅引流，防止复发。传统的手术有鼻外进路、鼻内进路、经犬齿窝上颌窦进路等术式开放鼻窦，或者术中损伤大、术后反应强烈、遗留面部瘢痕，或者手术视线差、视野不清、带有一定的盲目性。自鼻内镜手术开展以来，鼻窦囊肿的手术治疗变得相对简单起来，治愈率高，并发症出现率极低。

对于鼻窦黏液囊肿，手术是唯一的治疗方法。而鼻窦黏膜囊肿多在拍鼻窦X线片时发现，较小时无症状，对人体无害，且有一定的自然破裂倾向，一般不必手术，可随访观察。若有明显症状或患者精神压力大，可行鼻内镜下手术切除。鼻内镜下鼻窦囊肿切除术是目前最简捷、安全、恰当的方法。能够在直视下开放病变鼻窦，减少了手术的盲目性。可以清晰观察窦口甚至整个窦腔的全貌，完成对囊肿的切除。同时对周围结构的破坏少，避免了传统方法遗留的面部瘢痕。还可以同期处理鼻腔鼻窦的病变，如鼻窦炎、鼻息肉、鼻中隔偏曲等。

二、术前提示

术前CT扫描：术前应常规行鼻窦冠状位CT扫描，累及后筛及蝶窦的病变则应同时行水平位CT扫描，以了解病变范围、鼻腔结构改变情况、与周围组织的毗邻关系及骨质吸收情况。鼻窦黏液囊肿在CT片上表现为鼻窦密度均匀增高，向周围扩大并有骨质吸收。位于后组筛窦及蝶窦的囊肿应特别注意其与视神经和颈内动脉的关系。鼻窦的黏膜囊肿表现为隆起于窦壁的半圆形或类圆形密度均匀增高影，边缘光滑，多见于上颌窦的下壁与侧壁。

三、手术技巧

1. 麻醉　手术在局部麻醉或全身麻醉下进行。

2. 筛窦黏液囊肿　在0°镜下将钩突切除，开放筛泡，开放前、后筛窦的同时，将前、后组筛窦的黏液囊肿底壁切除，并尽可能扩大。

3. 额窦黏液囊肿　将前组筛窦彻底开放，特别是鼻丘气房开放后，可充分开放额窦开口，引流额窦囊肿，并在30°或70°镜下将额窦底壁扩大咬除，充分引流，必要时可切除中鼻甲，以利于额窦的开放和引流。窦前壁如果骨壁厚硬，可用磨钻磨开前壁。

4. 蝶窦囊肿　可采用将中鼻甲后端1/3部分切除，暴露蝶窦前壁，直接开放蝶窦。

5. 上颌窦黏液囊肿　经中鼻道上颌窦开窗，扩大上颌窦开口，吸除囊液。若囊肿巨大将鼻腔外侧壁内移使鼻腔变窄，可经下鼻道上颌窦开窗，用咬骨钳和黏膜剪扩大窗口至直径2cm左右。因上颌窦自然孔多受压变形和引流不畅，故须经中鼻道扩大上颌窦自然孔。

6. 手术中注意事项　手术中操作应注意：

（1）保留黏液囊肿囊壁：囊肿壁为鼻窦原内衬黏膜，有助于手术后愈合；对许多伴有骨质缺损的囊肿，则可避免有些并发症的出现。

（2）囊壁忌强行撕脱，术中造瘘口尽量用咬切钳切除或用吸引切割器切除，避免暴力撕扯，以免因骨质缺损、周围器官壁与囊壁粘连而造成严重并发症。

（3）窦口开放要适度：尽可能扩大造瘘口，防止术后瘢痕粘连闭锁，继发囊肿形成。但亦不可过大，以免损伤窦口周围重要结构。

（4）窦口黏膜如果小面积撕脱或与骨缘不齐，应用鼻窦切割吸引器或黏膜剪将游离的黏膜缘切除，防止黏膜肿胀粘连。

（5）矫正影响手术进路或术后引流的鼻中隔偏曲。

（6）保护相邻鼻窦自然孔。术中如果其他鼻窦不合并病变，则术中涉及的相邻窦口不做处理，只需暴露自然口即可。

（7）对巨大颅底黏液囊肿，在手术中造瘘缓放黏液时要十分小心，特别是毗邻颅底或脑干，局部骨质吸收而缺乏保护，应警惕过快放液引发脑疝的可能。

四、术后处理

（1）术后早期可口服抗生素预防感染，同时进行鼻腔清洗，可将窦腔内分泌物冲洗干净，保证窦口通畅。定期内镜下检查清理术腔可以将窦内水肿的黏膜及时清除，使早期复发的小囊肿及时摘除，以防止复发。

（2）术后处理与其他鼻内镜手术一样，手术一般出血少，术腔仅填塞少许可溶性的止血物，如止血纱布、明胶海绵等。出血多的患者，可轻压一条凡士林纱条，24h后取出。术后全身应用抗生素，并在取净术腔填塞物后冲洗鼻腔，冲洗液可用含有抗生素的生理盐水或有关中药制剂。

五、并发症及其防范

1. 术腔粘连闭塞　主要因手术损伤及病变黏膜处理不当，手术中撕脱黏膜，手术后残留黏膜增生或瘢痕化，致术腔被封闭。重视手术后随访处理，及时清除增生的肉芽组织与渗出形成的伪膜，可减少发生粘连和术腔的闭塞机会。

2. 囊肿造瘘口闭塞　瘘口闭锁发生原因主要是手术中开口太小，另一方面和术后的处理有很大关系。术后正确随访处理，及时清除造瘘口周围纤维素渗出物与血痂可以预防。

（李奇志）

第五节 上颌窦根治术

一、概述

上颌窦根治术为Caldwell（1893）和Luc（1897）分别首创，在临床应用已达110余年。历经不断改进与完善，上颌窦根治术已成为一个成熟的规范化手术，它既可直接处理上颌窦的各种有关病变，又可通过上颌窦途径处理邻近结构的病变。为表达对Caldwell和Luc的敬意，国内外文献中常将该手术称为Caldwel－Luc手术。由于近年来的鼻腔鼻窦功能的深入认识和鼻内镜手术的应用，该手术治疗慢性上颌窦炎这一适应证，越来越多地被鼻内镜手术所取代，但上颌窦根治术仍然是耳鼻咽喉头颈外科的常用手术，只是由于鼻内镜手术的广泛开展，其被采用的频度有所减少，适应证亦应做适当的调整。黄选兆（2003）系统总结了当前该手术的适应证、手术要点和并发症。黄选兆（2003）总结目前Caldwel－Luc手术的适应证为：

1. 持续性（难治性）或复发性上颌窦炎性病变　有的患者可能已经施行过鼻腔和（或）上颌窦手术甚至内镜鼻窦手术，而窦腔内有不可逆的瘢痕形成或息肉样变的黏膜炎症，伴有黏膜纤毛功能障碍。这类患者往往不宜再行内镜鼻窦手术，因为单独的中鼻道上颌窦造口术，既不易彻底切除窦内严重病变的黏膜或瘢痕组织，也难以使遭受严重损害的窦腔黏液纤毛清除功能，完全恢复到足以将腔内液体从中鼻道造口处及时完全清除的可能。日久，窦腔黏液停滞稠厚，一则清除更为困难，二则加重慢性感染。此时只有通过Caldwel－Luc手术路径，才有利于清除窦腔病变组织，并借上颌窦内侧壁的下鼻道开窗，以利窦腔引流与冲洗。另外，如Kartagener综合征（一种常染色体隐性遗传病，包括支气管扩张、鼻窦炎及右位心三征）和影响黏膜纤毛功能的其他疾病，如纤毛不能移动综合征（immotile cilia syndrome，Kartagener综合征属于其中的一种变异），即具有黏膜纤毛清除作用延缓或丧失等缺陷。因而其黏膜纤毛功能不可能恢复到足以通过自然窦口来清除窦内积液的程度，以至需要通过上颌窦下鼻道开窗以保持窦腔的引流。有时，通过下鼻道上颌窦内壁开窗术，采用内镜鼻窦外科技术，完成上颌窦窦腔内较广泛的病变切除，亦可达到治疗目的。

2. 某些上颌窦囊肿　如上颌窦多隔性黏液囊肿（multiseptate mucocele）、含牙囊肿或牙根囊肿等。

3. 上颌窦部分良性肿瘤和已确诊或被怀疑的早期恶性肿瘤　良性肿瘤中如上颌窦骨瘤，虽较额窦和筛窦的骨瘤发生率低，但仍时有报道。如Sudhoff等（2001）及Narozny等（2000）所报道的上颌窦骨瘤，均系通过Caldwel－Luc手术切除的。

4. 真菌性上颌窦炎　此种患者采用内镜鼻窦手术或Caldwel－Luc手术治疗者均有报道。若病变范围较广，甚至有窦壁骨质变薄或缺损者，或鼻内镜设施及技术条件不够完善者，则以Caldwel－Luc手术为宜。上颌窦胆固醇肉芽肿等病变，亦可按照上述精神选用手术方式。徐万春等（1998）报道的2例都是采用Caldwel－Luc手术治疗的，效果良好。

5. 上颌窦后鼻孔息肉　此种息肉起源于上颌窦自然窦口附近的窦腔内上角，或起源于上颌窦内侧壁，亦有起源于上颌窦壁囊肿者，然后以细长茎蒂通过自然窦口进入鼻腔，向后抵达后鼻孔或坠入鼻咽部，一般认为这是与通常鼻息肉不同的息肉病变。治疗时常采用圈套器等方法摘除后鼻孔及鼻腔息肉，通过Caldwel－Luc手术切除上颌窦腔内的根蒂附着处，效果较好。

6. 上颌窦异物　内源性异物如磨牙或双尖牙的断根。外源性异物系外伤进入上颌窦内的金属或非金属异物。如鸟枪子弹可能为一个或多个进入窦内不同部位，有的嵌入骨壁或黏骨膜下方，Caldwel－Luc手术探取较为方便。

7. 牙源性上颌窦炎、口腔上颌窦瘘管　牙源性上颌窦炎甚至已形成上颌窦牙槽瘘管或口腔瘘管者，因窦底部骨膜感染，须行Caldwel－Luc手术，才能彻底清除病变，封闭瘘管。如Coh（2001）曾报道右上颌－前上磨牙突入上颌窦引起复发性上颌窦炎，有流脓涕等症状，通过 Caldwel－Luc 手术切除后，症状消失。

8. 经上颌窦径路鼻腔外侧壁内移加固定术　用以缩小鼻腔宽度治疗萎缩性鼻炎。先行 Caldwel－Luc 手术，颊龈黏膜切口向内延长至中线，尖牙窝处骨孔须向内及内上方扩大，充分暴露上颌窦内壁的前界及下界。沿梨状孔边缘伸入鼻骨膜分离器，分离下鼻道外壁及鼻腔底的黏－骨膜；用平凿经前壁骨孔凿断上颌窦内壁的前缘及下缘，然后用扁桃体剥离器向内推压上颌窦内壁，使其上缘及后缘骨折，此时因上颌窦内壁连同下鼻甲也内移，故能缩小鼻腔宽度。再置入医用有机玻璃片固定，以防日后外移。

9. 经上颌窦径路进入翼颌窝　经上颌窦径路进入翼颌窝，然后根据需要可行：①颌内动脉结扎术，适用于严重的动脉行鼻出血，出血点位于中鼻甲下缘平面以下，尤其是鼻腔后段鼻出血，经用填塞法止血无效，而当压迫同侧颈动脉时鼻出血减轻者。②翼管神经切断术，适用于严重的血管舒缩性鼻炎。③颅底病变或翼颌窝肿瘤活检及探查术。

10. 经上颌窦径路处理眶下壁骨折及颌面外伤　如眶下壁骨折、三磨牙骨折、颧骨骨折及 Le Fort 骨折（双侧上颌骨横行骨折，可分 3 型）。

11. 经上颌窦径路行眼眶减压术　Rizk 等（2000）报道采取鼻内镜与 Calldwell－Luc 径路联合应用，为 9 例毒性甲状腺肿眼病（Graves' orbitopathy）患者同时进行了两侧眼眶减压术。

12. 其他　通过 Calldwell－Luc 径路处理上颌骨骨髓炎或上颌骨放射性骨坏死，切除上颌牙槽或硬腭的局限性肿瘤。

上述前 8 条所列举的适应证较常应用，后 4 条可于必要时选用。

二、术前提示

1. 鼻内镜检查和 CT 扫描　术前行鼻内镜检查和 CT 扫描是上颌窦根治术前必要检查。CT 检查有助于评价鼻窦内黏膜的病变范围、使手术中进入鼻窦更易，并可以防止损伤眼眶、牙及眶下神经。

2. 抗生素的应用　有学者认为上颌窦根治术属感染性手术，对已存在感染、术前未进行抗感染治疗的患者，应术前 1h 进行静脉抗生素的治疗是有益的。

三、手术技巧

1. 体位和麻醉　患者仰卧，头侧向手术者，手术者可以戴头灯以增加鼻窦内清晰度。通常应用局部浸润麻醉。以含肾上腺素 1% 的丁卡因液黏膜表面麻醉并减轻鼻腔充血。在切口处黏膜注入含 1/20 万～1/10 万肾上腺素 1% 的利多卡因 3～5mL。同时行眶下神经和上牙槽后支神经的阻滞麻醉。为使麻醉效果较好，应在切口前 5～10min 进行局部麻醉。全身麻醉时气管内插管固定于下唇口角；如进行双侧上颌窦根治术，插管应固定在中线。

2. 切口　切口位于唇龈沟上 5mm 的位置，这样可便于术后关闭切口。过于靠近牙龈不易缝合且缝合后易裂开。以圆刀切口，切口与骨面垂直，直达骨膜下；用电刀切口止血较好，但损害周围黏膜。当切口通过黏膜下组织时应尽量保持低位，以避免损伤眶下神经的分支。切口的一般长度从一侧接近中线（距系带约 5mm）到牙槽脊，在不使暴露受限的情况下，切口应尽量缩小。

3. 暴露上颌窦前壁　切口切开骨膜，以剥离器于骨膜下分离。充分暴露尖牙窝，范围一般为梨状孔缘至牙槽嵴以及眶下神经下方。眶下神经约位于瞳孔中线眶下缘 1cm。术中应注意保护该神经，避免牵拉、压迫。

骨孔位于尖牙根的外上方，向上避免损伤眶下神经。骨孔可用电钻切开或用 4mm 宽小骨凿凿开骨质、切下骨片切下来的骨片保留，待术毕时将骨片复位，以封闭骨孔，并用细钢丝固定。这可避免日后面颊部软组织伸入窦腔内。

凿孔大小以能通过骨孔窥清上颌窦腔周围各壁即可，孔径一般约 12mm。骨孔的大小决定于手术的要求，如果手术的目的是处理窦内的分泌物或炎症，只需最小的骨孔；如处理黏液囊肿、广泛黏膜病变、眶壁减压、肿瘤切除则须扩大暴露，在此情况下可以去除上颌窦前壁，保留眶下神经。

也可在上颌窦前壁制成骨瓣以代替骨孔。前一段方法基本同前，唯上颌窦前壁骨质保留骨膜。切开骨瓣并缓慢轻柔的分离，在眶下神经的下缘做一平滑的骨折线。必须注意避免伤及眶下神经。

4. 病变组织的去除　用30°或70°鼻内镜仔细观察窦腔，特别注意自然开口处的情况。对窦腔明显的病变组织及不可逆病变的黏膜均应予以切除，但应避免损坏骨壁；而正常黏膜或有可能恢复正常的具有可逆性病变的黏膜，应尽最大可能予以保留，尤其是自然窦口处的黏膜更应注意保留，以利于术后窦腔正常黏膜的生长和黏膜纤毛清除功能的恢复。

Marks（2000）强调处理炎症时，术中骨膜应予保留，可用刮匙刮除黏膜和黏膜下层，骨膜则得以保留。这样可不暴露其下方的骨质，避免引起骨炎和继发骨质增厚。也可使用切割吸引器切除病变黏膜，保留骨膜。

5. 上颌窦开窗　去除病变黏膜后，行上颌窦开窗引流。传统上颌窦开窗于下鼻道，但于中鼻道开窗更符合生理特点，两者可根据具体情况选择。无论何种方法，上颌窦开窗要足够大，以便于引流和移除填塞物。

（1）中鼻道开窗：中鼻道开窗开始于上颌窦自然开口，切开并去除后囟。使用钳或剪切开后囟，切开后囟后，清除病变组织；然后再以钳切除钩突防此上颌窦开窗后瘢痕闭合，以完成造口，这些步骤可在鼻内镜或手术显微镜下完成。

（2）下鼻道开窗：先经鼻腔将该侧下鼻甲向内不全骨折并偏向鼻中隔，以扩大下鼻道空间。从下鼻道外侧壁造孔处上方切开黏－骨膜，形成一基底在下的上下径约15mm、前后径约20mm大小的黏－骨膜瓣，先将其向内翻至鼻腔底部。凿开取黏－骨膜瓣部位处的上颌窦内侧骨壁，构成约15mm×20mm相应大小的骨孔，凿平骨孔下缘，并使之与鼻腔底壁齐平，然后将黏－骨膜瓣翻转，经骨孔下缘置入上颌窦底壁，以减少骨孔狭窄的机会。造孔完毕后将下鼻甲复位到原位。注意经下鼻道上颌窦内侧壁开窗的部位不宜太靠前，以免损伤第一切牙；鼻泪管下端开口位于下鼻道外侧壁的前部，距鼻腔底约16mm，距前鼻孔外侧缘约30mm，上颌窦内侧壁开窗时须防止损伤此开口，以免引起术后流泪。

6. 术腔关闭　在关闭前充分止血，黏膜止血可用电凝、骨部出血可用骨蜡。然后窦腔内应用抗生素软膏并缝合切口。这种方法的优点是不需填塞，避免了取出填塞物的痛苦和填塞物可能带来的感染。

传统的方法是使用浸以凡士林及抗生素软膏长纱条，有序地疏松重叠填塞上颌窦腔，填塞物最后一段经过开窗处进入鼻腔，将来经此去出。由于窦腔填塞纱条痛苦较大，有许多学者采用橡皮指套自制水囊压迫开窗处及窦腔，去除水囊是放除其中的生理盐水即可，患者痛苦较小。

7. 缝合　切口间断或连续缝合，应用可吸收及不吸收材料。若用可吸收线缝合可不拆线，4～6周后将降解脱落。面部相当于切口处用纱布卷加压固定。

四、术后处理

（1）术后半卧位、冰敷，观察出血情况：术后第2天取下加压纱布卷，行口腔护理并保持切口的清洁。

（2）药物包括镇痛药及抗生素：根据病情不同，填塞物术后2～5d取出，并注意取出填塞物时可能出血。

（3）指导患者定期鼻腔冲洗：每1～2周复诊清理术腔，直至术腔上皮化。

五、并发症及其防范

1. 血肿　上颌窦根治术后可发生血肿。在缝合伤口之前，认真仔细止血，可防范血肿的发生。有凝血机制障碍或术前服用阿司匹林者较易发生血肿。对严重或持续出血的患者，头部抬高，面部冰敷观察；若仍不能控制出血，必要时应打开伤口探查止血。

2. 神经损伤　眶下神经及其分支损伤最常见，发生率为9%～46%。损伤神经是因为牵拉过紧受损或者被误切。此外，若去除骨质太低，上牙槽神经的分支可在上颌窦前壁受损。损伤后多数会引起上唇、面部、牙麻木，有些患者有与神经痛相关的慢性疼痛体征。

3. 流泪　流泪虽可发生，但不多见，系因在下鼻道外侧壁前部的鼻泪管开口受损所致。持续流泪或泪囊炎须行泪囊鼻腔吻合术治疗。

4. 眼部损伤　眼部损伤为最危险的并发症，发生率极低。可为直接损伤或者血肿压迫导致的间接损伤，出现该并发症后应请眼科医师会诊协助处理。

5. 其他并发症　其他较常见的并发症有：①牙或牙龈疼痛或麻木，日久大多数可以消失。②面部感觉异常或麻木感，常在眶下神经分布区域，但可望恢复正常。③口腔上颌窦瘘管，很少见。④切口处瘢痕形成，致颊龈沟消失而影响安装义齿。⑤牙失活，有报道发生率约0.4%。⑥远期面部两侧不够对称，为术侧瘢痕组织影响所致。

（李奇志）

第六节　鼻内镜治疗技术

一、概述

鼻腔与鼻窦由狭窄的管腔和间隙等构成，解剖结构精细而复杂。其“孔小洞深”的特点，加大了临床检查治疗的难度。当单纯肉眼观察不能满足检查需要时，学者们开始寻求借助某种器械或装置，深入到这些洞隙中，更直观和准确地诊治疾病。

在希腊庞培城出土的文物中可见到公元79年的肛门镜、阴道镜及子宫镜等体腔观察用具，是体现运用内镜观察体腔思想的最早实践。1879年，德国的泌尿科医师Nitze在医疗器械师Leiter的帮助下，首先使用前端配备照明装置的膀胱镜。他在直径5mm的光学镜管内插入水冷式电流加热白金丝到达视管前端提供照明，开创了医学史中使用光学内镜之先河。1901年，Hirshman对Nitze的膀胱镜进行了改良，首次经齿槽对鼻腔和鼻窦行内镜检查。美国人Caldwell和法国人Luc各自创立的Caldwell－Luc手术是治疗慢性上颌窦炎的经典手术，在其后相当长的一段时间内，健康鼻窦黏膜或炎性病变黏膜因为术中无法区分，常常被无情地剔除。

1925年，美国鼻科学者Maltz成功地应用经Wolf公司改善了光学性能的内镜，经下鼻道和尖牙窝对上颌窦进行了观察，并创造了鼻窦检查一词。他在认识到单纯依赖放射线照片检查的局限性后，提倡推广应用鼻内镜。1951年，英国物理学家Hopkin用玻璃纤维导光束传递冷光源进行前端照明，同时发明了固体柱状镜系统。这一发明极大地增强了照明的亮度，为现代硬性内镜技术的发展奠定了基础。德国Storz公司采用Hopkins光学系统，生产出了性能优良的硬性光学内镜。

奥地利学者Messeklinger通过三十余年对与鼻内镜相关的鼻腔外侧壁解剖和鼻腔病理生理学的研究，著成《鼻内镜检查》一书。成为鼻内镜解剖和病理生理研究方面的基础参考书。20世纪80年代，Stammberger代表Messeklinger介绍了他们在鼻内镜手术方面的经验，Kennedy对该项技术的敏感性促成了日后的巨大成功，并与神经放射学家Zinreich一起，改进了CT冠状位扫描技术，以更好地显示鼻腔外侧壁的解剖结构，提高了鼻内镜的应用价值和诊断水平。1986年，Stammberger和Kennedy等先后提出并完善了功能性内镜鼻窦外科的概念（functional endoscopic sinus surgery，FESS）。

1977年，我国学者卜国铉在《鼻科学》中提出：“窦内黏膜肉眼观察正常或属可逆，应予保留，以便黏膜再生覆盖窦腔。而手术成功的关键，不是完全决定于窦内黏膜是否全部刮除，而是决定于永久的通畅引流”。这与FESS理论完全一致。20世纪80年代中期鼻内镜检查技术传入中国，赵焯然等最早将其用于鼻腔、鼻窦疾病的检查和诊断。20世纪90年代初，韩德民和许庚等学者在FESS理念的基础上，开始将鼻内镜用于鼻窦手术，逐步确立了鼻内镜外科的基本术式。随着临床经验的积累，于20世纪90年代中期总结了对鼻窦炎的治疗经验，并深入地探讨了鼻内镜手术的并发症和影响疗效的相关因素。他们先于1995年首先在广州提出了慢性鼻窦炎的诊断、分期和疗效评定标准。随后于1997年11月在我国海南省海口市的全国鼻科学术会议上，制定我国慢性鼻窦炎的诊断、分期和疗效评定标准，标志着我国鼻内镜外科的发展上了一个新的台阶。近年来，我国学者提出“结构－功能－症状”全新的手术治疗理念，促进了传统鼻外科向鼻内镜微创外科的转变。其体现了疾病发生和发展的基本特点和因果关系，通过手术矫正、切除或重建病变部位的解剖结构，尽最大限度保留正常结构、保护其功能，从而最大限度地缓解或治愈临床症状，推动疾病转归进入良性循环的轨道。目前，鼻内镜外科技术已经广泛应用在耳鼻咽喉头颈外科日常临床工作中，为推动着学科诊疗技术进步发挥着重要作用。

二、基本原理

最早系统地阐述内镜鼻窦外科（endoscopic sinus surgery，ESS）基本原理和方法的是奥地利学者Messerklinger，他的研究表明：①慢性鼻窦炎的发生与窦口鼻道复合体（前筛复合体）的病变所导致的鼻窦引流口阻塞有关。②清除病变、开放阻塞的窦口、恢复鼻腔、鼻窦的通气引流功能，病变黏膜可逐渐恢复正常，遭到破坏的黏液纤毛清除功能和腺体功能可得到恢复，实现了治愈慢性鼻窦炎的目的。改变了以往鼻窦黏膜病变状态是不可逆的观念，奠定了ESS的理论基础。

Stammerger等继承和发展了上述观点，提出了功能性内镜鼻窦外科（functional endoscopic sinus surgery，FESS）的概念。美国学者Kennedy等阐明了鼻内镜手术治疗慢性鼻窦炎炎症对局部病理生理过程的影响，指出“功能性外科”的适应范围包括：①系统药物治疗无效的慢性鼻窦炎。②与窦口鼻道复合体结构异常相关的复发性急性鼻窦炎。

FESS较Caldwell－Luc等传统手术的进步在于：①减少了皮肤或黏膜的损伤以及对骨质结构的破坏。②精确地显示鼻腔外侧壁和鼻窦的解剖结构，利于术中操作和术后观察。③在保留黏膜和恢复正常的黏液纤毛传输功能的前提下，祛除病变，达到拓宽鼻腔和鼻窦间的空间联系；最大限度地保留正常的解剖结构和黏膜，维系鼻腔、鼻窦基本的生理功能。

从ESS到FESS的进步，是基于对鼻腔鼻窦炎性疾病病理生理学基础理论的认识以及对疾病病理生理学过程认识的进步。

三、应用范围

以慢性鼻窦炎、鼻息肉为主要治疗对象的鼻内镜外科技术，在不断推广普及完善的过程中，促进耳鼻咽喉头颈外科诸多疾病的诊治水平有了明显提高，也促进了相关解剖学、病理生理学、影像学等研究不断取得新的进展，应用范围已延伸到耳鼻咽喉头颈外科的各个领域（包括鼻、眼、颅相关外科等），并在一定程度上更新了眼科和颅底外科的治疗手段。

鼻内镜外科技术的组成主要包括：①电视监视下的鼻内镜手术。②清除鼻腔和鼻窦病变。③正确保留黏膜与重建结构。④综合治疗与术后随访4个方面。

应用范围主要包括以下几方面。

1. 鼻腔、鼻窦手术　鼻腔鼻窦结构异常（如气化中鼻甲、反常弯曲中鼻甲等），难治性鼻出血，鼻中隔偏曲矫正，鼻窦手术，脑脊液鼻漏修补术，鼻腔，鼻窦内翻性乳头状瘤（IVP），后鼻孔闭锁修复及腺样体切除等。

2. 鼻眼相关外科手术　眶击出性骨折、眶内脓肿。慢性泪囊炎是眼科常见多发病，泪囊与鼻腔仅相隔骨壁和黏膜两层结构，在鼻内镜下完成泪囊鼻腔造孔术，手术简捷，避免了面部切开和内眦韧带损伤；经鼻视神经管开放减压手术，具有损伤范围小，疗效好，并发症少等优点；眶内减压及视神经管减压术。经鼻进路眶减压术，治疗恶性突眼（Grave病）等。

3. 颅底外科手术　如巨大颅底，侧颅底囊肿、颅咽管瘤及脊索瘤等蝶鞍内肿瘤切除：如经鼻内镜蝶窦进路行垂体瘤切除术，此法进入蝶鞍快捷，可大大缩短手术时间；同时免除切口和进路过程中对鼻腔、鼻窦、鼻中隔的损坏和重建过程；可以比较准确判定解剖部位和切除病变范围。

4. 头颈肿瘤外科　应用鼻内镜外科技术治疗头颈肿瘤，可分为：①良性肿瘤：主要是鼻咽血管纤维瘤和鼻窦骨化纤维瘤等，采用动脉血管栓塞、控制性低血压麻醉等方法，在手术创伤、术后功能保存以及随访等方面均显示出优越性。②恶性肿瘤：对鼻咽癌等恶性肿瘤，在鼻内镜直视下切除放疗后残留或复发病灶，再辅以放疗、化疗及生物治疗等综合治疗手段也取得了满意疗效。

一些局限于鼻窦的恶性肿瘤，采用鼻内镜引导下鼻窦探查手术，可解决2个问题：①明确诊断。②开放鼻窦，促进引流，有助于缓解放疗后的鼻窦症状。对范围局限的恶性肿瘤，可在内镜观察下彻底切除。

5. 其他　如颞骨岩尖部病变经蝶窦鼻内镜手术切除、鼻内镜协助行枕下乙状窦后进路或迷路后进路内耳道位听神经瘤切除术及前庭神经切断术等。

鼻内镜外科技术应用范围和领域的不断扩大，体现了在准确、彻底清除病变的前提下，最大限度保留器官结构和功能的技术优势。同时，也应注意到：鼻内镜外科技术本身并不能取代所有经典或传统治疗手段，熟练和正确应用鼻内镜外科技术还需要在临床实践中不断摸索总结，加以提高，才可以运用自如。

四、鼻内镜设备和手术器械

鼻内镜外科手术是在内镜直视或经电视观察下，借助各种不同类型设备和手术器械完成的外科治疗。设备和手术器械是鼻内镜外科技术中不可分割的重要组成部分。熟练使用设备和手术器械，正确和规范操作是达到治疗目的重要保证，手术相关的设备和器械分类如下。

1. 监视记录系统　包括监视器、视频转化器、图像记录系统等。使用高清晰度数字记录装置，图像清晰，并便于查询、浏览和编辑，也可以通过网络进行远程交流。

2. 硬性鼻内镜　常用的硬性镜主要有0°、80°和70°，此外还有110°和120°内镜，使用频率较少。硬性内镜可经高压消毒后重复使用。

3. 手术器械　包括手动和电动器械。手动器械主要包括：0°、45°和90°筛窦钳，各种角度的咬切钳和咬骨钳以及各种不同角度的吸引器、剥离子。除常规必备的手术器械外，应根据手术性质和部位，选择一些特殊器械，如：下鼻道开窗用的Trocar以及骨钻等。

电动器械是指各种不同型号的切割吸引器，回旋切割的速度及吸引的强度是设备的主要性能指标，满足以上两个技术要求才能达到理想的工作效率。

五、鼻内镜鼻窦手术

常规的鼻窦手术技术是鼻内镜外科技术的基础，基本操作方法包括从前向后法和从后向前法，应视病变部位和范围不同有所选择。

（一）从前向后法

由奥地利鼻科学者Messerklinger首先提出，经过不断改进而日趋成熟，称为Messerklinger术式。

1. 麻醉方式　根据患者全身和局部状况可选择局部麻醉或全身麻醉。

2. 术前准备　患者仰卧，4%氯已定头面部常规消毒，铺无菌手术巾。使用血管收缩剂后，彻底检查双侧鼻腔，并根据鼻窦CT扫描提示，着重核实与手术相关的重要解剖定位标志和手术区域的病变情况。

3. 基本步骤

（1）切除钩突：切除钩突水平部和大部分垂直部，这与术野是否宽敞、上颌窦口能否顺利暴露及手术能否顺利实施密切相关。剥离子或镰状刀钝面轻压钩突与鼻腔外侧壁相接处的黏膜，确定大致的切口轨迹。镰状刀自中鼻甲前端根部钩突附着处插入，沿钩突与鼻腔外侧壁的附着缘，自前上向后下弧形划开黏骨膜，直至钩突的后下（水平部）附着缘处。持剥离子沿切口将钩突向内侧剥离，使其仅上、下两端与鼻腔外侧壁相接。用中甲剪刀或不同角度的筛窦咬切钳将钩突上、下两端与鼻腔外侧壁分离后咬除。切除钩突后，可见其后方的筛泡。用30°或70°内镜，可窥见上颌窦自然孔。

（2）开放前组筛窦：应用不同角度的筛窦咬切钳或回旋切割器从前向后开放前组筛窦。若筛窦气化良好，窦内黏膜基本光滑，则开放气房，能够保证引流通畅即可，尽可能保留和避免损伤黏膜；筛窦蜂房气化不良，窦内病变较严重的病例，在清除窦内不可逆病变时，应充分考虑保护可能恢复的水肿或肥厚黏膜。开放前组筛窦至分隔前、后组筛窦的中鼻甲基板后，按照顺序由前向后或由后向前开放眶纸板和中鼻甲根部残余气房，然后向上开放至额隐窝。

（3）开放上颌窦：用30°或70°内镜寻找中鼻道上颌窦自然孔。正常情况下上颌窦自然孔位于筛漏斗的后下，对应中鼻甲下缘前中1/3交界处，通常被钩突的尾部（水平部）遮蔽，钩突切除后才能充分暴露，有时该孔可被息肉、增生的钩突尾端，或水肿黏膜覆盖而不易找到。此时可用剥离子或带角度的吸引器，或前端为卵圆头的弯曲探子，沿钩突切缘外侧筛漏斗形成的沟槽自前上向后下滑行，或沿下鼻甲前上与鼻腔外侧壁结合处上方，轻压中鼻道鼻腔外侧壁的黏膜，多可找到狭窄呈漏斗状的上颌窦自然孔。若上颌窦自然孔开放良好且窦内未见病变，则不必破坏上颌窦自然孔结构，即便是很小的上颌窦自然孔也能满足上颌窦通气引流和黏液纤毛清除功能的需要。否则，可用90°筛窦咬切钳扩大缩窄的自然孔，然后以反张咬钳向前及前下咬除前囟，或以直咬钳向后，咬除后囟，扩大上颌窦自然孔，使上颌窦自然孔的前后径达1cm左右。上颌窦窗口缘应保留部分原自然孔黏膜，通常保留自然孔的前上部。这有利于上颌窦经中鼻道引流的功能需要和有效防止术后开窗口粘连闭锁。带角度的咬钳过多咬除自然孔上缘骨质时要注意避免损伤眶壁结构；向前扩大自然孔时，勿损伤鼻泪管；向后下过多咬除后囟时有损伤蝶腭动脉的鼻后外侧支的可能性上颌窦开口大小应根据窦口以及窦内病变程度决定，并非越大越好。少数骨质坚硬或上颌窦自然孔融合的患者，或经中鼻道无法去除上颌窦内病灶时，可采用下鼻道上颌窦开窗术。

（4）开放后组筛窦：用不同角度的筛窦咬切钳沿中鼻甲根部外侧向后，开放后组筛窦直至蝶窦前壁，然后按照顺序由前向后或由后向前开放眶纸板和中鼻甲根部及蝶窦前壁的残余气房。应注意勿向外损伤眶纸样板和向上伤及颅前底；勿损伤后筛窦上外侧壁处视神经管隆突。

（5）开放蝶窦：经蝶窦自然孔开放蝶窦。蝶窦自然孔位于蝶窦前壁距后鼻孔上缘10～12mm处蝶筛隐窝近中线处，即上鼻甲下缘附着蝶窦前壁处的内侧，手术中定位蝶窦自然口比较恒定的解剖标志是上鼻甲。在上鼻甲肥厚或蝶筛隐窝狭窄的情况下，可将上鼻甲的后下部分切除，有助于暴露蝶窦自然口。若蝶窦自然孔开放良好，则不必扩大开放，否则，可用不同角度的筛窦咬切钳向内、向前下扩大蝶窦自然孔。在找不到蝶窦自然孔，尤其是病变广泛或局部增生明显时，应认真参考鼻窦CT扫描，循开放的后筛至蝶窦前壁，贴近中隔侧，做蝶窦前壁开窗，或在正对中鼻甲下缘与鼻中隔间的蝶窦前壁造孔进入。蝶窦前壁开窗后，应再次找到蝶窦自然口，并与之通连。

（6）开放额窦：换用30°或70°内镜，选用不同角度的筛窦咬切钳（45°或90°）开放筛窦前上方的鼻丘气房或前组筛房达额窦底，此时，应根据CT扫描所示钩突上部附着方式和额隐窝气房分布情况，以钩突为解剖定位标志，清除额窦底残余筛房，开放额窦开口。开放鼻丘气房时，应注意勿损伤位于鼻丘气房外侧的泪囊。

（7）术腔填塞目的在于减少术腔出血，促进创面愈合：术腔填塞过紧可能给患者带来痛苦，也应充分估计术后减充血剂失效后的反弹性出血。为此，应在保证术后安全和减少痛苦的前提下，合理选择填塞物。对于术中出血少，术腔洁净的患者，可选用涂有抗生素软膏（如：四环素可的松软膏）的明胶海绵、止血纤维、可溶性止血纱布、膨胀海绵等填塞术腔；而术中出血较多，术腔仍有渗血的患者，则需加填凡士林油纱条，但应根据出血活动度掌握填塞的松紧度，并严格记录填塞物的数量，以备术后清理术腔时对照。

临床目前使用的各种填塞物品，在术后填塞止血的过程中，鼻腔、鼻窦的通气引流功能将暂时被中断，患者会明显感到鼻腔胀痛以及张口呼吸的不适，部分患者会出现剧烈头痛以及血压升高。为此，可选用具有通气引流功能的硅胶管，管四周留有引流孔。筛窦开放时可选用长度2～3cm硅胶管，长短因人而异。方法：清理术腔后先在创面贴敷表面涂有抗生素软膏的可溶性止血纱布，再植入筛窦硅胶管。同期行鼻中隔矫正时，鼻腔上半部分可以填塞凡士林纱条，鼻底（总鼻道）植入鼻腔引流扩张硅胶管，长度8～10cm。48h后取出即可。

应当指出的是，不是每个患者都需要完整接受以上手术步骤。应视病变部位、范围以及对窦口的堵塞程度而定。术中也可根据进程的实际需要，调整某些步骤的前后顺序，而不拘泥于“标化”形式。

（二）从后向前法

经典的从后向前法又称为Wigand法。主要步骤为先切除中鼻甲后1/2或1/3，暴露蝶筛隐窝，定位并开放蝶窦后，沿蝶窦顶壁作为颅底的指示标志，向前依次完成筛窦、额窦和上颌窦开放手术（图12-1）。该手术主要适用于有前期手术史，鼻腔解剖标志不清，或者仅需要经鼻单纯开放蝶窦等。

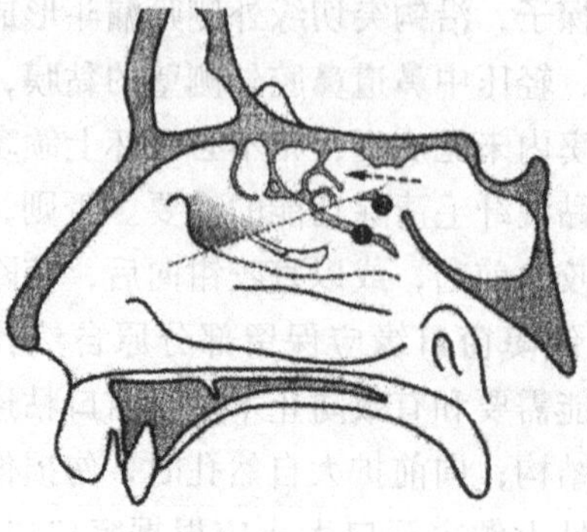

图12-1　从后向前开放鼻窦（Wigand）方法

首先剪断中鼻甲和上鼻甲后1/2，暴露蝶窦自然口开放蝶窦后，确认颅底及鼻腔外侧壁（眶纸板），然后，沿颅底及眶纸板向前开放鼻窦

六、内镜下鼻腔手术

内镜下鼻腔手术种类很多，以鼻中隔矫正术及鼻出血为例。

（一）鼻内镜下鼻中隔矫正术

内镜下行鼻中隔矫正术在直视下操作，手术精确，临床已广泛应用。

1. 鼻中隔偏曲的手术适应证　应注意在鼻中隔偏曲常规手术适应证的基础上，涉及鼻窦开放时应考虑到：①鼻中隔与其周围解剖结构的关系是否引起鼻腔、鼻窦功能障碍。②鼻中隔偏曲矫正后是否会形成鼻腔粘连，影响内镜鼻窦手术后鼻腔、鼻窦的通气引流功能以及术后随访等。

2. 检查手段　包括鼻内镜检查和鼻窦CT扫描。其中，鼻窦CT扫描对鼻中隔偏曲的评估的意义是：①鼻中隔偏曲与鼻窦炎的相关性。②可能影响鼻内镜下的手术操作。③影响术后鼻腔鼻窦通气引流与否。④导致术后鼻腔粘连的可能性。⑤提示手术矫正的部位和范围。

3. 手术步骤

（1）体位：仰卧位或半坐位。颌面部及前鼻孔75%乙醇溶液清洁消毒。

（2）麻醉：可选择局部麻醉或全身麻醉。选择原则依据患者情况及病变的程度和范围。

（3）方法：针对单纯鼻中隔棘或嵴突或局部偏曲，可在局部偏曲前做切口，或在嵴突表面做自前向后切口。钝性鼻中隔剥离子在黏骨膜下剥离，剥离子面与中隔面平行，略向下、外侧用力，将黏骨膜与鼻中隔骨性支架突起处分离取出。对引起明显偏曲的棘或嵴突部位，周围要充分减张，包括鼻中隔底部上颌骨腭突与软骨交界处黏骨膜皱褶处可用小球刀切开。剥离范围视偏曲程度而定，以利于充分暴露手术视野和继续剥离为原则。

为避免鼻中隔矫正术后可能出现的后续性鼻梁或鼻背塌陷，手术中应尽量注意保留鼻中隔具有中线支撑作用的软骨以及骨性结构。方法：①鼻中隔皮肤黏膜交界处自上而下做弧形切口，分离同侧黏骨膜。在切口前或后1~2mm切开软骨至对侧黏骨膜下，以上述原则剥离对侧黏骨膜。此时方形软骨出现张力，可在切开的方形软骨前2~3mm做垂直条状切除，尽可能保留大部分软骨。②鼻中隔高位发生偏曲时，可在方形软骨与筛骨垂直板处分离，同样上下条形切除部分筛骨垂直增厚的部分，使之与方形软骨保持在一垂直线上。③鼻中隔中下部发生嵴突或偏曲时，可同时切除上颌骨腭突、筛骨垂直板与犁骨之间形成的偏曲或嵴突。以上称为“三点鼻中隔矫正法”。三点鼻中隔矫正法可以用于鼻中隔严重偏曲的儿童或青少年患者。

（二）鼻内镜下处理鼻出血

鼻出血治疗的基本原则是迅速查找鼻出血部位和快速、有效地终止鼻内出血，即借助鼻内镜的照图明、放大和观察作用，可准确地探明鼻内出血的部位和局部情况，同时在直视下通过微填塞、激光、微波、高频电凝器等手段完成止血的治疗。运用鼻内镜技术治疗鼻出血同样要了解出血的部位及造成鼻出血的常见原因。

1. 鼻内镜下止血方法　鼻内镜直视下终止鼻出血方法适于鼻腔各部位可明确部位的动脉或静脉出血。常见鼻出血部位依出现频率分别为：鼻中隔利特尔区、下鼻道后部、鼻中隔后下部、蝶窦前壁（后鼻孔缘）、鼻顶部（嗅裂）。

具体止血方法如下：

（1）鼻内镜下鼻腔微填塞：利用鼻内镜可直视观察、照明清晰和定位准确的特点，在明确出血部位之后，用凡士林油纱条、止血纱布、止血纤维及膨胀海绵等进行局部的微填塞，效率高，同时又可维持鼻腔通气，患者痛苦明显减少，尤其是鼻腔后部的出血，尽量避免不必要的后鼻孔填塞。

（2）鼻内镜下高频电凝止血：明确出血部位后，尤其是小血管的残端，利用高频电极端与组织之间形成的电弧在出血局部产生的点状高温和碳化作用，封闭血管残端，达到止血目的。

（3）鼻内镜下激光辅助止血：鼻内镜下激光碳化和封闭鼻腔出血部位。临床使用的激光装置包括Nd：YAG激光、CO_2激光、KTP/532激光、半导体激光及钬激光等。其中，应用较多的是Nd：YAG激光和KTP/532激光。

（4）鼻内镜下微波凝固止血：微波是一种高频电磁波，微波探头可直接接触出血部位，使组织在瞬间达到高温，产生变性凝固，达到迅速止血目的。

2. 内镜下鼻出血治疗操作中有关注意事项

（1）使用肾上腺素棉片：出血剧烈的情况下难以找到出血部位以及在出血时无法实施电凝、激光或微波等止血措施。可在充分麻醉同时，应用肾上腺素棉片收缩控制活动性出血，并清理鼻腔内积血，根据出血方式和常见出血部位寻找出血部位。应用肾上腺素后无活动出血时，动脉出血部位局部仅表现为黏膜略隆起，用吸引器触之可诱发出血，借此确认出血部位。

（2）激光输出功率选择要适当：采用激光或微波等手段的治疗时，应选择适当的输出功率。Nd：YAG激光及KTP/532激光的输出功率约30W，距离出血部位3～5mm；微波输出功率40～60W。凝固时应分多次进行，无论激光、微波，都应注意深层烧伤问题，尤其是用于鼻中隔的出血，否则可导致鼻中隔的穿孔。

3. 鼻内镜观察下止鼻出血的优势

（1）易于明确鼻腔各部位活动出血点，尤其是鼻腔后部出血点。

（2）直视观察下精确操作，简便易行，止血准确和迅速，止血效果好。

（3）损伤和痛苦小，可避免不必要的前鼻孔或后鼻孔填塞，故该技术尤其适用于合并高血压、血管疾病及血液病等患者鼻出血的治疗。

七、鼻内镜手术并发症

鼻内镜手术并发症的风险并未因技术的进步而降低。按解剖部位将并发症分为：颅内并发症、眶及眶周并发症、血管并发症、鼻内并发症及全身并发症等。

（一）相关因素

1. 术者经验　在影响并发症发生率的诸多因素中，术者的经验及镜下操作技巧占首位。

2. 鼻窦解剖复杂程度　一些先天或后天因素都会使鼻窦解剖结构出现异常，导致术中相关结构被损伤的风险加大。

（1）先天因素：先天性窦口狭窄、位置异常，鼻窦发育不良，窦腔过度气化等。

（2）后天因素：陈旧外伤后的眶或颅骨骨折；多次手术史导致中鼻甲残缺，鼻窦骨质增生，窦腔黏膜瘢痕化等；囊肿或肿瘤导致的鼻窦及与眶或颅邻近的鼻窦骨壁吸收等。

3. 术中出血　大多数发生并发症的鼻窦手术病例都与术中或术后短时间内剧烈出血有密切关系。多与病变程度、变态反应、麻醉方式、慢性全身疾病及应用某些药物，如抗凝剂等有关。

4. 麻醉　通常认为局麻手术较全麻者并发症发生率更低。但对熟练术者，在全麻下手术有利于更彻底和从容处理病变，可避免由于全身疾患或紧张带来的潜在的并发症危险，应辩证看待麻醉方式与并发症的关系。

5. 右侧鼻腔手术　近20年来的文献统计表明，右侧鼻腔手术的并发症发生率，尤其是严重并发症发生率，明显高于左侧。

（二）并发症分类

1. 颅内并发症　包括颅内血肿、气脑、脑脊液鼻漏、脑膜膨出及脑实质损伤等。颅内血肿的直接原因是颈内动脉或大脑前动脉损伤后破裂出血。可采取介入放射治疗。颅内积气常导致严重颅内感染，一旦出现后应采取积极抗感染治疗。脑脊液鼻漏、脑膜膨出及脑实质损伤，采用经鼻修补常可获得满意效果。

2. 眶及眶周并发症

（1）视力障碍：可出现于术中或术后数日内，可以是一过性或永久性。主要原因有视神经直接和间接损伤以及中央眼动脉痉挛，视神经直接损伤多为永久性视力障碍，视神经间接损伤和中央眼动脉痉挛多为一过性视力障碍。

（2）眶内血肿或气肿：血液或气体经骨或骨膜的裂隙进入眶内，表现为眼睑或球结膜的血肿或气肿；早期症状一旦出现，应立即抽出术腔内全部填塞物，给予利尿剂、缩瞳剂、激素等药物治疗。必要时采取眶减压术。

（3）眼球运动障碍：直接损伤或眶内血肿压迫，都可导致眼肌束或其支配神经损伤，出现复视，检查可见不同方向的眼球运动障碍。神经损伤可在6～12个月内恢复。肌肉直接损伤须手术矫正。

（4）泪道损伤：为上颌窦开窗时损伤泪囊或鼻泪管后造成，症状为术后溢泪。

3. 鼻内并发症

（1）术腔粘连闭塞：主要为中鼻甲与鼻外侧壁或鼻中隔粘连，导致术腔闭塞。粘连最易发生于术后2～8周。主要原因为手术损伤、病变黏膜范围广泛、中鼻甲前端与鼻腔外侧壁或鼻中隔贴近等。

（2）窦口闭锁：主要原因与术中窦口周围黏膜损伤过重、手术中窦口开放不全及术中病变清除不彻底等有关。

（3）出血：出血本身并非意味是并发症，出血量多少应仅作为参考。但较大血管损伤并造成较为严重出血，广泛弥散出血导致出现全身性病理改变，需输血或需要特殊方法止血以及术后继发出血等，应考虑为并发症。

（4）全身并发症：发生率极低。包括感染中毒性休克综合征、哮喘发作、恶性高热、局麻或全麻导致的心律失常及死亡等。

（三）预防

1. 熟悉术中易出现并发症的高危解剖区域　该解剖区域包括前筛区、后筛区及蝶窦外侧壁，发生在前筛区的并发症最多见。前筛区毗邻的重要且易损伤的结构包括筛前动脉、筛板及眶纸板等；后筛区则应注意后筛外侧壁及外上部毗邻的视神经骨管；蝶窦外侧壁则要熟悉视神经和颈内动脉的解剖毗邻关系。

内镜手术前CT检查，除了可以清楚显示鼻窦病变程度和范围外，还可以提示先天生长发育过程中骨过度气化而导致的视神经或颈内动脉骨管突入蝶、筛窦的程度、骨壁的部分或全部缺失以及筛窦骨间隔厚度异常，包括由于各种病理情况，如前期手术、外伤以及肿瘤等导致的骨质增生、骨质吸收、破坏，外伤后骨壁变形或移位。更为重要的是通过CT扫描寻找对手术有价值的解剖参考标志，对熟悉术中易出现并发症的高危解剖区域，顺利完成手术，有效预防和避免出现并发症发挥重要参考作用。

2. 落实减少并发症的措施

（1）医师培训：熟练掌握内镜下的手术操作技巧，减少术中黏膜损伤，可最大限度减少出血，降低并发症。

（2）采取综合措施控制和减少术中出血，包括术前酌情使用抗生素、激素及促凝血药物；对术中出血较多或病变严重而广泛的病例，可分多次完成手术，以防止出血过多引起相关合并症；对病变较轻患者可选择局部麻醉，术者可借助患者的反应判断手术深度，有助于避免发生并发症；对病变程较重度的患者，应选择全身麻醉，术中控制性降低血压；注意正确使用肾上腺素，可有效减少出血，但对有心血管疾病者应慎重。

（李奇志）

第十三章

扁桃体疾病

第一节　急性扁桃体炎

一、概述

急性扁桃体炎（acute tonsillitis）指腭扁桃体的急性非特异性炎症，可伴有咽部其他部位炎症。本病在临床非常多见，尤其好发于青少年及儿童。急性扁桃体炎的病原体有通过飞沫或直接传播的危险。

二、临床表现及诊断

1. 临床表现　虽因其病理改变不同分为卡他型、隐窝型及滤泡型，但就诊断和治疗而言可分为非化脓性和化脓性2种。

（1）急性非化脓性扁桃体炎。表现为咽痛、低热、头痛、乏力、食欲缺乏等轻度不适。检查可见扁桃体充血、肿胀，无明显渗出物和化脓。病变较轻，多限于扁桃体表面。病程3～5d，可自愈，并发症也少见。

（2）急性化脓性扁桃体炎。咽痛较重，吞咽时明显，头痛、寒战、高热（38～40℃）、四肢酸痛、乏力等。小儿可高热40℃以上，幼儿常哭闹不安、拒食，甚至发生惊厥、抽搐、呕吐、少尿或腹泻等症状。检查可见扁桃体充血、肿胀明显，隐窝口有黄白色脓点，可融合成黄白色片状伪膜，局限于扁桃体上，不与扁桃体粘连，易拭掉，无出血。有些病例，炎症可侵入扁桃体实质，淋巴滤泡充血、肿胀、化脓，在扁桃体黏膜下可见黄白色点状脓灶。下颌下淋巴结肿大，有压痛。血常规：白细胞总数增加，中性白细胞中度增高。

2. 诊断要点　从病史、症状、检查等方面入手，诊断不难。但应注意从扁桃体实质有无肿大、扁桃体表面有无脓点区别急性非化脓性与化脓性扁桃体炎，以利完善治疗方案。

三、治疗

1. 一般疗法　本病具有传染性，故患者要适当隔离，卧床休息，进流质饮食及多饮水，加强营养及疏通大便，咽病较剧或高热时，可给予解热镇痛药。

2. 抗生素应用　为主要治疗方法。首选青霉素：肌内注射，一般感染，每次40万～80万U，每日2次，严重感染可增至每日4次；静脉滴注，用生理盐水或5%葡萄糖溶液稀释至1万U（1mL），每日200万～2 000万U。也可根据病情轻重，决定给药途径。若治疗2～3日后病情无好转，高热不退，须分析其原因，改用其他种类抗生素，如头孢呋辛：肌内注射、静脉注射，成人每次0.75g，每日3次；儿童30～60mg/（kg·d），分2～3次注射。或酌情使用糖皮质激素，如地塞米松：口服，开始每次0.75～3mg，每日2～4次，维持量0.5～0.75mg/d；肌内注射或静脉滴注，每次5～10mg，每日2次。

3. 局部治疗　常用复方硼砂溶液、口泰（复方氯己定含漱液）或1∶5 000呋喃西林液漱口。

4. 积极预防和治疗并发症

（1）局部并发症。炎症可向周围扩散引起扁桃体周围蜂窝织炎，扁桃体周围脓肿也可引起急性中耳炎、急性颈淋巴结炎及咽旁脓肿等。

（2）全身并发症。多认为系变态反应所引起，可并发与溶血性链球菌感染有关的风湿热、急性血管球性肾炎、心肌炎、关节炎等，应特别警惕心肌炎患者的突然死亡。

（李奇志）

第二节 慢性扁桃体炎

一、概述

慢性扁桃体炎（chronic tonsillitis）是临床上的常见病。为腭扁桃体的慢性感染，儿童多表现为腭扁桃体增生肥大，成人多表现为腭扁桃体炎性所致白色条纹瘢痕，常因屡发急性扁桃体炎后形成。在慢性扁桃体炎的扁桃体隐窝中有大量细菌，而这些积存的细菌不断分泌毒素，并经过腺窝周围的血管网传播到全身，因而扁桃体成为不少全身性疾病如风湿热、肾炎等的病灶，这也正是其危害所在。

二、临床表现及诊断

1. 临床表现　慢性扁桃体炎的特点是常有急性发作病史，而平时多无明显自觉症状。患者可有咽部发痒、干燥、异物感，亦可因经常咽下分泌物及隐窝中的细菌毒素，可致消化不良、头痛、乏力、低热等全身症状，过度肥大者则影响呼吸。扁桃体和舌腭弓可有慢性充血，扁桃体可有不同程度的增大，表面有瘢痕，凹凸不平，可见陷窝开口封闭而形成黏膜下小脓肿或囊肿；颈部淋巴结常肿大，可伴有慢性咽炎、喉炎、中耳炎、风湿热、关节炎、风湿性心脏病、结节性红斑、虹膜炎等并发症。慢性扁桃体炎亦可为长期低热的原因，在腭扁桃体内可有潜在性或活动性病灶存在。

2. 诊断与鉴别　结合反复急性发作病史、症状和检查可做出诊断。但要注意与下列疾病鉴别：扁桃体生理性肥大、扁桃体结核、扁桃体角化症、扁桃体良性肿瘤、扁桃体恶性肿瘤等。

三、治疗

对于反复发作的慢性扁桃体不能施行手术者，可先行保守治疗。如发作次数频繁，则应考虑手术摘除。如为病灶型扁桃体炎，一旦明确诊断，以早期手术切除为宜。

1. 保守治疗

（1）基于慢性扁桃体炎是感染变应性状态的观点，本病的治疗不应仅限于抗菌药物，而应将免疫疗法或抗变应性措施考虑在内，包括使用有脱敏作用的细菌制品以及各种增强免疫力的药物，如转移因子：肌内注射，每次2mL，1~2次/周。

（2）陷窝灌洗法或吸引法可清除陷窝中积留的干酪状物或渗出物，减少细菌繁殖机会，保持扁桃体免疫活性。冲洗药可用生理盐水或2%硼酸水。

2. 手术治疗　为现今治疗慢性扁桃体炎有效的方法。由于扁桃体具有重要的生理功能，如参加免疫，因此对手术要慎重考虑。除非频繁的急性发作，或影响呼吸及吞咽，或已成病灶，否则一般不必手术。

（李奇志）

第十四章

腺样体疾病

第一节　急性腺样体炎

急性腺样体炎（acute adenoiditis）常与急性咽炎、急性扁桃体炎等上呼吸道感染同时发生，多为细菌性感染，部分也可由病毒感染引起。患儿常有畏寒、发热，体温常达39℃以上。鼻塞严重，张口呼吸，哺乳困难。如炎症累及咽鼓管，可伴有不同程度的耳痛、耳闷胀闭塞感及听力减退。检查见鼻腔和口咽有不同程度的急性炎症表现，咽后壁有下流的分泌物附着。鼻咽镜检查可见腺样体充血肿胀，表面附有渗出物。因幼儿不能或不配合鼻咽镜检查，而成人患者亦常忽略该病的存在，故常漏诊。病儿应卧床休息，多饮水。高热者可给予解热镇痛剂，并辅以物理降温。症状较重者应用抗生素治疗，控制炎症。此外，可用0.5%麻黄碱溶液滴鼻，含漱剂漱口。

（李奇志）

第二节　腺样体肥大

腺样体因反复炎症刺激而发生病理性增生肥大，并引起相应的症状者称为腺样体肥大（adenoidal hypertrophy），本病常见于儿童，但部分成人亦可发生，常合并慢性扁桃体炎或扁桃体肥大。

一、病因

常见的病因为急慢性鼻咽炎的反复发作，以及邻近器官如鼻腔、鼻窦、扁桃体的炎症亦可波及鼻咽部，刺激腺样体组织增生。

二、临床表现

肥大的腺样体不同程度地阻塞后鼻孔和压迫咽鼓管，以及下流分泌物对咽、喉和下呼吸道的刺激，故可引起耳、鼻、咽、喉和下呼吸道的多种症状。

1. 局部症状

（1）鼻部症状：鼻塞为该病的主要症状。由肥大的腺样体和局部积聚的分泌物的阻塞引起。如伴有鼻炎、鼻窦炎，可加重鼻塞，同时可有流涕等表现。由于鼻塞，说话时带闭塞性鼻音。

（2）耳部症状：腺样体肥大可压迫咽鼓管咽口，引起咽鼓管阻塞，同时急性鼻咽炎发作可波及咽鼓管黏膜，在咽鼓管阻塞和炎症存在的情况下，鼻咽部分泌物中的病原微生物和毒素容易逆行至中耳，从而引起分泌性中耳炎，甚至化脓性中耳炎，产生耳闷、耳痛、听力下降等症状。

（3）咽、喉和下呼吸道症状：因分泌物下流并刺激呼吸道黏膜，引起咽部不适、阵咳，和支气管炎的症状。

2. 全身症状　主要为慢性中毒、营养发育障碍和反射性神经症状。患儿全身发育和营养状态差，并有睡眠多梦易惊醒、磨牙、反应迟钝、注意力不集中和性情暴躁等表现。

3. 与阻塞性睡眠呼吸暂停低通气综合征（OSAHS）相关症状 腺样体肥大是儿童 OSAHS 最常见的病因之一。鼾声过大和睡眠时憋气为两大主要症状，睡眠期张口呼吸、汗多、晨起头痛、白天嗜睡、学习困难等也是常见症状。

三、检查

（1）腺样体面容由于长期张口呼吸，致使颌面部骨骼发育不良，上颌骨变长，腭骨高拱，牙列不齐，上切牙突出，唇厚，缺乏表情，即所谓的“腺样体面容”。

（2）口咽部检查可见口咽后壁有来自鼻咽部的分泌物附着，常伴有腭扁桃体肥大。

（3）前鼻镜检查鼻黏膜充分收敛后，在部分患儿可见鼻咽部红色块状隆起。

（4）间接鼻咽镜或纤维/电子鼻咽镜以及鼻内窥镜检查可见鼻咽顶后壁红色块状隆起，表面多呈橘瓣状，有纵行的沟。电子鼻咽镜和鼻内窥镜检查图像清晰，可以观察后鼻孔的阻塞程度和咽鼓管咽口的压迫情况。

（5）鼻咽部触诊用手指作鼻咽部触诊，可触及鼻咽顶后壁处柔软肿块。

（6）鼻咽部 X 线侧位片和 CT 检查可见鼻咽部软组织增厚（图 14－1）。

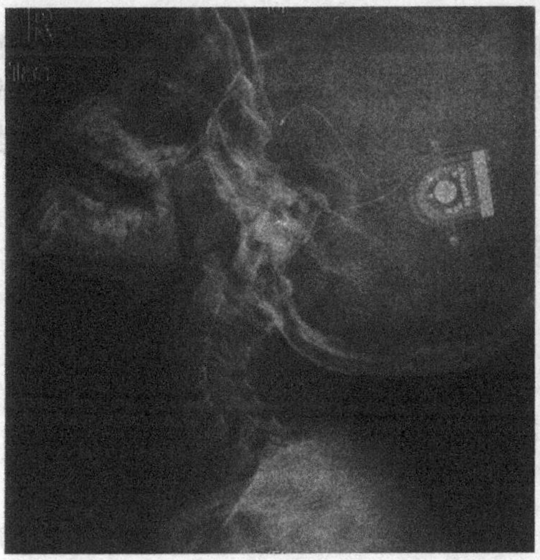

A

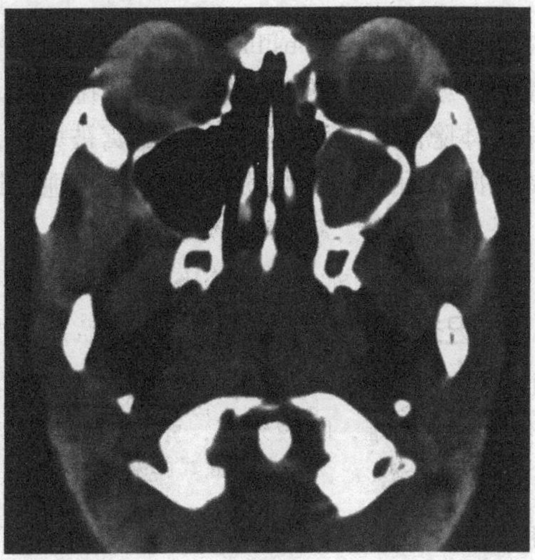

B

图 14－1 腺样体肥大影像学表现

A. 鼻咽侧位片示腺样体肥大；B. 鼻咽部 CT 示腺样体肥大，该平面完全阻塞后鼻孔，并见左侧上颌窦炎

四、治疗

腺样体肥大并引起睡眠呼吸暂停者为最佳手术适应证，此外伴有反复发作或慢性分泌性中耳炎和鼻窦炎者，应尽早行腺样体切除术。儿童分泌性中耳炎和鼻窦炎与腺样体肥大关系密切，腺样体切除术已成为治疗儿童分泌性中耳炎和慢性鼻窦炎的常规手术。如伴有扁桃体肥大，可与扁桃体切除术同时进行。早期腺样体切除术可使儿童受益，减轻症状，提高生活质量和学习水平。

手术可在表面麻醉或全身麻醉下进行。传统的手术方法是腺样体刮除术和切除器切除术，将腺样体刮匙或切除器放入鼻咽顶后壁，将腺样体刮除或切除。目前全麻下鼻内镜直视下以腺样体切割刀头行腺样体切除术或射频减容术已成为主要的手术方式。其优点是直视下操作避免邻近组织损伤，同时最大程度的切除腺样体，此外射频技术还有即时止血功能。

（李奇志）

第十五章

咽部脓肿

第一节 扁桃体周围脓肿

一、概述

扁桃体周围脓肿（peritonsillar abscess）是扁桃体周围间隙内的化脓性炎症。早期为蜂窝织炎，称扁桃体周围炎，继之形成脓肿，称扁桃体周围脓肿。本病常继发于急性扁桃体炎或慢性扁桃体炎急性发作。由于扁桃体隐窝，特别是扁桃体上隐窝被堵塞，引流不畅，感染向深层发展，穿透扁桃体被膜，侵入扁桃体周围间隙而引起。常见致病菌多为溶血性链球菌或金黄色葡萄球菌。多见于成年人。

二、诊断

（一）病史采集

（1）详细询问咽痛、发热发生的时间及病程的演进变化。

（2）有无吞咽困难，唾液外流，张口困难，语言不清，音调改变，体质衰弱。

（二）体格检查

1. 一般情况　急性病容、面颊赤红、畏寒发热，全身疲乏无力，少数患者可能全身症状并不重。

2. 局部检查

（1）患侧腭舌弓及软腭高度红肿，悬雍垂肿胀偏向健侧，腭舌弓上方隆起，扁桃体常被遮盖且被推向内下方。

（2）颈部活动受限，头常偏向患侧，颌下淋巴结肿大、压痛。

（三）辅助检查

1. 实验室检查　血常规白细胞总数大多增高，严重病例有时也可减低，但中粒细胞百分数仍增高。

2. 咽拭子涂片及细菌培养　结果同急性扁桃体炎。

（四）临床类型诊断

1. 前上型　脓肿位于扁桃体上极及腭舌弓之间，则腭舌弓上方隆起，扁桃体被遮盖且被推向内下方。

2. 后上型　脓肿位于扁桃体与腭咽弓之间，则腭咽弓隆起，扁桃体被推向前下方。患侧颈及下颌淋巴结肿大。

（五）鉴别诊断

1. 咽旁脓肿　为咽旁间隙的急性化脓性炎症，肿胀部位在一侧颈外下颌部，伴有压痛，病侧扁桃体和咽侧壁被推向中线，但扁桃体本身无病变。

2. 智齿冠周炎　多发生在下牙槽内侧，下颌第三磨牙（智齿）冠周炎常因阻生牙而起病，牙龈红肿，牙冠上覆盖肿胀组织，红肿可波及扁桃体前部及舌腭弓，但扁桃体和悬雍垂一般不受影响。

3. 急性白血病　有时咽峡部呈急性炎症现象，但疼痛轻，局部有出血坏死，牙龈部亦有出血灶，根据血常规和骨髓象可得确诊。

4. 扁桃体恶性肿瘤　多见于成人。单侧扁桃体肿大，局部炎症不明显，质硬，表面光滑或溃疡，或呈菜花状，早期临床症状不明显。易早期颈淋巴结转移，局部活检即可确诊。

三、治疗

（一）治疗原则

早期可保守治疗，选用敏感抗生素控制感染；在脓肿形成后，还应穿刺抽脓或切开引流，每日扩张切口一次，至无脓液流出。急性炎症消退后应行扁桃体摘除，以免反复发作。

（二）治疗方案

1. 非手术治疗

（1）一般治疗：卧床休息，加强营养，进食易消化食物。

（2）抗生素应用：脓肿未形成之前应按急性扁桃体炎治疗，应用抗生素控制感染，抗生素用量要充足，可静脉用药，最好用广谱抗生素如青霉素、先锋霉素等，如青霉素 800 万 ~ 1 200 万 U 静脉滴注。

（3）对症治疗：发病期间多用漱口水含漱，常用的有多贝尔氏液或自行配制淡盐水，每日含漱 5 ~ 10 次，起到辅助排脓、消炎作用。饮食应以清淡为主，吞咽疼痛者可吃流食或半流食；发热者可用酒精擦浴，协助降温；有高热者应给予退烧药；疼痛剧烈者适当给予止痛药，或口含六神丸等。

（4）中医药治疗

2. 手术治疗

（1）穿刺抽脓：扁桃体周围脓肿在脓肿形成后，宜采取穿刺抽脓。用 2% 丁卡因表面麻醉后，选择穿刺点，脓肿位于前上方者，假设于悬雍垂根部做一平行线，再自舌腭弓前缘做一垂直线，两线相交叉点即为穿刺点，或自悬雍垂根部与最后磨牙连线的中点为穿刺点；或在扁桃体上极与腭舌弓之间表现最膨隆之部位为穿刺点，脓肿位于后上方者，则在腭咽弓处穿刺。用 16 ~ 18 号粗针头，刺入时动作要轻柔，可感觉到有落空感即进入脓腔，不要刺入过深，以免刺伤大血管引起出血，如果未抽出脓，可将针退出一部分，改变方向再刺入试抽。

（2）切开排脓：在穿刺有脓处，或最膨隆处和最软化处作一小切口，切开黏膜及浅部组织后即可，然后用一血管钳从切口中伸入，沿扁桃体被膜外方进入脓腔，稍加扩张，将切口撑大，随即有脓外流，患者顿时感到症状减轻，可每日用血管钳扩张一次，待无脓时为止。

（3）脓肿期间将扁桃体切除：有时因脓肿引流不畅，虽然经多次抽脓但仍有脓或切开引流后仍不能治愈，此时在抗生素控制下，可在急性期切除扁桃体，以彻底引流，达到根治的目的。

（4）预防性扁桃体切除：约有 1/3 患者扁桃体周围脓肿反复发作，为了根除，可在炎症消退后 2 周切除扁桃体；因为此时扁桃体周围瘢痕尚未形成，扁桃体容易剥离，否则扁桃体周围因瘢痕而粘连则切除困难。

（李奇志）

第二节　咽后脓肿

咽后脓肿（retropharyngeal abscess）为咽后隙的化脓性炎症，因其发病机制不同，分为急性与慢性两型。

一、病因及病理

1. 急性型　最常见为咽后淋巴结化脓，多发生于 3 岁以内的幼儿。由于婴幼儿口因后隙淋巴组织丰富，口、咽、鼻腔及鼻窦的感染可引起淋巴结炎，进而化脓，脓液蓄积在口咽后方咽后隙的一侧。此外，成人因咽后壁异物刺入，或者外伤、手术等侵入性损害均可引起咽后隙感染。致病菌与扁桃体周围脓肿相似。

2. 慢性型　多见于成人，由颈椎结核引起。在椎体与椎前筋膜之间形成寒性脓肿。

二、临床表现

1. 急性型者，起病急，发热、烦躁、咽痛拒食、吸奶时吐奶或奶汁反流入鼻腔，有时可吸入呼吸道引起呛咳。说话及哭声含糊不清，如口中含物，睡眠时打鼾，常有不同程度的呼吸困难。患者头常偏向患侧以减轻患侧咽壁张力，并扩大气道腔隙。如脓肿增大，压迫喉入口或并发喉炎，则呼吸困难加重。

2. 慢性型者，多有结核病的全身症状，起病缓慢。无咽痛，多在脓肿大而出现咽部阻塞症状时方来就诊。

三、检查

急性型者可见咽后壁一侧隆起，充血，脓肿较大者可将患侧腭咽弓向前推移。由外伤或异物引起的咽后脓肿，多位于喉咽，须用间接喉镜检查才能发现。局部常有脓性分泌物，有时尚能查见异物。检查时，操作宜轻柔，以避免患儿哭闹挣扎导致脓肿破裂，如发生意外，应速将患儿头部倒下，防止脓液流入气管，发生窒息或引起吸入性肺炎。另外，检查可发现患侧或双侧颈淋巴结肿大，压痛明显。

慢性型者可见咽后壁隆起，常位于咽后壁中央，黏膜色泽较淡。

四、诊断

根据病史、症状以及检查所见，诊断不难。幼儿如有上述症状时，首先须考虑本病。除咽部检查外，可行 X 线侧位拍片，以判断脓肿的大小及范围，有时尚能见到液平面，对疑为外伤或结核引起者，通过 X 片也可检查有无异物或颈椎骨质破坏。结核性者常有肺部结核病变。CT 检查有利于脓肿与蜂窝织炎的鉴别。

五、并发症

（1）脓肿破裂，吸入下呼吸道，可引起吸入性肺炎甚至窒息。

（2）脓肿向下发展，可引起急性喉炎、喉水肿、纵隔炎。

（3）脓肿向外侧可侵入咽旁间隙导致咽旁隙脓肿，继之侵蚀大动脉，可发生致死性大出血。

六、治疗

1. 急性咽后脓肿　一经确诊，须行切开排脓。患儿不需麻醉，成年患者喷用1％丁卡因即可。取仰卧头低位，用压舌板或直接喉镜压舌根暴露口咽后壁，看清脓肿部位，在脓肿最隆起处用长粗穿刺针抽脓（图 15－1）。然后用尖刀在脓肿下部最低处作一纵向切口，并用血管钳扩大切口，排尽脓液并充分吸出。喉咽部脓肿，可在直接喉镜下进行手术，操作方法同上。术中应准备好气管切开包、氧气、喉镜及插管等器械，以便在意外情况出现时使用。

术后使用抗生素控制感染。如脓液引流不畅，每日应扩张创口，排尽脓液直至痊愈。

2. 结核性咽后脓肿　除抗结核治疗外，可在口内穿刺抽脓，脓腔内注入 0.25g 链霉素液，但不可在咽部切开。有颈椎结核者，宜与骨科医师共同处理，同时行颈外切开排脓。

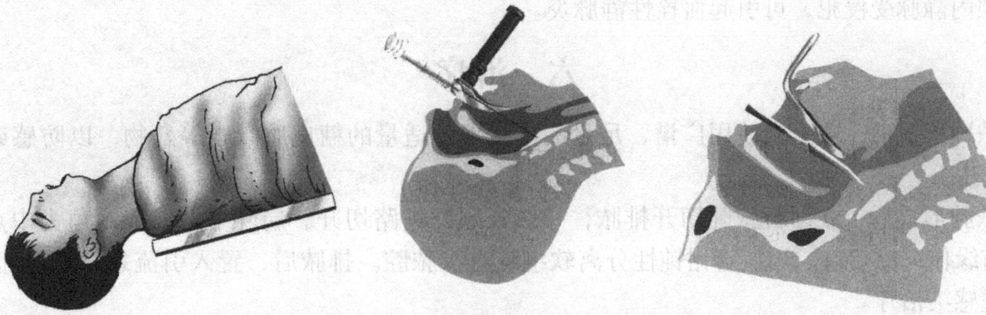

A　　B　　C

图 15-1 咽后脓肿的手术治疗

A. 体位；B. 穿刺抽脓；C. 切开排脓

（李奇志）

第三节 咽旁脓肿

咽旁脓肿（parapharyngeal abscess）为咽旁隙的化脓性炎症，早期为蜂窝织炎，随后发展成脓肿。

一、病因

（1）邻近器官或组织化脓性炎症的扩散，为最常见的致病因素，如急性扁桃体炎、扁桃体周脓肿、咽后脓肿及牙槽脓肿等可直接侵入咽旁隙而发病。

（2）咽部外伤、异物所引起的感染，包括咽部和口腔手术的并发症，如扁桃体摘除术、拔牙手术时注射麻醉剂的针头消毒不严，可将致病菌直接带入咽旁隙。

（3）血液或淋巴途径感染：邻近器官或组织的感染，可经血行和淋巴系累及咽旁隙。

二、临床表现

1. 全身症状　发热、寒战、出汗、头痛及食欲缺乏。体温可呈持续性高热或脓毒血症的弛张热，严重时可呈衰竭状态。

2. 局部症状　咽旁及颈侧剧烈疼痛、吞咽困难、语言不清、当炎症侵犯翼内肌时，出现张口困难。

三、检查

患者呈急性重病容、颈部僵直、活动受限。患侧颈部、颌下区肿胀，触之坚硬，牙痛明显。严重者肿胀范围可上达腮腺、下沿胸锁乳突肌而达锁骨上窝。如已形成脓肿，则局部变软且有波动感。

咽部检查，可见患侧咽侧壁隆起、充血，扁桃体及腭弓被推向中线，但扁桃体本身无红肿。

四、诊断

根据上述症状及体征，一般不难诊断。但因脓肿位于深部，由颈外触诊时，不易摸到波动感，故不能以有无波动感为诊断咽旁脓肿的依据。必要时可在压痛最显著处做诊断性穿刺抽脓，明确诊断。咽部CT可发现咽旁间隙的脓肿。

本病须与扁桃体周围脓肿及咽后脓肿等鉴别。

五、并发症

（1）周围扩展，可波及咽后间隙而致咽后脓肿；继而向下蔓延可发生喉水肿；沿大血管向下发展，可发生纵隔炎。

（2）若侵蚀颈内动脉，可致颈内动脉壁糜烂而引起致命的大出血。

（3）颈内静脉受侵犯，可引起血栓性静脉炎。

六、治疗

（1）脓肿形成前，应全身使用广谱、足量的抗生素及适量的糖皮质激素等药物，以防感染的蔓延和并发症发生。

（2）脓肿形成后，立即行脓肿切开排脓，一般经颈外进路切开。局麻下，以下颌角为中点，在胸锁乳突肌前缘作一纵切口，用血管钳钝性分离软组织进入脓腔。排脓后，置入引流条，切口部分缝合。术后继续抗感染治疗。

（李奇志）

第十六章

阻塞性睡眠呼吸暂停低通气综合征

一、概述

阻塞性睡眠呼吸暂停低通气综合征是指睡眠时上气道反复发生塌陷、阻塞引起的睡眠时呼吸暂停和通气不足，伴有打鼾、睡眠结构紊乱，频繁发生血氧饱和度下降、白天嗜睡等症状。OSAHS 可发生于任何年龄，但以中年肥胖男性发病率最高。OSAHS 作为多种心脑血管疾病、内分泌系统疾病及咽喉部疾病的源头性疾病，已日益受到重视。

二、临床表现及诊断

1. 症状　有睡眠中打鼾的病史，随年龄和体重的增加可逐渐加重，呈间歇性，有反复的呼吸停止现象，严重者夜间有时或经常憋醒，甚至不能平卧睡眠。白天嗜睡，程度不一，轻者表现为轻度困倦、乏力，对工作生活无明显影响；重者在讲话过程中、驾驶时出现入睡现象；患者入睡快，睡眠时间延长，睡眠后不能解乏。患者可有晨起后头痛、血压升高。晨起后咽部明显干燥、异物感。可有记忆力下降、注意力不集中。部分重症患者出现性功能减退，夜尿次数明显增多，性格急躁。合并并发症者可出现相应症状，如夜间心绞痛等。儿童患者除上述表现外，还有遗尿、学习成绩下降，胸廓发育畸形、生长发育差等。

2. 体征

（1）一般征象：较肥胖或明显肥胖、颈围较大，重症患者有明显嗜睡，在问诊过程中出现反复瞌睡；部分患者有明显的上、下颌骨发育不全。儿童患者一般发育较差，除颌面部发育异常外，还可见胸廓发育畸形。

（2）上气道征象：口咽腔狭窄、扁桃体肥大、软腭组织肥厚、悬雍垂（腭垂）过长肥厚等。有些患者还可发现其他可引起上气道狭窄的因素，如鼻中隔偏曲、鼻息肉、腺样体肥大、舌扁桃体肥大、舌根肥厚等。

3. 辅助检查

（1）多导睡眠监测：多导睡眠图（polysomnogram，PSG）是诊断 OSAHS 的金标准，通过记录睡眠的深度，眼运动和相应肌肉的活动，心率和心律的变化，以及血氧饱和度，口鼻腔气流、胸腹腔呼吸运动等各种参数，从而诊断本病的严重程度。

诊断标准：PSG 检查每夜 7h 睡眠过程中呼吸暂停及低通气反复发作 30 次以上，或睡眠呼吸暂停和低通气指数≥5。

（2）纤维鼻咽喉镜辅以 Muller's 检查法：可观察上气道各部位截面积、引起气道狭窄的结构性原因。Muller's 检查即嘱患者捏鼻、闭口，用力吸气，用以模拟上气道阻塞状态下咽腔塌陷情况。两者结合是评估上气道阻塞部位最为常用的手段。

（3）上气道持续压力测定：即应用含有微型压力传感器的导管自鼻腔置入上气道内并达食管，该导管表面含有多个压力传感器，分别位于鼻咽、舌根下口咽、喉咽、食管等部位，正常吸气时全部传感器均显示一致的负压变化，如气道某一部位发生阻塞，阻塞平面以上的传感器则无压力变化，据此可判定气道阻塞的部位，是目前认为最为准确的定位诊断方法。

（4）头颅 X 射线测量：拍摄定位头颅侧位片，主要用于评估骨性气道狭窄。

（5）头颅 CT、MRI：可拍摄上气道各平面的三维结构，清晰并可计算截面积，多用于科研，临床应用较少。

三、治疗

根据患者主要病因、病情及全身状况，可选择不同的治疗方法。

（一）非手术治疗

1. 一般治疗及保健措施　代谢方面治疗以减轻体重和增强呼吸辅助肌作用。并注意限制饮食和采用有利的睡眠位置，适宜的枕头高低，侧卧睡位，均可使鼾声减轻或消失。

2. 内科治疗

（1）持续正压通气治疗：是通过睡前戴上面罩，连接正压管，将压力调节到 0.29 ~ 0.5kPa（2.1 ~ 3.7mmHg），可减少呼吸暂停次数，持续正压为 0.29 ~ 1.47kPa（2.1mmHg）时，打鼾完全消失，血氧饱和度改善。当压力增高至 1.47kPa（11mmHg）时，患者不能耐受。由于通气机性能的不断改善，患者对治疗的耐受性也不断提高，且可携机回家长期治疗，还对各类睡眠呼吸暂停均有效。

（2）应用器械治疗：①睡眠球法是将网球缝于睡衣背侧上方，以控制睡眠姿势，避免仰卧位睡姿；②口腔矫治器是用高分子聚合物制成的，有止鼾奶嘴、反殆导板、舌固定器、齿矫正器和自留式压舌器等，睡眠时置于口腔，使舌体前移，增加舌根和咽后壁的空间，使口腔部组织随睡眠吸气时负压而产生塌陷的可能性明显减少，适用于舌根肥大所致和气道阻塞为主的混合型的 OSAHS；③鼻瓣扩张器为一种弹性塑料条，两端弯成适合鼻翼形状，置于鼻前庭内，可扩张鼻瓣区，使鼻气流量增加 5.5% ~ 45%，鼾声强度降低 5.5 ~ 6.0dB，血氧饱和度亦可得到改善。

（3）药物治疗：利舍平可使鼻腔黏膜充血增加鼻腔阻力，不宜服用。可使用增加上气道开放的药物，如鼻黏膜收缩剂，如舒鼻灵滴鼻剂（主要成分为盐酸麻黄碱、醋酸可的松），滴鼻，每次 1 ~ 2 滴，每日 3 ~ 4 次，糖皮质激素类喷雾剂，如盐酸氮革司汀鼻喷雾剂：喷鼻，早晚各 1 次，6 岁以下儿童禁用。

（二）手术治疗

一旦决定 OSAHS 患者行手术治疗，术前就应考虑可能发生的危险。术前尽可能不用镇静剂。麻醉对 OSAHS 患者有相当难度，肥胖、短颈带来插管不便，吸入高浓度氧将抑制呼吸兴奋，导致危急情况。使用常规肌肉松弛剂亦可引起呼吸急症，因此必要时应用亦宜减小剂量。手术前应准备硬支气管镜和气管切开器供抢救时使用。

1. 手术指征　①白昼过度嗜睡，影响职业及社会活动能力者；②夜间严重打鼾，影响同室居住者；③出现心血管或肺部继发症者；④内窥镜检查已明确有上呼吸道节段性阻塞者；⑤头颅 X 射线片测量显示下颌骨发育不良、后缩，或合并舌骨位置向后下移位者。根据上呼吸道不同的阻塞部位、严重程度和个体差异，采用不同手术方法。

2. 手术方法

（1）鼻部手术：取决于解剖因素所致的鼻塞，采用单独手术或联合（经口）手术予以矫正，包括鼻中隔形成术、下鼻甲或中鼻甲缩小术、鼻息肉摘除及鼻畸形整复。

（2）腺样体、扁桃体切除术：腺样体肥大引起的阻塞可行腺样体刮除术，常与扁桃体切除联合进行。如伴有软腭或咽后壁组织松弛，可在扁桃体切除后将舌腭弓和咽腭弓缝在一起，但不缩短软腭，类似改良 UPPP 手术。

（3）舌缩减术：舌体肥大是阻塞的重要因素，因此对舌肥大者行舌缩减术是有效的。切开下颌舌骨肌，正中锯开下颌骨，将舌大部分拉出口腔，由前向后做楔形切除，长 2 ~ 3cm，深 2cm，宽 2 ~ 3cm，舌组织对端缝合，使舌后部缩减，增宽下咽腔。下颌骨无须用钢丝固定，术后鼻饲数周。其危险是舌动脉和舌下神经损伤，故切除宜窄，不宜宽。手术效果则待随访观察。

(4) 气管造口术：是治疗 OSAHS 最有效的方法，但大多数患者不愿接受。其适应证为白天有严重症状，严重心动过缓，氧饱和度低于50%，病态性肥胖，小颌或颌后缩畸形。对重症 OSAHS 患者在其他手术前应先做气管切开术。

(5) 颌面部手术：矫正颌面畸形，增加上气道空间。基本术式包括：下颌骨截骨前移加减舌骨悬吊和上颌骨、下颌骨、舌骨前移术。由于手术有相当的痛苦，故仅适用于：①骨骼发育正常的重度 OSAHS 患者；②病态肥胖（超过标准体重的10%）；③严重下颌骨发育不良；④其他手术失败者。

(6) 咽部手术：切除口咽部不重要的组织，扩大咽部通道，使阻塞解除，基本术式是悬雍垂腭咽成形术、腭咽成形术和硬腭缩短术。

1）悬雍垂腭咽成形术（UPPP）

①适应证：a. 每小时50次呼吸暂停；b. 最低氧饱和度在50%以上；c. 心电图无明显异常；d. 无明显心肺并发症。具体为软腭过长、咽侧壁肥厚和扁桃体肥大；X 射线检查示阻塞部位位于腭咽水平，以及其他手术合用。

②禁忌证：a. 极度肥胖，伴舌宽明显增大的重度 OSAHS 者；b. X 射线头颅测量示气道过小和舌骨位置下移者；c. 上呼吸道狭窄不在口咽水平者；d. OSAHS 属中枢性或混合性者。

③目的：a. 缩短悬雍垂，减低其振动性；b. 扩大鼻咽与口咽的通道，减轻气流阻力；c. 使软腭向前移位，不致睡眠时后坠阻塞鼻咽部；d. 除去舌腭弓，使舌向前移，避免后坠；e. 减轻咽部收缩作用。

④麻醉与体位：采用经鼻气管插管全身麻醉，肌肉松弛剂限用最小剂量。患者取平卧头后仰位。局麻取半坐位，用1%奴夫卡因局部浸润麻醉舌腭弓上、中、下3点，悬雍垂根部注射5mL。

⑤手术步骤：a. 沿舌腭弓外侧做弧形切开，起自扁桃体下极向上接近悬雍垂基部，继而转向切开咽腭弓直至下方，除去切口范围包括扁桃体在内的软组织。b. 从舌腭弓、软腭和咽腭弓上，做黏膜和黏膜下组织的锐性剥离，保留肌肉组织，剪除拟定切除的软腭部分，但应多保留一些软腭的鼻咽侧黏膜。用2-0肠线缝合相对应的软腭创缘和扁桃体窝肌层，修剪黏膜范围以缝合时无张力为度。c. 悬雍垂部分切除，即保留悬雍垂上1/3段。切缘宜严格止血，后缘黏膜稍保留长一些，以便与前缘黏膜缝合，防止形成血肿。d. 检查伤口，察看咽腔宽畅程度，有无渗血。若咽后壁仍成纵形条索状组织增厚者，在咽后壁外侧可做半圆形切口切除黏膜。分离切缘内侧的黏膜向外牵拉，和切缘外侧部黏膜缝合，减少条索样隆起。

⑥术后处理：注意呼吸道通畅，有经鼻插管者必要时可留置72h。使用抗生素及糖皮质激素可减轻术后水肿，避免气管切开，但须做好气管切开的准备。给镇痛药宜谨慎。注意饮食护理，每次进食，饮水量要少，吞咽要慢，并应加强口腔清洁。术后7~10d拆线。

⑦并发症：早期多为出血和感染，吞咽疼痛与扁桃体手术相同。腭咽闭合不全是因为手术切除软腭组织过多所致，观察数月，有望自愈。重者须手术治疗。鼻咽狭窄为术中损伤软腭鼻侧黏膜，或切除咽腭弓所致。重症 OSAHS 患者的咽部手术可能有生命危险，全身麻醉在诱导期间，或术终时过早拔出气管插管，有加重呼吸道阻塞以致发生窒息的可能。过度肥胖、血氧饱和度低于85%者对于全麻期间供氧不足耐受性很低，容易发生窒息。

⑧疗效判断标准：a. 显效，打鼾、呼吸暂停和白天嗜睡等症状明显改善。多导仪检查呼吸暂停指数下降50%以上，最低血氧饱和度升高20%。b. 进步，打鼾、呼吸暂停和白天嗜睡等症状改善。呼吸暂停指数下降20%~50%，最低氧饱和度升高10%。c. 无效，打鼾、呼吸暂停等症状略减轻，但多导仪检查无改善。

2）腭咽成形术：腭咽部浸润麻醉与上法相同，在悬雍垂基部平面以上1.5cm处向两旁做弧形切口，达舌腭弓外侧和扁桃体下极，切除黏膜和肌肉层之后，再行扁桃体切除术。悬雍垂和软腭松弛部分一同切除。最后用丝线将创面缝合，软腭中央部分切除范围应小于1.5cm，否则术后易并发腭咽闭合不全。此法的优点是成功率高，不易复发，缺点是术中出血较多，术后可能并发腭咽闭合不全。

激光悬雍垂腭咽成形术在局麻下用20~30W功率的CO_2激光刀沿悬雍垂根部及软腭上方两侧做楔

形切口。激光刀之直角挡板置于软腭后面，保护咽后壁黏膜。特制的压舌板置于悬雍垂后，激光刀上小孔可抽吸气化的烟雾。

激光悬雍垂腭咽成形术治疗 OSAHS 有效率达 80%，根据不同类型的病例，手术又可分悬雍垂成形术、悬雍垂切除术、悬雍垂软腭成形术及 UPPP。除以激光切除肥大的悬雍垂、下垂之软腭及气化扁桃体外，并利用激光照射瘢痕形成明显的特点，使软腭形成向上颌向两侧收缩的瘢痕，使软腭上提和向两侧绷紧，从而扩大咽腔。这种效果是非激光手术难以达到的，所以有效率较高。且少有并发症，更显得安全。

3）硬腭缩短－悬雍垂腭咽成形术

①适应证：a. 以腭平面狭窄为主的重度 OSAHS；b. UPPP 失败后的补救手术。

②禁忌证：a. 全身及心脑血管严重疾患；b. 瘢痕体质手术应慎重。

③手术方法：气管切开或经鼻插管行静脉复合麻醉。取仰卧位，垫肩使头后仰。置入 Davis 开口器、充分暴露咽腔。先行 UPPP 手术。于硬腭后缘腭大孔内侧做 2.0～2.5cm 长“U”形切口。分离黏骨膜瓣暴露硬腭后缘，逆行潜行分离鼻底黏骨膜，咬除硬腭后缘骨质 1.0～1.5cm 长，宽 2.0～2.5cm，钻 2 个小孔以便缝合。复位腭黏骨膜并向前牵拉缝合。

如腭平面气道前后狭窄较甚，可增大软、硬腭切除长度至 1.5cm。如左右狭窄为主可横行切开咽腭弓与软腭交界处尽量外翻咽腭弓黏膜瓣；或在扩大的扁桃体窝上端缝合咽腭肌与舌腭肌；或在侧索上端向外上缝一牵引针，使咽腭弓及咽侧索外移与软腭呈直角相交。

本手术缩短了硬腭长度，扩大了界径，也矫治了软腭后置，故术后上界径及最窄径较正常还宽。硬腭缩短后软腭附着点前移，使残存软腭上下运动度加大，封闭鼻咽腔能力增强，有效地防止了长期腭功能不全等并发症。

（吕颜露）

第十七章

咽部感觉性和运动性疾病

第一节 咽感觉神经功能障碍

咽部感觉神经功能障碍多由全身其他疾病引起，且常与运动性神经功能障碍同时出现。若单独出现，多为功能性咽部感觉障碍。病因可分为中枢性和周围性。脑干和延髓等中枢部位的病变，如肿瘤、出血、血栓形成、多发性硬化、延髓性麻痹、脊髓空洞症、脑炎等常引起咽感觉神经功能障碍。颈静脉孔周围病变累及Ⅸ、Ⅹ和Ⅺ脑神经，流感和白喉等病所致神经炎也可引起该病。

一、咽感觉减退或缺失

咽部感觉减退或缺失常与喉部的感觉、运动性障碍同时出现。

1. 临床表现 咽部的感觉减退，患者多无明显症状；若感觉缺失时，咬破舌或颊黏膜而无痛觉，故常有口腔黏膜糜烂。病变若累及下咽或喉部，进食或饮水时常发生误吸，引起呛咳，并可发生吸入性支气管炎和肺炎。

2. 诊断 检查咽部时，用压舌板试触腭弓或咽后壁，咽反射功能明显减退或消失。若喉部受累，触诊喉部时，喉的反射性痉挛消失。根据症状和检查较易做出诊断，查找病因有时须与神经科医师协同检查。

3. 治疗 针对病因治疗。功能性咽部感觉缺失可酌情应用钙剂、维生素类药物及喉部理疗等。

二、舌咽神经痛

1. 临床表现 舌咽神经痛（glossopharyngeal neuralgia）是一种发生在舌咽神经分布区域（咽侧壁、舌根、软腭、扁桃体、外耳道）的阵发性剧烈疼痛，多见于老年人。痛起突然，为针刺样剧痛，可放射到同侧舌和耳深部，持续数秒至数十秒，伴有唾液分泌增加。说话、吞咽、触摸患侧咽壁及下颌角均可诱发，与三叉神经痛类似。以1%丁卡因等麻醉剂麻醉咽部可减轻疼痛。

2. 诊断 症状典型，易于做出诊断。但须排除由该区的炎症、茎突过长、咽喉结核、鼻咽和喉咽恶性肿瘤等病导致的疼痛。

3. 治疗

（1）药物治疗：常用卡马西平（carbamazepine），苯妥英钠（phenytoinum natricum），长期服用后效果减退。

（2）局部治疗：1%利多卡因、山莨菪碱、无水酒精、维生素 B_{12} 通过咽部入路注入舌咽神经分布区域。

（3）手术：经颅舌咽神经根切除术和颈侧舌咽神经切除术。

应用镇痛剂、镇静剂、表面麻醉剂（1%丁卡因）喷雾可减轻疼痛、缓解发作。局部利多卡因封闭能迅速减轻症状。口服卡马西平、苯妥英钠等也有止痛效果。对于发作频繁或症状剧烈者，保守治疗无效，可行颅内段舌咽神经切断术或高位颈侧进路舌咽神经切断术加以治疗。

（吕颜露）

第二节 咽运动神经功能障碍

咽部肌肉主要受咽丛的运动神经纤维支配，咽运动神经功能障碍可引起咽肌麻痹和咽肌痉挛，分述如下。

一、咽肌麻痹

包括软腭麻痹和咽缩肌麻痹。

（一）软腭麻痹

软腭麻痹（uranoplegia）又称为软腭瘫痪，是咽肌麻痹中较为常见的一种，可以单独发病，也可与其他神经麻痹合并出现。致病原因有中枢性和周围性之分。中枢性病变如延髓麻痹、小脑后下动脉血栓形成、脑炎性病变、脊髓空洞症、肿瘤、梅毒等引起的软腭麻痹，常伴有同侧的唇、舌和喉肌麻痹。引起软腭麻痹的周围性病变常为多发性神经炎，多伴有感觉性障碍。颈静脉孔附近的占位性病变如原发性肿瘤、血肿、转移性淋巴结等所引起的软腭麻痹，常合并出现第Ⅸ、Ⅹ和Ⅺ等脑神经麻痹（颈静脉孔综合征）。

1. 临床表现　单侧软腭麻痹可无临床症状。双侧软腭麻痹则症状明显，由于软腭不能上举，鼻咽不能闭合，说话时出现开放性鼻音，吞咽时食物易向鼻咽、鼻腔方向反流，偶可经咽鼓管流入中耳；患者不能作吸吮等动作。

2. 检查　单侧软腭麻痹则悬雍垂偏向健侧；发声时，悬雍垂和软腭向健侧移位，患侧不能上举。若双侧软腭麻痹，则软腭松弛下垂，不能活动；若影响咽鼓管开放功能，可出现中耳的症状和体征；若同时有咽缩肌麻痹，梨状窝中可见唾液或食物潴留。

3. 诊断　软腭麻痹的诊断不难，但须找到其致病原因，应请相关科室协同诊断。

4. 治疗　针对病因治疗。对周围性麻痹者可用抗胆碱酯酶剂（氢溴酸加兰他敏）或神经兴奋剂（硝酸士的宁）以及维生素 B_1 治疗。

新针疗法，常用穴位有风池、大椎、少商、廉泉、天枢、曲池等。

（二）咽缩肌麻痹

咽缩肌麻痹又称为咽缩肌瘫痪，极少单独发病，常与食管入口、食管和其他肌群的麻痹同时出现。引起咽缩肌麻痹的原因大多与引起软腭麻痹的原因相同。此外，该病常出现在流行性脊髓灰质炎患病之后。

1. 临床表现　单侧咽缩肌麻痹表现为吞咽不畅，梗阻感，进食流质饮食时更为明显，易发生呛咳。双侧咽缩肌麻痹时，起初出现流质下咽困难，常发生反流，而固体食物则能吞咽，病情晚期吞咽困难加重，甚至完全不能吞咽。若合并有喉部感觉或运动功能障碍，则易将食物误吸入下呼吸道，导致吸入性气管炎、支气管炎或肺炎。

2. 检查　单侧咽缩肌麻痹，表现为患侧咽后壁似幕布样下垂，并拉向健侧。双侧麻痹，则见咽后壁黏膜上的皱襞消失，触诊舌根和咽壁时，咽反射消失，口咽及梨状窝有大量唾液潴留。纤维喉镜和影像学检查有助于排除颅底、喉咽部器质性病变。

3. 治疗　对该病的治疗应包括以下两个方面；

（1）病因治疗：对末梢性麻痹的患者，需应用改善微循环和营养神经的药物，如尼莫地平、吡拉西坦、维生素 B_1 和维生素 B_{12} 等，可促进神经功能恢复。

（2）防止发生下呼吸道并发症：食物宜做成稠厚糊状，并帮助吸除潴留在咽部的分泌物，病情严重者应以鼻饲法或胃造瘘术供给营养。

4. 预后　咽缩肌麻痹的预后与其病因有关，较单纯软腭麻痹差，严重的咽缩肌麻痹伴有吞咽功能障碍者，常因并发吸入性肺炎而危及生命。

二、咽肌痉挛

咽肌痉挛大多原因不明，慢性咽炎、长期烟酒过度、理化因素和鼻腔分泌物长期刺激咽部等均可引发咽肌痉挛。咽肌痉挛常是咽肌麻痹的先兆，因此，引起咽肌麻痹的病因常导致咽肌痉挛。咽肌痉挛临床分为两类，分别为强直性咽肌痉挛与节律性咽肌痉挛。

1. 临床表现　强直性咽肌痉挛常发生于狂犬病、破伤风、癫痫、脑膜炎和癔症等，严重者伴有牙关紧闭、张口困难等症状，轻者有吞咽障碍、咽内不适、作呕等。节律性咽肌痉挛常继发于脑干部特别是下橄榄区病变，在患者不知不觉中出现，软腭和咽肌发生规律性或不规律性收缩运动，每分钟可达60～100次，与脉搏、呼吸无关，并在入睡和麻醉后仍不停止；发作时，患者和他人都能听到咯咯声响，即所谓他觉性耳鸣。

2. 治疗　应耐心向患者讲明病情，以解除患者的思想顾虑，减轻患者的精神负担。缓慢进食无刺激性的食物。对强直性咽痉挛，可用镇静、解痉药物，如氯丙嗪、苯巴比妥钠、地西泮等；病情较重者，可用肌肉松弛剂，如琥珀胆碱等。癔症患者可采用暗示或精神疗法。若为器质性病变导致的咽肌痉挛，则应针对病因来治疗。节律性咽痉挛，可试用针刺疗法，可选用廉泉、人迎、天突、太冲、合谷等穴。此外，可试用镇静剂或暗示治疗。

（吕颜露）

第三节　咽异感症

咽异感症（abnormal sensation of throat），常泛指除疼痛以外的各种咽部异常感觉，如梗阻感、痒感、灼热感、蚁行感等。祖国医学称之为“梅核气”。

一、病因

支配咽部的神经极为丰富，除由迷走神经、舌咽神经、副神经和颈交感干等诸多神经的分支构成的咽丛外，尚有三叉神经第二支和舌咽神经的分支支配喉咽、软腭、舌根、扁桃体区等部位的感觉；全身许多器官的疾病，可导致咽部出现感觉异常；大脑功能失调所引起的咽部功能障碍，常伴有咽部的感觉异常。因此，产生咽异感症的病因极为复杂，有关的生理和病理变化，还有待进一步探讨。通常认为与以下几种因素有关：

1. 咽部疾病　各种类型的咽炎，扁桃体的病变如慢性炎症、角化症、囊肿、结石、脓肿和瘢痕，咽囊炎，鼻咽、口咽及喉咽的异物、瘢痕和肿瘤，咽后壁淋巴滤泡增生，会厌囊肿，舌扁桃体肥大，舌根部的肿瘤，异位舌甲状腺等。

2. 咽邻近器官的疾病　茎突过长，甲状软骨上角过长，舌骨与甲状软骨假关节形成，翼突钩过长，咽旁间隙和颈部肿块，颈部瘘管及淋巴结炎，颈综合征（由颈部骨质及周围软组织病变引起），喉部疾病（如慢性喉炎、早期喉癌、一侧声带麻痹、喉部良性肿瘤等），牙龈炎，龋齿，慢性外耳道炎，慢性中耳炎，甲状舌管囊肿，甲状腺疾病（如甲状腺肿、炎症及肿瘤等），原发性口腔干燥症等。

3. 远处器官的疾病　消化道疾病（如胃及十二指肠溃疡病、幽门痉挛、胃恶性肿瘤、胆道蛔虫病、胆石症等），心血管系统疾病（如左室肥大、高血压性心脏病、心包积液、主动脉瘤等），肺部疾病（如气管和支气管炎、肺肿瘤和脓肿、肺炎等），膈疝、屈光不正等。

4. 全身因素　严重的缺铁性贫血，自主神经功能失调，消化不良，风湿病，痛风，重症肌无力，长期的慢性刺激（如烟、酒、粉尘和化学药物等），甲状腺功能减退，更年期内分泌失调等。

5. 精神因素和功能性疾病　咽喉、气管、食管和颈部的各项临床检查均排除了器质性病变，咽部却有异常感觉。主要由大脑功能失调引起，常伴有焦虑、急躁和紧张等情绪，并有“恐癌症”心理。某些神经症和精神病如各种忧郁症、心因性反应症、症状性精神病、周期性精神病、产后精神障碍等，早期可导致某些器官功能改变而诱发本病。

二、临床表现

本症临床常见，30～40岁女性较多，患者感到咽部或颈部中线有团块阻塞感、烧灼感、痒感、紧迫感、粘着感等。常位于咽中线或偏于一侧，多在环状软骨或甲状软骨水平，其次在胸骨上区，较少在舌骨水平，少数位置不明确或有移动性。在做吞咽动作或吞咽唾液时症状加重，但无吞咽困难。常常企图通过咳嗽、咳痰和吞咽等动作来解除上述症状，结果由于咽部频繁的运动和吞入大量的空气，使原有的症状更为严重。病期较长的患者，常常伴有焦虑、急躁和紧张等精神症状，其中以恐癌症较多见。

三、检查

1. 排除器质性病变　咽异感症的各种诱因中，器质性病变多于精神性病变，咽喉部局部病变多于全身其他部位病变。所以，首先应考虑咽喉部器质性病变，以免误诊。

2. 咽部检查　仔细检查鼻咽、口咽和喉咽，观察有无黏膜充血、肿胀、萎缩、淋巴组织增生、瘢痕或肿瘤等。注意咽黏膜皱褶之间的微小黏膜糜烂、鼻咽顶部的咽囊开口、咽隐窝内的粘连、黏膜下型鼻咽癌、扁桃体实质内病变等。触诊常能发现许多视诊不能发现的问题，可采用下列方法进行：①咽部触诊；②颈部触诊；③一手咽内一手颈部联合触诊。常可发现：咽异感所在部位，病变的性质（如黏膜下恶性肿瘤，埋藏性异物，茎突、舌骨、喉软骨、椎体及翼突钩等处的畸形，颈动脉、项肌及颈椎等处的压痛等）。

3. 邻近器官和全身检查　应对鼻、眼、耳、颈部及全身各处作相关检查。必要时，还应进行纤维喉镜、纤维食管镜或胃镜、血常规、胸部照片、颈椎照片、食管吞钡照片、颈部及甲状腺B超检查等。

四、诊断

对病史、症状、检查的全部资料进行综合分析后方可做出诊断。在诊断中要注意以下几点。

（1）注意区分器质性病变和功能性因素，只有排除了咽部、颈部、上呼吸道、上消化道等部位的隐蔽性病变后，始可诊断为功能性感觉异常。

（2）注意区分全身性因素和局部因素，许多全身性疾病（如某些急慢性传染病、血液系统疾病和内分泌系统疾病等）常常表现有咽部症状。

五、治疗

1. 病因治疗　针对各种病因进行治疗。

2. 心理治疗　排除了器质性病变后，针对患者的精神因素如“恐癌症”等，耐心解释，消除其心理负担。避免不谨慎的语言、草率检查和处理，给患者带来不良影响。

3. 对症疗法

（1）避免烟、酒、粉尘等，服用镇静及安定药、溶菌酶等。

（2）颈部穴位封闭法，可取穴廉泉、双侧人迎，或加取阿是穴进行封闭。

（3）中医中药

1）可用以下两法：①舒肝理肺、开郁化痰法，选三花汤加减；②行气开郁、降逆化痰法，选半夏厚朴汤加减或加减玄麦柑橘汤。

2）中成药：可用多种中成药，如金嗓散结丸，金嗓利咽丸，健民咽喉片，草珊瑚含片等，以减轻症状。

3）针刺疗法：可取廉泉、天突、人迎、阿是等穴。或在颈前中线，或沿两侧甲状软骨后缘找出敏感点，进行针刺。

（吕颜露）

第十八章

咽部肿瘤

第一节 良性肿瘤

咽部的良性肿瘤种类较多，常见的有乳头状瘤、纤维瘤、脂肪瘤、血管瘤、腺瘤以及各种囊肿等。其特点是生长缓慢，较局限，早期无明显症状。随着肿瘤的逐渐增大，可出现咽部不适、异物感、咽痛、呼吸困难及吞咽困难等症状。按其组织学分类可分为：①上皮组织肿瘤，如乳头状瘤、腺瘤；②软组织肿瘤，如血管瘤、纤维瘤；③骨与软骨肿瘤，如骨瘤、软骨瘤；④杂类肿瘤，如畸胎瘤、脊索瘤；⑤瘤样病变，如囊肿、息肉。

一、乳头状瘤

（一）概述

乳头状瘤发生于口咽部黏膜上皮组织，为最常见的咽部良性肿瘤。男性多于女性，中年人好发。咽部乳头状瘤多发生于腭弓、软腭缘、悬雍垂底部、扁桃体、会厌舌面及其上缘。起因可能与 HPV 感染有关。

（二）临床表现及诊断

1. 临床表现　乳头状瘤可呈单个，有蒂或无蒂，多为浅红色，外形可呈疣状、息肉状、颗粒状、菜花状等，肿瘤质软，体积不大。患者常无明显症状，多在体格检查时偶然发现。少数患者可有咽痒、异物感、咳嗽等感觉。肿瘤生长较缓慢，瘤体较大时可影响呼吸及吞咽。

2. 诊断　根据肿瘤外观、发生部位，不难诊断。但要注意与息肉、乳头状腺癌等鉴别。

（三）治疗

本病治疗以手术为主。可在表麻或局麻下进行。经口腔内切除肿物，根部电烙烧灼，以防止复发。位于扁桃体表面广基的肿瘤，可将扁桃体一并切除。也可在1%丁卡因表面麻醉后，经口腔利用激光烧灼、微波凝固及冷冻治疗，病灶被切割和碳化而不出血，减少了正常组织被污染进而扩散的机会，均可获得较满意的疗效，但此类方法不便行病理检查。

乳头状瘤治疗效果好，少数有恶变报道。

二、纤维瘤

（一）概述

咽部纤维瘤好发部位与乳头状瘤相似。按其生长部位，可分为两类。有蒂者多发于扁桃体、腭弓及舌根；无蒂者多发于咽壁黏膜下或软腭黏膜内，表面覆以正常黏膜。

（二）临床表现及诊断

1. 临床表现　瘤体大小不一，质坚实。咽部纤维瘤的临床症状据肿瘤大小及位置不同而各异。肿瘤较小者无明显症状，肿瘤较大者可引起进食及言语障碍。位于喉咽部者，还可以引起呼吸困难。

2. 诊断　咽部纤维瘤的诊断依据是病理。

（三）治疗

肿瘤较小者，可通过口腔切除或支撑喉镜下切除。位于扁桃体上的纤维瘤，若根蒂较小，可直接摘除肿物，若基底较宽，须连同扁桃体一并切除。肿瘤较大且位于黏膜下者，应气管插管后全麻下经颈外径路手术切除。

三、脂肪瘤

（一）概述

脂肪是来源于间质细胞的良性肿瘤。多发生于口咽侧壁，咽旁间隙、软腭、扁桃体等部位。

（二）临床表现及诊断

1. 临床表现　早期可无任何症状，也可有咽部异物感、咽部不适、咽痛等。肿瘤逐渐发展可引起吞咽困难、呼吸不畅、发音异常等，严重者因瘤体突入下咽可出现窒息。位于口咽部的黏膜下肿物，有蒂或无蒂。起源于咽后间隙、咽侧壁及咽旁间隙者，多无蒂；起源于软腭、扁桃体或下咽部者，多有蒂，活动度较大。检查可见口咽部脂肪瘤表面光滑，有包膜，有的呈分叶状，质中，淡黄色或灰白色。

2. 诊断　超声对脂肪瘤无诊断价值，增强 CT 扫描能准确显示肿物大小，表现为脂肪瘤典型的均质性、低衰减值，或低密度软组织影。MRI 能较好反应肿瘤脂肪组织的特性，并且与软组织分界更清晰。因此 CT 和 MRI 对肿瘤大小、性质的判断均有较大帮助。组织病理学检查为确诊的依据，通常包括梭形细胞脂肪瘤、血管脂肪瘤、多形脂肪瘤和良性脂肪细胞瘤几种。

脂肪瘤需与高分化脂肪肉瘤相鉴别。

（三）治疗

口咽部脂肪瘤的治疗首选手术治疗。肿瘤体积较小者，可通过口内途径切除，若肿瘤发生于咽旁间隙、无蒂并且体积较大，可考虑经颈外径路行肿瘤切除。若手术不彻底，可复发。

四、血管瘤

（一）概述

咽部血管瘤好发于咽侧壁、扁桃体、软腭、咽后壁及舌根等部位，是由残存于咽部的胚胎早期所出现的腺管内皮细胞或细胞岛发展而成。咽部血管瘤以海绵状血管瘤最多见，此外还有毛细血管瘤、蔓状血管瘤 2 种。

（二）临床表现及诊断

咽部血管瘤可因肿瘤的大小和位置不同而症状各异。可表现为咽部异物感、咯血、咽痛等症状。严重者可能引起吞咽困难及呼吸困难。咽部血管瘤一般呈结节状或桑葚状，表面隆起，基底较宽、无蒂，质软。瘤体可因静脉压力改变而增大或缩小。毛细血管瘤由许多管腔扩张的毛细血管交织而成，多为鲜红色，无动脉搏动。海绵状血管瘤由具有内皮的海绵状血管窦所组成，窦内充满静脉血，表现为暗红色或青蓝色。

（三）治疗

1. 手术切除　位于扁桃体的较小的肿瘤，可经口内途径切除；较大者或向喉咽扩展者，可经颈外途径手术。

2. 激光　可采用 CO_2 激光或 YAG 激光治疗。若为巨大血窦合并薄壁血管瘤应谨慎，因为激光碳化血管壁后可能造成大出血。

常规局部麻醉，麻醉进针点为瘤体周围正常黏膜处，进行深层麻醉，避免刺入瘤体，引起出血。常规消毒后，均匀照射，可见病变组织迅速萎缩，黏膜发白，至整个病变组织黏膜发白，萎缩为止。对于病灶较大者，为避免术后出现的肿胀引起功能障碍，需分次照射，每次治疗照射病灶的 1/2，待 2 周左右，治疗区域恢复正常后，照射余下部位。

3. 硬化剂注射　对于较小的血管瘤，可使用平阳霉素瘤内注射治疗，使瘤体纤维化。平阳霉素的机制是使细胞DNA单链断裂，抑制细胞有丝分裂，并结合使之破坏，由于血管瘤具有幼稚胚胎血管内皮细胞的特点，内皮细胞增生明显，较血管畸形对平阳霉素更为敏感，临床疗效更确切。平阳霉素能使正常血管内外壁增厚，呈“洋葱”样改变。所以病变位置较浅时，高浓度的平阳霉素在破坏瘤细胞的同时也破坏正常的血管内皮细胞，从而导致局部组织变性坏死，也可能表现为局部畸形等。平阳霉素注射时，以1%利多卡因药液配伍，可有局麻作用，使整个治疗过程疼痛减轻，增加患者配合程度。也可与地塞米松配伍，既减少了平阳霉素的用量和浓度，又由于地塞米松的抗过敏作用，减少了皮疹、过敏性休克的发生，增强了治疗的安全性。浅表的瘤体一次注射量不能超过8mg，以免引起局部组织坏死。小面积血管瘤应该注射到瘤体苍白，瘤体较大的采取多点、多次注射。平阳霉素治疗后疼痛较轻，肿胀所致呼吸困难不明显，也不易使组织发生坏死，因而治疗范围较宽泛，但可能引起肺纤维化等副反应，从而在一定程度上限制了其在大范围血管瘤中的应用。

4. 微波、射频或冷冻治疗　冷冻是由于低温导致组织坏死，微波是采用光子细胞共振技术，导致组织内部分子热运动的自身加热，使组织及细胞中蛋白质凝固、变性坏死，瘤体脱落，周围组织损伤少，创面恢复快。由于血管瘤深浅、大小、部位不同，所采用的冷冻方法、冷冻时间和冻融次数也要有所不同。有接触和喷射冷冻方法等。射频治疗是通过射频电磁波直接作用于病变的组织细胞，致其产生强烈的分子运动，使组织形成特殊的内生热效应，组织蛋白因较低温度而凝固，病变区出现无菌炎性反应，血管内皮肿胀，血栓形成而阻塞血管，血供减少或中断，以达到止血、消炎，纤维组织增生，继之纤维化或病变组织萎缩，甚至坏死、脱落的目的。射频能通过皮肤、黏膜作用于其深部的组织，如功率和时间控制适当，射频基本上能在不损伤皮肤和黏膜的情况下治疗皮下和黏膜下组织的病变；微波治疗采用局部浸润麻醉，选用针状天线直接插入病变组织中，直至整个病变缩小，黏膜变白，甚至呈焦痂状。若1次治疗未愈，可相隔10d后，再次进行热凝。热凝后嘱患者勤漱口保持口腔清洁，全身抵抗力差者可给予抗生素预防感染，镇痛剂止痛。

五、混合瘤

（一）概述

口咽部混合瘤起源于小涎腺上皮，具有多种不同组织成分。任何年龄均可发生，以中年人多见，男性稍多于女性。

（二）临床表现及诊断

1. 临床表现　咽部混合瘤好发于软硬腭交界处、软腭、硬腭及咽后侧壁等。肿瘤外观呈圆形或卵圆形，有包膜，表明光滑呈结节状，质较硬。肿瘤生长缓慢，早期无症状或症状不明显，或表现为咽部不适。瘤体增大后，说话呈鼻音或含糊不清、呼吸不畅，严重者发生呼吸困难。

2. 诊断　病理学检查确定诊断。对于短时期内生长迅速，局部疼痛，有溃疡、出血、颌下或颈部有肿大淋巴结者，须警惕恶变可能。

（三）治疗

以手术治疗为主。

1. 手术治疗　咽部混合瘤多数可采用经口内途径切除，瘤体较大者或颈部可触及肿块者可考虑经咽侧径路切除。

（1）经口内切除肿瘤：若肿瘤不大，且位于软腭、硬腭及软硬腭交界处，黏膜下可活动者，局麻下在肿瘤表面行横行、纵行或弧形切口，切开黏膜，沿被膜外分离，完整摘除肿物，缝合术腔及黏膜。若肿瘤较大，或者侵及腭部骨质者，从瘤体周围做梭形切口，切开黏膜及黏膜下组织，从骨膜下分离，结扎腭大动脉、静脉。若肿瘤已侵及牙槽突或磨牙，可拔除病牙或凿除部分牙槽突，侵及腭骨、翼板、上颌骨者，可除去已破坏的骨质，保留鼻底的黏骨膜，以防止腭部穿孔。将肿物连同被膜全部摘除，术腔予以碘仿纱条填塞，缝合腔面黏膜以减少无效腔，并托以护腭板。

（2）经咽侧切除肿瘤：自乳突尖达下颌角，在胸锁乳突肌前缘行切口，分离皮下组织、颈阔肌及颈深筋膜，暴露颈动脉鞘后可沿二腹肌后腹分离，即可发现被膜完整的肿瘤，小心沿被膜将肿瘤做钝性分离，以免损伤颈深部大血管及神经。肿瘤切除后，术腔较大者，缝合术腔，留置引流条，逐层缝合切口。瘤体表面血管丰富，术中出血较多者，可行颈外动脉结扎，以减少出血。

2. 放射治疗　混合瘤对放射治疗不敏感，故不宜行单纯放射治疗。对瘤体较大、血管丰富者，术前放疗可使肿瘤血管壁机化，瘤体缩小，便于手术切除。对于部分手术切除不彻底或术后病检提示恶变者，可考虑行术后放疗。对于高龄、全身情况欠佳、暂不宜行手术者，可行放射治疗以控制肿瘤生长。

六、神经鞘瘤

（一）概述

口咽部神经鞘瘤来源于周围神经鞘膜的Schwann细胞，又称雪旺瘤。具有神经外膜，发源的神经可附在被膜外或被膜下。神经鞘瘤为神经异常增生而成，口咽及颈中上段较多见，好发于颈交感神经或迷走神经。多数肿瘤为良性（约占95%），少数为恶性（约占5%）。

（二）临床表现及诊断

1. 症状　神经鞘瘤发展缓慢，早期临床症状不明显，易被漏诊或误诊。口咽部神经鞘瘤症状可出现在急性咽炎或扁桃体炎之后。肿瘤体积较小时，无明显症状，随着肿瘤的增大常引起一侧咽部不适，阻塞感或异物感，严重者引起吞咽障碍及语言含糊。不同部位的肿瘤其临床症状也有一定差异，若肿瘤侵及喉咽部，可出现呼吸困难；肿瘤在鼻咽部者可有鼻塞、鼻出血，阻塞咽鼓管咽口者可有耳鸣、听力下降；肿瘤扩展至颞颌窝或侵入翼肌，可出现张口困难。

2. 检查　咽后壁一侧呈圆形或椭圆形隆起，包膜完整、光滑结节状。若肿瘤较大，可超过咽后壁中线，伸展至对侧，并使软腭及悬雍垂向对侧偏移，同侧咽腭弓、软腭及扁桃体向前推移。肿瘤亦可向下扩展至喉咽部，向上延伸至鼻咽部，向外经咽旁隙，突起于下颌角的后下方。肿瘤多数质硬，或质软、有波动感，甚至可移动。当肿瘤囊性变时，穿刺可抽出棕色或黄色液体。病理变化以实质型为主，此外还有囊肿型、坏死型。

3. 诊断　因肿瘤常位于咽缩肌后或其他组织深处，不易活检，且活检后有严重出血的危险，因此建议术中冰冻病理学检查，术后将肿瘤组织送病检以明确诊断。CT和MRI可了解肿瘤生长的部位及侵入范围、肿瘤位置以及与颅底的关系，也可显示肿瘤与周围血管神经的解剖关系，有利于选择合适的手术径路。

（三）治疗

手术切除是治疗口咽部神经鞘瘤的唯一有效方法。可根据肿瘤的大小和部位选择手术径路。

1. 经口内途径手术切除　适合于肿瘤较小，突出于咽壁、表浅而局限，未向深部侵犯者。在肿瘤表面做黏膜纵向切口，沿肿瘤包膜钝性分离，可完整剥出肿瘤。

2. 经颈外途径手术切除　切口沿胸锁乳突肌切开，暴露肿瘤，小心辨认颈部大血管及神经，必要时结扎颈外动脉。对于侵入翼腭窝及颞下窝的肿瘤，可考虑离断下颌骨升支，以便充分暴露肿瘤，使之连同包膜完整切除。

如包膜完整切除，神经鞘瘤手术治疗效果良好，尤其是口咽部孤立性神经鞘瘤手术切除后极少复发。

七、潴留囊肿

（一）概述

潴留囊肿可发生于浆液黏液腺丰富的口咽部黏膜处。口咽部潴留囊肿多发生于会厌舌面、会厌谷。腺体导管出口一般呈漏斗形张开，当腺管发生炎症或损伤时引起腺管阻塞、扩张，并产生浆液黏液积留，从而形成潴留囊肿。

（二）临床表现及诊断

发生于会厌舌面或会厌谷的囊肿，可引起咽部不适、异物感或阻塞感。囊肿较大者，可出现语言含糊、吸气性喉喘鸣、呼吸困难等症状。检查可见囊肿呈半透明的圆形或椭圆形，表面光滑、柔软、有弹性或囊性感，穿刺可抽出淡黄色或黄色黏稠液体。

（三）治疗

可在表麻或局麻下切除囊肿，较大的会厌囊肿可在间接喉镜下进行。也可在全麻支撑喉镜下切除囊肿。亦可采用激光、微波或射频进行治疗。

（吕颜露）

第二节　恶性肿瘤

一、鼻咽癌

（一）概述

鼻咽癌是来源于鼻咽黏膜被覆上皮的恶性肿瘤，为中国最常见的头颈部恶性肿瘤。在中国南方地区，尤其是广东、广西、福建、湖南等地为全世界最高发区，且发病率逐年上升。在欧洲、美洲、大洋洲等国家发病率较低。本病以男性患者多见，约为女性的 2 倍，可发生于各年龄段，大多在 30 ~ 50 岁之间，国内报道最小发病年龄为 3 岁，最大发病年龄为 90 岁。

（二）临床表现及诊断

1. 临床表现

（1）原发癌症状：①涕血和鼻出血：肿瘤表面呈溃疡者常见，或病灶位于鼻咽顶后壁者，用力向后吸鼻腔或鼻咽部分泌物时软腭背面与肿瘤摩擦引起；②耳部症状：肿瘤位于咽隐窝或圆枕区，压迫或阻塞咽鼓管咽口，使鼓室呈负压，而出现分泌性中耳炎的症状和体征；③鼻部症状：肿瘤浸润至后鼻孔，可引起鼻阻；④头痛：多为单侧持续性疼痛。

（2）眼部症状：肿瘤侵犯眼部常引起视力障碍、视野缺损、复视、眼球突出及活动受限、神经麻痹性角膜炎等。

（3）脑神经损害症状：鼻咽癌在向周围浸润的过程中可使 12 对脑神经的任何一支受压而出现不同的症状和体征。以三叉神经、展神经、舌咽神经、舌下神经受累较多。

（4）颈淋巴结转移：颈部肿大之淋巴结无痛、质硬，早期可活动，晚期与皮肤或深层组织粘连而固定。

（5）远处转移：以骨、肺、肝居多，且常为多个器官同时发生。

2. 辅助检查与诊断　鼻咽癌早期治疗效果较好。但由于发病部位较隐蔽，早期症状不明显，因此，早期诊断有一定的困难，若有回涕带血、耳鸣、耳闷塞不适或偏头痛病史者，应详细检查鼻咽部，以免漏诊。

（1）鼻咽镜或鼻内镜检查：表面麻醉后，鼻腔导入电子鼻咽镜、纤维鼻咽镜或鼻内镜，全面仔细地观察鼻咽部，可照相、录像及活检，是检查鼻咽部最有效的工具。

（2）CT 检查：具有较高的分辨率，不仅能显示鼻咽表层结构的改变，还能显示鼻咽癌向周围结构及咽旁间隙浸润的情况，对颅底骨质及向颅内侵犯的情况也可以较清楚显示。鼻咽癌原发于鼻咽腔的咽隐窝，早期表现为咽隐窝变浅及双侧不对称。患侧咽旁间隙变窄及向外移位是鼻咽癌的特征性表现之一。后期癌肿不断扩大表现出局部软组织肿块，并向四周蔓延，向后累及椎前肌群并引起椎前淋巴结肿大，向外侵犯翼内、外肌甚至翼腭窝，直接累及颈鞘，并沿肌间隙、脑神经和血管蔓延。向上侵犯颅底的破裂孔、颈动脉管、卵圆孔和颈静脉窝，骨窗常能观及这些结构的骨质破坏，严重者甚至侵入颅内。

常有淋巴结转移，引起患侧或双侧淋巴结肿大。

（3）磁共振成像（MRI）检查：对软组织的分辨率比 CT 高。MRI 检查可以确定肿瘤的部位、范围及对邻近结构的侵犯情况。并且可以鉴定放疗后组织纤维化及复发肿瘤组织。复发肿瘤呈不规则的块状，可同时伴有邻近骨、软组织结构的侵犯及淋巴结肿大。放疗后的纤维化呈局限性增厚的块状或局限性的不规则的斑片状结构，与邻近组织的分界不清。在 T_1 加权像上，复发的肿瘤和纤维化多呈低信号，在 T_2 加权像上，复发肿瘤为高信号，而纤维组织呈低信号。MRI 冠状位及矢状位能较好地显示鼻咽癌向周围的侵犯。肿瘤侵犯肌肉、脂肪间隙、颅底等，MRI 均较 CT 显示更早、更准确。增强扫描及抑制脂肪 T_2 加权成像可以较好地显示病灶侵犯范围。转移肿大的淋巴结表现为 T_1 加权成像低信号，T_2 加权成像高信号。增强扫描时，转移的淋巴结强化。若出现坏死，则表现肿大淋巴结的信号不均匀，T_1 加权成像呈更低信号区，T_2 加权成像为更高信号区，增强扫描不强化。

（4）血清学诊断：鼻咽癌患者血清 EB 病毒抗体水平高于其他恶性肿瘤患者及健康人，在鼻咽癌的诊断上有一定的实用价值。①IgA/VCA 抗体检测：作为辅助诊断指标，人群筛查手段及早期诊断。对临床发现复发和转移有一定的实用价值，可作为追踪观察的指标之一。鼻咽癌放疗后，血清中 IgA/VCA 抗体水平逐渐降低，当肿瘤复发或有远处转移时，可重新升高。因此，定期行 IgA/VCA 抗体水平检测，可作为临床追踪观察的指标之一；②IgA/EA抗体检测：EA 抗体罕见于正常人，在鼻咽癌患者中具有特异性。IgA/VCA 敏感性较高，而 IgA/EA 特异性较高，两者同时检测，有助于鼻咽癌的辅助诊断。

（5）组织病理学诊断：①鼻咽活检：可选择经口腔、鼻腔 2 种径路。经口腔的鼻咽活检，可先用 1%～2% 丁卡因溶液于口咽部、鼻咽部黏膜行表面麻醉。患者取坐位，面对医师，找准病变部位，以鼻咽翘头活检钳钳取组织。随着内镜技术的普及，经鼻内镜或电子鼻咽镜活检更为常用。先予以 1%～2% 丁卡因棉片于鼻腔黏膜行表面麻醉，应用鼻内镜或电子鼻咽镜观察鼻咽顶后壁、咽隐窝、咽鼓管咽口、咽鼓管圆枕、鼻咽侧壁等处，同时在直视下钳取新生物或可疑病变。此检查方法具有以下优势：可清晰观察鼻咽部各部分的结构，能发现较小的病灶和黏膜下病变；②颈淋巴结活检：若颈淋巴结肿大、质硬，但尚未明确原发病灶，为确定颈部淋巴结的性质，可做淋巴结活检，以便于进一步寻找原发灶。

3. 鉴别诊断　鼻咽癌应与鼻咽部其他恶性瘤如淋巴肉瘤及鼻咽结核，鼻咽纤维血管瘤、咽旁隙肿瘤，颈部及颅内肿瘤相鉴别。

（三）治疗

鼻咽癌的治疗包括放疗、化疗、手术治疗等。不同时期的肿瘤，具有不同的治疗方案。

1. 早期治疗　放射治疗是目前公认的鼻咽癌首选的治疗方法。对于早期患者，采用单纯放射治疗。在调强放射治疗以前，早期鼻咽癌的治疗采用常规外照射放疗，外照射加腔内近距离放射治疗均可取得较好疗效，5 年生存率可达 90% 以上。鼻咽部的治疗总剂量为66～70Gy。颈淋巴结的剂量为 60～70Gy。颈部预防照射剂量为 46～50Gy。

2. 中晚期及转移治疗　中晚期患者占全部鼻咽癌患者的 70% 左右，目前这部分患者的治疗效果仍不令人满意。放射治疗是一种局部疗法，不能预防远处转移，又因放疗仅能控制照射野以内的病灶，照射野以外的亚临床病灶常被遗留，成为复发或转移的隐患。同时由于放疗引起的免疫抑制，可能导致放射野外病灶的加速发展，合用化疗将可能弥补这一缺陷，因此，应用化学药物预防和治疗远处转移是提高鼻咽癌治疗效果的重要手段。诱导化疗有利于降低局部晚期（尤其是 N_2～N_3 期）鼻咽癌患者的远处转移率；同期化疗有利于加强晚期鼻咽癌的局部控制；化疗的力度不足将会影响治疗疗效。较多的鼻咽癌远处转移是在局部区域良好控制的状态下发生，需要综合治疗以提高生存率，改善生存质量。局部晚期鼻咽癌由于原发病灶较大以及生长部位的特殊性，其放疗具有局部照射剂量难以提高，常规分割放疗疗效欠佳和正常组织损伤较大的缺点。近年来局部晚期鼻咽癌放射治疗的研究主要集中在非常规分割照射和适形放射治疗两方面，以期缩短总疗程时间和提高局部照射剂量，进而提高局控率和总生存率。化疗的运用策略包括诱导化疗、同时期放化疗、辅助化疗及这几种方法的搭配运用。化学药物治疗鼻咽癌已有数十年的历史，迄今已证实，铂类药物最为有效，以铂类药物为主的联合用药方案是目前鼻咽癌放化综合治疗常用的一线方案。

3. 复发治疗 尽管鼻咽癌对放疗较敏感，但仍有部分患者在治疗后出现局部或区域的复发。对于复发的患者，既往常采用二程放疗，可使一部分患者达到根治效果，但二程放疗的后遗症明显加重，严重地影响了患者的生存质量。因此，近年来外科手术成为复发肿瘤的首选挽救方法。外科手术可以完整切除位于鼻咽腔内或侵及咽旁间隙的复发肿瘤，对部分局限性颅底受侵的患者可以做到姑息切除，与二程放疗相比外科手术无严重并发症，是鼻咽癌放疗失败后一种有效的挽救疗法。原则上，鼻咽癌放疗后12周原发灶和颈部转移灶仍不消退，可考虑手术治疗。

鼻咽癌放疗后局部复发或残留的再次放射治疗效果不佳，且超量放射可引起放射性脑病、放射性脊髓病、颈部软组织纤维化等一系列严重的并发症。鼻咽癌残留或复发切除后的病理连续切片显示，90%的病例有咽鼓管软骨的受累，超过90%的病例有黏膜下的浸润。

手术常采用上颌骨掀翻入路（maxillary swing），此术式于1991年由Wei等介绍，该入路用微型电锯依次锯开上颌骨与周围颅骨的骨性连接，同侧软硬腭交界处黏膜用镰状刀切开，凿断翼突，将上颌骨与硬腭连同面部软组织一起向前外侧翻转，可以暴露整个鼻咽腔及鼻咽旁间隙，这一区域的肿瘤可被整块切除，可触及颈内动脉搏动，其周围病变可在直视下切除。若肿瘤侵及鼻咽对侧，在切除鼻中隔后段后也可以得到良好的显露，术中可以切除蝶窦前壁以增加肿瘤的切缘。Wei等报告的这个范围的肿瘤类似于AJCC（1997年）分期方案的T_1或小的T_2病变。该术式的优点为能很好暴露鼻咽部和咽旁间歇，并提供足够的空间来保证肿瘤的完整切除。可在直视下切除受肿瘤侵犯的咽旁淋巴结。即使肿瘤邻近颈内动脉，也可安全切除。同时，切除鼻中隔的后份，可显露对侧的病变。缺点为手术创伤大，术后面部遗留切口瘢痕，可能有轻度的张口受限（不影响功能），如损伤咽鼓管可造成闭塞。此外，如肿瘤浸润颈内动脉或周围间隙，术后有肿瘤残留。

对于转移性淋巴结复发或残留的患者，由于鼻咽癌颈淋巴结转移的广泛浸润特性，施行单个淋巴结的局部切除或功能性的淋巴结清扫术难以根治肿瘤。此外，局限性的手术很难辨别放疗后的组织纤维化和肿瘤浸润，手术有一定的危险和困难。因此，根治性淋巴清扫术是鼻咽癌放疗后颈部复发和残留的有效治疗方式。如果肿瘤累及颈部皮肤，术中应切除，然后用胸三角皮瓣或胸大肌皮瓣修复组织缺损。当深部组织受到肿瘤浸润，冰冻切片证实有肿瘤的残留，术后就需要进一步做近距离放射治疗。可在术中准确放置空心的尼龙管，术后将铱丝插入空心管中进行近距离放射，其优点为放射源比外照射衰变快，肿瘤组织中的放射剂量高于正常组织，减少了放射性损伤。放疗后的根治性淋巴清扫术是安全的，无围手术期死亡。术后并发症的发病率不高，常见的有颈部皮肤坏死、乳糜漏等。根治性淋巴清扫术后近距离照射与单纯颈淋巴清扫术相比较，术后的并发症无显著的差异。研究提示，颈部皮肤坏死与术前的淋巴结活检有关。其原因可能为前次手术加重了放疗后的纤维化及损坏了局部的血供。颈部淋巴结穿刺或切取活检可促进远处转移，尽可能避免淋巴结活检。并且，放疗后的颈部纤维化会影响针吸检查，因此，提倡采用术中冰冻切片。根治性颈淋巴清扫术的1年淋巴结控制率和生存率分别为78%和62%，5年生存率为61%。

任何手术径路都不可能达到鼻咽癌挽救手术的全部要求。需要根据病变的位置、大小、范围，全面分析病史，选择恰当的治疗方案和手术径路。

二、下咽癌

（一）概述

据原发部位，下咽癌分为梨状窝癌（占70%～86%）、环后癌（约占5%）、喉咽后壁癌（占5%～22%）。原发于下咽部的恶性肿瘤较少见，中国科学院肿瘤医院资料统计，下咽癌占头颈部恶性肿瘤的1.4%～5%，占全身恶性肿瘤的0.2%。下咽癌以鳞状细胞癌为主，好发年龄为50～70岁，男女之比为（1.8～12.6）：1，其中梨状窝癌和喉咽后壁癌以男性为主，而环状软骨后区癌则多见于女性。

（二）临床表现及诊断

1. 临床表现 下咽癌的主要临床表现为咽喉部异物感、疼痛、吞咽困难、声嘶、咳嗽或呛咳、颈部包块。

2. 检查及诊断　早期患者临床症状不明显，甚至没有任何症状。即便患者感觉咽部不适或异物感，也容易误认为慢性咽炎或咽部神经官能症，而未予以特殊处理。因此，对于40岁以上，长期咽部异物感或吞咽疼痛，尤其伴有颈部淋巴结肿大者，均需仔细检查颈部，常规检查咽喉部，必要时行X射线、CT、MRI检查，以便早期诊断。

（1）颈部检查：观察喉外形，有无喉体增大或不对称。双侧颈部是否对称，能否扪及肿大淋巴结，淋巴结质地及活动度。将喉体对着颈椎左右移动，观察摩擦音是否消失，若摩擦音消失，则咽后壁可能有肿瘤。在喉体周围触诊，了解喉、气管旁有无肿块，甲状腺是否肿大。此外还要注意舌甲膜和环甲膜有无饱满现象。

（2）间接喉镜检查：常规检查口咽部及喉部。注意观察下咽及喉部、梨状窝、环后下咽后壁等处有无新生物、隆起或溃疡；梨状窝有无积液或食物滞留；下咽黏膜有无水肿等。环后癌最难发现，如杓后区有肿起变化，或一侧杓状软骨运动发生障碍，则需进一步仔细检查。

（3）内镜检查：包括纤维喉镜、电子喉镜、食管镜等。这些检查对于梨状窝、杓会厌皱襞、环后区的早期病变均能较早发现，并帮助了解肿瘤的范围。还可在检查的同时，取病变组织送病检，进一步明确诊断。

（4）影像学检查

1）常规X射线检查：喉及颈侧位X射线片可以观察喉内及椎前软组织的情况。梨状窝肿瘤时表现为梨状窝密度增高。肿瘤位于咽后壁、环后时可看到椎前组织明显增厚，将气管推向前。若喉受侵，则声带、室带变形，喉室消失，会厌及杓状软骨变形，甲状软骨外移。

2）喉咽、喉X射线体层摄片：可以观察梨状窝情况，了解肿瘤喉内浸润的程度。

3）喉咽、食管X射线造影：用碘油或钡剂做X射线对比剂来观察梨状窝、食管有无充盈缺损，钡剂通过是否缓慢、变细等，能发现梨状窝、环后及食管的病变，了解肿瘤的范围。

4）CT及MRI：CT能很好显示肿瘤侵犯的范围及程度，并能发现临床上难发现的早期颈淋巴结转移。MRI通过三维成像，可了解肿瘤侵犯的立体范围，区分肿瘤与周围血管的关系，以及有无颈淋巴结转移等。影像检查应注意病变向各个方向侵犯的范围，肿瘤是否超过中线，梨状窝下端、食管入口、喉软骨及喉外组织有无受累，有无颈部淋巴结转移，颈部大血管是否为肿瘤所包绕。

（5）病理检查：病理检查是肿瘤确诊的依据，因此一旦发现下咽病变应及时活检。活检可在间接喉镜或纤维喉镜、电子喉镜下进行，而有反复出血或呼吸困难的患者在取活检时应慎重。

（三）治疗

根据下咽癌的病理表现，合理的治疗应当是手术、放疗及化疗的综合治疗。下咽癌病变部位隐蔽，早期不容易发现；病变即使很小，却容易发生淋巴结转移；肿瘤沿黏膜下蔓延，手术确定安全切缘困难。因此，只有发挥放射线大范围治疗及外科局部切除及修复的各自优势，才是合理的选择。从实践上看，单纯放射治疗，其5年生存率为18%。据美国2939例（1980—1985年及1990—1992年2个时间段）下咽癌治疗结果统计，外科手术加放疗的5年生存率达到48%，而同期单纯放疗（主要为早期病例）仅达到25.8%。

1. 放疗　单纯放疗仅适用于肿瘤局限的T_1病变。对于有手术禁忌而不能手术者，放疗可作为一种姑息性治疗，下咽癌单纯放疗5年生存率为10%～20%。

在综合治疗中，可选取术前放疗＋手术，或手术＋术后放疗的方式。术前放疗量在40～50Gy，放疗后休息2～4周再手术。对于$T_3T_4N_0 \sim N_1$的患者、伴有质硬、固定转移淋巴结或侵皮者，均可在术前计划性放疗。术前放疗可以控制手术野以外的转移淋巴结，缩减肿瘤浸润，使瘤床微血管、淋巴管闭锁，肿瘤内活瘤细胞减少，增加手术切除的机会，避免术中肿瘤种植。缺点是模糊了肿瘤的边界，增加了准确切除肿瘤的困难，并且在一定程度上影响了伤口的愈合。术后放疗常在术后6周内开始，于4～5周完成，剂量为60～70Gy，既可消灭脱落的癌细胞、消除区域淋巴结中的亚临床灶，也可对术后病理证实切缘有浸润者进行补救治疗。对于周围软骨、神经受侵，颈清扫后提示广泛性淋巴结转移或淋巴结包膜外受侵者，也应行术后放疗。

放疗也有一定禁忌证。如局部肿瘤严重水肿、坏死和感染；邻近气管、软组织或软骨广泛受侵；颈部淋巴结大而固定，且有破溃者；有明显的呼吸道梗阻症状，如喉喘鸣、憋气及呼吸困难等。

2. 化疗　从20世纪80年代以来，诱导化疗曾经风靡一时，即在手术或放射治疗之前给予冲击量化疗药物，以期达到缩小或消灭肿瘤，再手术或放疗。主要用于适合手术的晚期喉癌、下咽癌及口咽癌等。但诱导化疗或新辅助化疗能否提高5年生存率，目前尚无结论性报道。姑息性化疗对晚期及复发性肿瘤有一定效果，但其持续的时间是短暂的。所用药物有甲氨蝶呤、博来霉素、长春新碱、5-氟尿嘧啶等。单一化疗药物治疗效果较差，目前多主张联合用药。

3. 下咽癌外科治疗的选择

（1）梨状窝癌：小于1cm、外突型梨状窝癌可以选择单纯放射治疗或手术治疗。外科治疗可以选择梨状窝切除术。1960年Ogura报道，1983年国内屠规益报道梨状窝切除术，特别是术前放疗后利用梨状窝切除术治疗$T_1 \sim T_2$期梨状窝癌，在清除病灶的同时保留下咽及喉功能。对于T_3期梨状窝癌，病变引起喉固定，可以选择梨状窝切除及喉半侧切除；梨状窝切除及喉近全切除或梨状窝切除及喉全切除，配合术前或术后放疗。对于T_4期梨状窝癌，肿瘤侵犯喉软骨架或颈段食管，可以选择下咽部分切除及喉全切除；下咽全切除及喉全切除；下咽、喉全切除及食管部分或全食管切除，配合术前或术后放疗。

（2）环后癌：早期环后癌少见，T_1期可以选择单纯放疗，保留喉。较大的肿瘤或放疗后未控的肿瘤，可以选择下咽、喉切除，喉气管整复或喉全切除术。侵犯颈段食管，选择下咽、喉全切除及食管部分或全食管切除。

（3）下咽后壁癌：早期癌选择单纯放疗。放疗未控或较广泛肿瘤，可以选择部分下咽后壁切除、下咽、喉全切除及食管部分或全食管切除。

手术造成咽及食管缺损，可以选择游离移植前臂皮瓣、带蒂肌皮瓣、游离移植空肠、胃咽吻合或结肠移植进行修复、重建。下咽部分缺损，可以选择皮瓣、肌皮瓣修复。全下咽缺损，以及包括颈段食管缺损，可选择游离移植空肠修复。全下咽、全食管缺损，选择胃咽吻合或结肠移植进行修复、重建。

4. 手术方法

（1）梨状窝切除术：梨状窝切除术适用于梨状窝癌T_1、T_2病变：如梨状窝癌局限于梨状窝外壁或内壁；或梨状窝癌侵犯杓会皱襞，但病变表浅，无明显喉内受侵，未引起喉固定；或梨状窝癌侵犯咽后壁。

1）切口：胸锁乳突肌中段前缘做5~7cm的斜行切口。如同时做颈部淋巴结廓清术，可平行甲状软骨中间做一水平切口，外端再做颈侧垂直切口，两切口相交。在颈阔肌下掀开颈部皮瓣，游离胸骨舌骨肌外缘，并从甲状软骨板切断胸骨甲状肌的附着，牵开此两条带状肌，暴露患侧甲状软骨板后缘及上缘，沿甲状软骨板上缘、后缘切开咽下缩肌，剥离甲状软骨膜使之与带状肌一同保留备用。切除甲状软骨板的后1/3，为避免伤及喉返神经，注意保留环甲关节附近的甲状软骨下角。进入咽腔。

2）切除肿瘤：甲状软骨板后缘相当于梨状窝外壁与下咽后壁的交界处，在此处切开梨状窝外侧壁，即进入下咽腔。观察肿瘤范围后，根据情况切除梨状窝黏膜。明视下切除梨状窝外壁和内壁。病变切除后，内侧切缘位于环后区的外界及杓会皱襞，外侧切缘位于下咽后壁的外侧，形成下咽部的缺损。

3）缝合咽腔和皮肤：将咽后壁黏膜游离，将咽黏膜与环后切缘、杓会皱襞切缘拉拢缝合，利用咽下缩肌与预先保留的甲状软骨膜及带状肌在外层缝合加固。冲洗伤口，放负压引流管，缝合皮下和皮肤切口。

（2）下咽后壁切除术：此类手术适应于肿瘤位于下咽后壁（$T_1 \sim T_2$），下界在食管入口上方的局限的下咽后壁癌。喉、食管及椎前组织受侵为这一手术禁忌证。

1）切口：如果利用颈阔肌皮瓣修复咽后壁缺损，颈部皮肤切口应预留方型皮瓣，颈阔肌皮瓣的血管蒂在颌下和颏下，要保留面动脉的颏支和皮支。如果利用游离前臂皮瓣修复，切口如同梨状窝切除术。

2）切除肿瘤：显露患侧甲状软骨板后缘，切断结扎喉上神经血管，纵行切开梨状窝外侧壁黏膜，进入咽腔，显露肿瘤。沿肿瘤四周（安全界应在1.0cm以上）切开下咽黏膜和咽缩肌。一般保留位于椎前肌浅面的筋膜，切下标本。修复下咽缺损：将颈阔肌皮瓣转入下咽，同下咽黏膜切缘缝合。其他的修复方法还有颏下皮瓣，前臂游离皮瓣，游离空肠，游离胃壁瓣等。忌用各种肌皮瓣，以免下咽臃肿狭窄，导致严重误吸。局限的下咽后壁缺损，也可以游离植皮修复或人工皮修复，甚至不修复，让创面自然愈合。

(3）梨状窝及喉部分切除术：此类手术适用于梨状窝癌侵犯喉，但尚未侵犯环后区及食管，可以在切除下咽肿瘤的同时，切除一部分喉，保留另一部分喉，达到切除肿瘤、保留喉功能的目的。杓状软骨固定或活动受限的，以往认为需要做喉全切除及下咽部分切除，造成喉功能的丧失。经过术前放疗，如杓状软骨恢复活动或病变局限于梨状窝及杓会皱襞，也可以进行梨状窝及喉部分切除，从而保留了喉功能。如果梨状窝尖部、环后区受侵，则不适宜此类手术。

(4）梨状窝及杓会皱襞切除术：梨状窝内侧壁肿瘤，容易侵犯杓会皱襞，仅切除梨状窝显然不足。这一类手术适应于梨状窝癌侵犯杓会皱襞，引起杓会皱襞活动受限，但肿瘤比较局限（T_2）。对杓会皱襞及声带固定，经过术前放射，恢复活动的，也适宜。肿瘤侵犯杓状软骨，声门旁间隙及食管入口不适宜此类手术。

手术步骤：按照梨状窝切除术的方法掀开颈部皮瓣，牵开带状肌，显露患侧甲状软骨，切除甲状软骨上1/2。①从咽侧壁进入下咽腔：切除部分甲状软骨后，可以直接剪开下咽侧壁进入下咽腔。如下咽侧壁有肿瘤，或为了扩大视野，也可以向上切断舌骨大角，距离甲状软骨上缘较高水平剪开咽侧壁黏膜，进入咽腔。此时可以在较好的视野下看清肿瘤的范围；②切除肿瘤：沿会厌外侧缘剪开杓会皱襞前端，如果连同室带切除，则从剪开的杓会皱襞剪到喉室前端，从前向后剪开喉室；如果保留室带，则从剪开的杓会皱襞剪到室带上缘。外侧则沿已经切开的甲状软骨的水平切口，一同剪开附属的软组织结构，包括杓会皱襞、梨状窝、室带及室带旁组织。剪到甲状软骨板后缘与咽后壁的切口汇合。此时仅在杓状软骨处尚未切开。一般保留杓状软骨，在杓状软骨前剪开杓会皱襞后端，与喉室或室带上缘的切口汇合，切除患侧杓会皱襞及梨状窝；③修复：利用环后黏膜覆盖喉的创面。利用会厌谷黏膜，梨状窝外壁或下咽后壁黏膜关闭下咽腔。利用甲状软骨膜及带状肌在外层加固缝合。

(5）梨状窝及喉垂直部分切除术：上述肿瘤进一步发展，向深部侵犯杓会皱襞及声门旁间隙，引起声带固定，如果病变仅局限于此，或术前放疗50Gy，使肿瘤缩小到以上范围，可以做梨状窝及喉垂直部分切除。如果梨状窝尖部、环后受侵为手术禁忌。

手术切除步骤：掀开颈部皮瓣，充分显露甲状软骨及环状软骨。游离胸骨舌骨肌外侧并牵开，切断胸骨甲状肌在甲状软骨的附着，在患侧甲状软骨后缘纵向切开咽下缩肌，剥离甲状软骨骨膜，连同胸骨舌骨肌一同牵开并保留，以备修复下咽及喉。①显露出患侧甲状软骨板，正中锯开甲状软骨。在咽侧壁处剪开进入下咽腔。如梨状窝外侧壁也有肿瘤，可以向上切断舌骨大角，在甲状软骨上缘以上，剪开咽侧壁黏膜，进入咽腔。为有助于喉部分切除，可以沿会厌谷向对侧剪开。此时可以在较好的视野下看清肿瘤的侵犯范围；②切除肿瘤：从会厌正中由上向下垂直剪开，经过前联合到环状软骨上缘。再沿着患侧甲状软骨下缘或环状软骨上缘（即环甲膜）向后剪开。同时剪开喉内外两侧，喉内侧到达环杓关节；在甲状软骨外侧，为保留环甲关节，斜形剪开甲状软骨，避开环甲关节到达甲状软骨后缘，与咽后壁的切口汇合。此时仅在杓状软骨处尚未切开。正中剪开杓间区，切除环杓关节，与以前切口汇合，切除标本包括患侧梨状窝、半侧会厌及杓会皱襞、杓状软骨、半侧喉（室带、声带及声门旁间隙）及甲状软骨板；③修复过程：手术切除后的缺损主要是一侧喉结构，包括部分会厌，杓会皱襞，室带和声带，以及一侧梨状窝。喉部缺损可以利用预先保留的胸骨舌骨肌及甲状软骨骨膜进行覆盖，同时利用部分环后黏膜，从后向前拉过环状软骨背板，覆盖环杓关节区域。这样可以将半侧喉封闭。利用健侧半喉进行呼吸，同时减少误吸。一侧梨状窝缺损不必修复，直接将环后切缘与咽侧后壁切缘缝合。将余下的会厌自身缝合。由于咽会厌皱襞也同时做了切除，此处可以将咽会厌皱襞切缘与会厌谷黏膜或舌根黏膜切缘缝合，达到关闭咽腔的目的。

(6) 梨状窝及喉近全切除：梨状窝肿瘤更进一步发展，侵犯患侧半喉，引起声带固定，声门下侵犯超过 10mm 以上，此时，喉垂直部分切除已不可能获得安全的声门下切缘，或肿瘤侵犯会厌前间隙，会厌谷，舌根，但对侧杓会皱襞、室带、喉室、声带及声门下仍正常，可以行梨状窝及喉近全切除。如果杓间、环后黏膜受侵，为手术禁忌。该手术方式由于仅保留了发音功能，不保留经口鼻呼吸功能，术后进食不会误吸，故也适用于病变范围虽然可行前述下咽部分及喉部分切除，但因年老体弱，或心肺功能不良，不能耐受误吸者。

(7) 喉全切除及下咽部分切除术：此类手术适应于梨状窝癌侵犯喉，引起喉固定，病变广泛，切除下咽及部分喉已不能切净病灶。如梨状窝癌侵犯杓间，侵犯环后已近中线等。此类手术也适用于环后癌。手术禁忌包括下咽肿瘤侵犯食管入口或下咽近环周受侵，因为切除部分下咽已经不足，需要切除全下咽及部分食管。

手术切除步骤：掀开皮瓣，游离喉、气管两侧：在颈阔肌下将颈部皮瓣充分掀开，上部显露出舌骨，两侧显露出带状肌，下部显露出颈段气管。如果喉部的肿瘤没有外侵，带状肌可以保留，利用其加固咽部的吻合口。如果喉部肿瘤已经外侵，相应侧的带状肌不能保留。切断胸骨舌骨肌及胸骨甲状肌的上端，将两束肌肉向下牵开保留备用。肩胛舌骨肌则随颈淋巴结切除。切除患侧甲状腺：断开甲状腺峡部，切断结扎患侧甲状腺上下极血管，游离周围韧带，预备切除患侧甲状腺叶。将另一侧甲状腺的峡部断端缝合后，在甲状腺与气管间分离，将甲状腺向外牵开保留。横断颈段气管，做下切缘：显露出颈段气管，将口腔气管插管从口腔退出，在第三、四气管环处横断气管，将另外的消毒的气管插管经气管口插入，继续全麻。上段气管及喉预备切除。剥离健侧梨状窝外壁，预备保留：在健侧甲状软骨板后缘纵向切开咽下缩肌，在甲状软骨板内侧面剥离梨状窝外壁，以保留较多的健侧梨状窝黏膜，不致咽部狭窄。切开会厌谷黏膜，进入下咽：在舌骨大角两侧分离出喉上血管束，切断结扎。切断舌骨上肌群与舌骨的附着，切除舌骨。在舌骨水平继续深入分离，即可切开会厌谷黏膜，进入下咽。切除全喉及部分下咽的过程是：从会厌谷黏膜切口将会厌提起，即可看见下咽及喉内肿瘤。必要时，可以沿会厌两侧剪开咽侧黏膜，扩大切口。在明视下，距离肿瘤的边缘保留 1 ~ 2cm 的安全界，分别剪开两侧的下咽黏膜。患侧应剪开梨状窝外侧壁或下咽后壁，以远离病灶。健侧可以在梨状窝尖部剪开，保留梨状窝外侧壁。两侧切口在环后汇合。在气管造口水平，横断气管，沿膜样部后分离气管与食管，到达环后与环后切口汇合，切除全喉、部分颈段气管及部分下咽标本。修复关闭下咽：切除全喉及一侧梨状窝以后，剩下的下咽黏膜可以直接拉拢缝合。而切除全喉及两侧梨状窝，以及部分下咽后壁以后，直接缝合关闭易于发生下咽狭窄。可以用游离前臂皮瓣、胸大肌肌皮瓣等加宽下咽，然后进行下咽缝合，关闭咽腔。外层再利用肌皮瓣的肌肉与咽缩肌、舌骨上肌、带状肌缝合加固。气管造口：将颈部气管口与四周的皮肤缝合，保留气管口开放。气管造口应尽量大，术后戴或不戴气管套管均可。

(8) 下咽全切除、喉全切除及食管部分或食管全切除术：晚期下咽癌已经侵及食管入口或颈段食管，需要切除全咽及全喉，同时需要切除部分或全部食管。切除后需要利用修复手段重建咽与消化道之间的通路。此类手术适应于下咽癌侵犯食管入口及食管，咽后壁癌侵犯喉。此类手术也适应颈段食管癌侵犯下咽者，可视喉是否受侵，决定切除或保留喉。

手术切除步骤：在舌骨上切断舌骨上肌群，切断结扎喉上神经血管。梨状窝外侧壁癌容易外侵，所以应该将患侧带状肌及甲状腺切除，以扩大安全界。没有肿瘤外侵，可以保留带状肌及甲状腺。在带状肌下端切断带状肌，切断结扎甲状腺下极血管。断开甲状腺峡部，将保留侧的甲状腺叶从气管分离，推开保留。清除两侧气管食管沟淋巴结脂肪组织。为了方便切除下咽和食管，先将下咽和食管与后面的椎前筋膜之间分离。如肿瘤没有侵犯椎前筋膜，应注意保留该筋膜，特别是手术前大剂量放疗过的病例，术后如果出现咽瘘，失去椎前筋膜的屏障保护，感染可以直接发展到颈椎骨及脊髓腔。如椎前筋膜受侵，则切除椎前筋膜及头长肌。探查肿瘤下界后，决定横断颈段气管的水平。如果口腔气管插管，需另备消毒气管插管，经气管断端插入，继续全麻。剪开会厌谷，进入咽腔，距肿瘤上界有2cm 安全界横断咽环周。食管的切缘最好离开肿瘤下界 5cm 以上。如果颈段食管受侵较小（食管入口下 1.0cm 左右），并且准备用游离空肠移植或皮瓣修复下咽食管缺损，则在距肿瘤下界至少3 ~ 5cm 处横断食管。颈段食管受侵广泛或者准备用胃或结肠替代下咽食管，则行全食管内翻剥脱。方法是：先经下咽插入胃管到贲门。横断贲门后，见到胃管，将一条布带与胃管系在一起，再从下咽部抽出胃管，将食管布带的上端引到颈部。布带的下端与食管在腹腔的断端缝扎，捆扎牢固后，从颈部缓缓上提食管布带，即可将食管做内翻剥脱上提到颈部切除。也可用食管剥脱器，将食管下端与剥脱器头端捆扎结实后，缓缓拔脱食管。

（9）重建下咽食管的方法：下咽肿瘤广泛切除以后，需要下咽重建。重建方法取决于手术缺损的范围以及喉的处理。下咽部分缺损的修复，首选肌皮瓣，其次可用小血管吻合的游离皮瓣。下咽全周缺损，首选小血管吻合的游离空肠。优点是手术死亡率低，手术不经过胸腔及纵隔，腹部操作也相对简单，手术危险性较小，吻合口漏发生率低，术后吞咽功能恢复好。适合身体条件差，不能承受胸腹部手术的患者。缺点是需要小血管吻合的训练，食管上、下切缘可能不足。如果缺乏小血管吻合技术，也可用肌皮瓣卷成皮管，虽然不增加手术死亡率，但容易出现吻合口狭窄。对保留喉的下咽全周缺损及同时切除食管的病例，可选用带血管蒂的结肠移植修复。可大大减少误吸性肺炎的发生率。全喉、全下咽、全食管切除，胃上提胃咽吻合，虽然手术时间长、风险大，但仍然是很多地方治疗下咽颈段食管癌的主要外科手段。

（吕颜露）

第三节　其他肿瘤

一、扁桃体癌

（一）概述

扁桃体的恶性肿瘤为口咽部常见病，占口咽部恶性肿瘤的57%左右。男女患病之比为3：1。扁桃体癌常发生于扁桃体上极附近，易产生溃疡，主要向软腭、舌根甚至口腔、鼻咽或下咽部扩散。扁桃体恶性肿瘤病因尚不清楚，可能与嗜烟、酒有关。

（二）临床表现及诊断

1. 临床表现　鳞癌主要表现为外生型肿物，表面易溃烂，呈菜花形，易转移至颈上淋巴结，以后向下颈部、纵隔及腋下淋巴结转移。淋巴上皮癌发生于黏膜下，在浅层扩展，很少侵及深部组织，至晚期可发生溃疡，且早期即可转移至颈淋巴结。肿瘤早期可不引起任何症状，随病情发展可有咽部异物感，咽喉疼痛，颈部肿块，一侧扁桃体迅速增大可引起吞咽及呼吸困难。查体可见一侧扁桃体增大，表现为结节状、菜花状或球形肿大，表面光滑或有溃疡。

2. 诊断　单侧扁桃体迅速肿大或有溃疡，伴同侧颈部淋巴结肿大，而无明显急性炎症者，应考虑该病，必要时行扁桃体活检以便确诊。

（三）治疗

由于扁桃体位置深在，切除范围较广，如功能重建不理想，可导致腭咽功能的严重受损，故文献报道多采用放疗。近年来，随着头颈外科的发展，手术切除技术和器官功能重建方法均有了显著的改进，多数扁桃体癌已可手术切除，以手术治疗为主的综合治疗方案得以推广。特别是对晚期扁桃体癌，采取手术切除后辅以术后放疗的综合治疗方案，已被广泛接受。目前认为，Ⅰ、Ⅱ期手术与放疗效果相当，Ⅲ、Ⅳ期综合治疗优于单纯放疗或单纯手术。并且，手术成功的关键在于手术入路的选择。

1. 经口入路　适用于T_1、T_2病变。此入路创伤较小，患者恢复快，功能受损少。但由于术野窄小，剥离盲目性较大，处理肿瘤深部时，止血、暴露均受到一定程度的影响，易损伤咽旁间隙内的大血管。术中为保持术野清晰，防止严重并发症的出现可采取边切除肿瘤边缝扎止血的方法。

2. 下颌骨切开外旋入路　适用于T_3、T_4病变。此入路的优点是：能更宽广地敞开咽旁间隙、咽后间隙及颅底；能自下而上分离出颈内动静脉及后4对脑神经至颅底孔处；能以颈内动脉为标志，将颈内动脉内侧的组织包括肿瘤及咽后淋巴组织整块切除；下颌外旋对患者创伤较大，对肿瘤累及下颌骨者不能采用。

3. 颌骨切除入路　当患者出现张口受限，CT 示肿瘤累及下颌骨或翼肌时，前 2 种入路均不能彻底暴露切除肿瘤，此时可采用下颌骨切除入路。此种入路肿瘤暴露较好，但对患者的咀嚼功能影响较大。因此，术中可根据肿瘤累及范围保留下颌骨边缘支架。

4. 舌骨入路　位于扁桃体下极的 T_2、T_3 病变有时范围不大，但主要向下发展，如用下颌骨切开外旋入路，损伤相对较大，此时可采用经舌骨入路。此种入路手术操作简单，创伤较小，入路过程中无重要血管神经，可同时很方便地处理受肿瘤累及的舌根及会厌，便于整复舌根、咽侧壁缺损及重建喉功能。可在同一术野一并完成颈清扫术。手术操作距离与肿瘤较近，术野暴露虽不如下颌骨切开外旋宽阔，但由于可同时控制颈部大血管，故比较安全。由于避免了下颌骨切开，基本不影响咀嚼功能。

5. 扁桃体区的修复　组织缺损较小时，可将周围残余黏膜潜行分离后向缺损处牵拉缝合即可，所遗留的较小创面可待其自行愈合。如创面较大，也可于软腭切缘处分离，将软腭或悬雍垂的双侧黏膜展开，与咽侧壁缺损边缘缝合。以软腭修复咽侧壁后，软腭向后提拉，患侧鼻咽腔可随之缩小，能部分减轻鼻腔反流。如创面较深形成明显的腔隙时，可将舌根侧切缘剖开，充分展开其背侧和腹侧的黏膜，修复较大面积的组织缺损。晚期扁桃体切除后有时可形成包括咽旁间隙、舌根、咽侧壁、口底组织的广泛缺损，目前认为，可用胸大肌肌皮瓣修复。

肿瘤切除后软腭缺损较少，多数病例将软腭切缘直接拉拢缝合修复，部分病例将残余软腭与修复扁桃体区的舌瓣或胸大肌肌皮瓣缝合修复。对软腭缺损较多者，可选择游离前臂皮瓣或全额瓣修复，但操作复杂，技术要求较高。

舌根受累切除后，由于残舌运动受影响不能有效覆盖喉口，对咀嚼及吞咽功能可造成较大影响。将残余舌根稍加分离松解后，向下牵拉与会厌谷黏膜缝合，既消除了组织缺损，又恢复了舌根在咀嚼和吞咽功能中发挥的作用。为进一步减少误咽的发生，可借鉴声门上喉切除的经验，将胸骨舌骨肌自中间横断，保留其筋膜，形成蒂在舌骨的胸骨舌骨肌肌筋膜瓣，将肌筋膜瓣下缘向后上翻转，与舌根断缘缝合，修复延长舌根，再将喉悬吊于新舌根上。舌根延长后在吞咽时可更好地覆盖喉上口，有效减轻误咽，且由于舌根不必过度后置，能较好地保持舌的构语功能。当全部舌根或部分舌体也被切除时，舌瓣后置或胸骨舌骨肌肌筋膜瓣不能修复缺损时，可采用胸大肌肌皮瓣修复舌根。胸大肌肌皮瓣有相当的组织厚度，可充分填塞舌根切除后形成的组织缺损，并可对喉上口形成较好的覆盖作用，能有效减轻误咽。

二、扁桃体恶性淋巴瘤

（一）概述

恶性淋巴瘤是来源于免疫系统的恶性肿瘤。原发于扁桃体的恶性淋巴瘤占全身恶性淋巴瘤的 4.7%，较易误诊。可出现 3 种临床亚型：①阻塞型，生长迅速，无溃疡，瘤体大，妨碍吞咽和呼吸；②炎症型，反复炎症发作，体温升高；③早期转移型，局部病变不显著，早期有颈淋巴结转移。

（二）临床表现及诊断

1. 临床表现　扁桃体恶性淋巴瘤早期症状多不明显，主要症状及体征为一侧咽痛、咽部异物阻塞感、吞咽障碍、发热、一侧扁桃体肿大、溃疡形成、颈部肿块等，常被误诊为炎症。

2. 诊断　对单侧扁桃体肿大、质硬、表面增生样改变或溃疡形成者，应行活检确诊。首次病理检查及术前常难以诊断，故取标本适当是确诊的关键。

（三）治疗

以放疗、联合化疗或综合治疗为主。

1. 放射治疗　对原发于咽淋巴环的早期病变首选放射治疗。依据咽淋巴环的生物学特点，部分学者认为，区域淋巴结转移的体积与预后无关。因咽淋巴环有互相交织的丰富的淋巴网，且首先引流到颈部淋巴结，因此常用的照射野包括整个咽淋巴环，双侧面颈联合野与双中下颈锁骨上下区设前颈野，以高能 X 射线^{60}Co 或直线加速器放疗，放疗剂量文献报告不一，一般认为 40Gy 以上可基本控制肿瘤，亦有 50～70Gy 为最佳剂量用于病灶局限、低度恶性Ⅰ、Ⅱ期患者的报道。

2. 联合化疗　对病变范围广泛、颈淋巴结肿大或全身转移者以联合化疗为主。

3. 综合治疗　方案为化疗 2～3 周，咽淋巴环颈部常规照射放疗 30～40Gy，休息 2～3 周再化疗，化疗总周期为 6 周以上。早期有效的联合化疗，加以局部放疗，可以杀伤大量恶性淋巴瘤细胞，有助于提高完全缓解率和长期治疗率。

（吕颜露）

第十九章

喉畸形、外伤、狭窄及异物

第一节　先天性喉畸形

一、喉蹼

（一）概述

喉蹼为喉腔内有一先天性膜状物，大者可占喉腔之大部称为喉隔。先天性喉蹼的发生与喉发育异常有关，喉经历了喉的上皮增生，融合致喉腔关闭到封闭上皮溶解、吸收，喉腔重新建立的过程。若溶解、吸收过程受阻，则在喉膜内遗留一层上皮膜，为喉蹼。

（二）临床表现及诊断

1. 临床表现　喉蹼较小者可无症状或出现哭声低哑，但无呼吸困难。喉蹼大者可出现：①先天性喉鸣，通常为吸气性或双重性；②呼吸困难，程度不等，吸气及呼气均有困难，夜间及运动时加剧；③声嘶或无哭声，哺乳困难。依其发生部位，临床工作中将其分为3型，即声门上型、声门型和声门下型，以声门型喉蹼最为常见。

2. 诊断　根据临床症状，行纤维或直接喉镜检查，诊断不难。

（三）治疗

新生儿患喉蹼若发生窒息时，应立即在直接喉镜下将婴儿型硬式气管镜插入气管，吸出分泌物，给氧和人工呼吸，治疗效果颇佳，因此时喉蹼组织尚未完全纤维化，经气管镜扩张后多不再形成。择期治疗要在支撑喉镜下行喉蹼修整术，手术快捷安全，可立即解除喉梗阻和声嘶。考虑到婴幼儿的声门小，双侧声带喉蹼修整后，容易相互接触，再次粘连，目前，由于插管技术的提高及插管材料的进步，为防止双侧声带前联合的粘连，放置合适的气管插管24～48h，认为利可能大于弊。

二、喉囊肿

（一）概述

在大约相当于喉室顶前中外处向上延展，形成一个盲袋，称之为喉小囊，是喉室附属部，开口于喉室。喉囊肿指发生于喉小囊的含气、含黏液或含脓囊肿。喉囊肿按其所在部位不同，可分为喉内、喉外和混合型3类。

（二）临床表现及诊断

1. 临床表现　①喉内型者常有语言不清，声嘶或失音，重者可出现吞咽困难，喉鸣和阻塞性呼吸困难，甚至窒息。间接喉镜下可见半侧喉突起，部位多在室带。囊肿大者可自会厌谷一直延及杓会厌襞，声带无法窥视，声门部分或完全阻塞，其表面黏膜光滑完整。②喉外型和混合型者，多在颈前三角区出现包块，触之呈囊性。气囊肿者，包块可以被压缩，穿刺有气体抽出，随之包块消失即可确诊。黏液囊肿或脓囊肿，穿刺时则可抽出黏液或脓液。

2. 诊断　值得注意的是，喉囊肿与喉癌同时存在见于报道，由于囊肿的阻挡，喉癌常被漏诊，这一点一定要引起注意。在诊断中，用喉部 CT 扫描不仅能显示囊肿的部位、大小和侵犯的范围，而且还能发现是否有喉癌的存在，因此该项技术在诊断喉癌中应给以足够的重视。

（三）治疗

主要是手术切除。喉内型尤其是混合型喉囊肿，经喉内途径包括喉裂开术在内，效果均不佳，故目前多主张经颈部径路完成手术。值得一提的是，术中一定要切除部分甲状软骨翼板，才能暴露囊肿根部，将囊肿完整摘除。

三、喉软化症

（一）概述

喉软化症是由于先天性喉软骨发育不良所致，因为喉部组织过度软弱，吸气时喉部向内塌陷，堵塞喉腔上口而发生喘鸣，以吸气时声门上组织脱垂至呼吸道产生吸气性喉喘鸣和上呼吸道梗阻为主要特点，是新生儿及儿童喉喘鸣的最常见的原因，以男性为主。

（二）临床表现及诊断

1. 临床表现　喉软化症的症状常在出生后出现，最常见的表现为喉喘鸣，多为高音调鸡鸣样的喘鸣声，也可为低音调的震颤声，一般只在吸气时发生重者呼气时也可发声。其典型临床表现是间断吸气性喘鸣，喂食、活动、激惹、哭闹或仰卧、上呼吸道感染后加重。梗阻的程度不同，喘鸣的程度、音调则不同。喂养困难是本病的第二大常见表现。患儿常出现咳嗽、窒息，气道梗阻使患儿易吞气，导致胃膨胀，从而出现食后呕吐及反流，主要发生于中重度喉软化症尤其是合并胃食管反流病（GERD）的患儿。长期的喂养困难可导致营养不良，体重下降及喂养后呕吐，严重的可出现生长发育停滞。本病的第三大常见症状为呼吸困难，表现为呼吸暂停、发绀及四凹征。而长期辅助呼吸肌如肋间肌和腹肌的使用可以导致剑突回缩，最终形成漏斗胸。此外，还可以出现肺心病等并发症，主要是由于慢性低氧血症导致红细胞增多症、血容量增加和血液黏滞度增加及慢性高碳酸血症可增加肺动脉血管阻力引起的肺动脉高压所致。肺心病如果未及时发现，可危及生命。

2. 诊断　喉软化症的诊断依赖典型病史及喉部检查，发现特征性的喉部解剖变异即可诊断。

（三）治疗

1. 保守治疗　喉软化症有自愈的倾向，经精心护理及加强喂养，约 75% 患儿的喘鸣可于 2 岁之前消失。合并有其他疾病的患儿，需同时治疗伴发疾病。抗反流治疗，如调整喂养方式、保持直立体位以及抗酸药物治疗已被证明对 GERD 相关性喉软化症有效。

2. 手术治疗　重度喉软化症（约占总体 10%）需要手术治疗。手术指征包括不能经口喂养、增重困难、生长发育停滞、神经精神发育迟缓、危及生命的呼吸道梗阻事件、肺动脉高压或肺心病、低氧血症或高碳酸血症等。

3. 气管切开术　1980 年之前气管切开术一度为喉软化症的主要手术方式。但较易出现如感染、言语发展迟滞、气管狭窄等并发症，随着手术技术的发展，现多被声门上成形术所替代。气管切开术多在无法用声门上成形术等手术治疗的重症喉软化症或再次手术中使用。

4. 声门上成形术　声门上成形术常在支撑喉镜下进行，术前根据评估结果决定切除的区域，如切除杓会厌皱襞，过多的杓黏膜，切除楔形软骨，或将会厌舌面与舌根缝合（会厌固定术）；此外可修剪会厌外侧缘，缝合会厌。以上步骤可单独或联合进行。

（吕颜露）

第二节 喉外伤

一、概述

喉外伤（injury of larynx）可分为开放性和闭合性（包括喉内伤），前者因有伤口，易被人注意，后者如无明显骨折移位而易被忽视，有潜在生命危险。但如及时正确处理，不仅能够成功抢救患者，而且可以恢复的正常生理功能。如果处理不当，轻则引起喉瘢痕狭窄，重则危及患者生命。

二、闭合性损伤

闭合性喉外伤（closed laryngeal trauma）包括喉挫伤、软骨骨折及脱位，常见原因为外力打击、坚硬物挤压等。挫伤仅伤及软组织，骨折常发生于甲状软骨的中央部或上角处，老年人因软骨钙化更易发生骨折。脱位可发生于环甲关节或环杓关节。

（一）诊断

1. 病史采集

（1）是单纯的喉外伤还是全身复合伤。

（2）喉外伤为何物所致，力量大小如何？根据外伤的病因和受伤的力量有利于判断外伤的性质。

（3）局部疼痛情况，说话、吞咽和咳嗽加重；常伴有声嘶或失声；喉黏膜破裂则发生咳嗽及咯血情况，可发生进行性呼吸困难甚至窒息。

（4）呼吸困难和窒息的情况。

2. 体格检查

（1）一般情况：注意患者全身情况，包括意识、血压、脉搏，特别是呼吸情况。

（2）局部检查

1）挫伤时常见颈部肿胀或瘀斑，如软组织内出血及气肿，则颈部变得极为粗大。

2）软骨骨折或移位，可出现甲状软骨上切迹或环状软骨弓消失，触诊有压痛和不明显的软骨摩擦音。喉部可能出现不正常的运动。

3）间接喉镜检查可见黏膜下出血、黏膜破裂、喉内软组织变形或变位、喉腔狭窄和声带活动障碍。

（3）全身检查

1）特别注意有无进行性呼吸困难和喉梗阻的情况。

2）可伴有发生皮下气肿、气胸和纵隔气肿。

3）全身有无复合性损伤，特别是颈椎有无损伤。

3. 辅助检查

（1）喉镜检查：当呼吸道通畅时，纤维喉镜可快速了解外伤部位与程度，观察声带运动情况、气道的开放、有无喉内血肿与黏膜撕裂。尤其未排除颈椎损伤时，纤维喉镜检查特别有用，伴颈椎损伤者可用一种新的 Bublard 纤维喉镜检查，当上述检查不确定时可在全麻下行直接喉镜检查。如患者必须手术，术前可行直接喉镜、食管镜、气管镜检查以排除其他区域伴随的损伤。

（2）X 线检查：可显示软骨骨折或脱位，以及喉狭窄的范围，了解有无胸部并发症。

（3）CT 扫描：可以评价喉内肿胀、组织内血肿、喉软骨支架及环杓关节等情况。

（4）视频动态喉镜：其较高的放大倍数，较好照明和即刻的电视播放有助于评价杓状软骨或声带突的运动及位置方面的细小差异。

（5）用喉肌电图描述记录运动单位动作电位（Muaps）。有助于区分杓状软骨脱位引起声带固定及声带麻痹，声带固定不动常伴有 Muaps 的全部缺失。这种方法不需要局麻能较好地忍受，并有预后价值。

（二）分型

对闭合性喉外伤患者应根据其损伤严重程度进行分型。

1. Gold 分型　Ⅰ型：轻微的喉内血肿，最小的气道损伤，无明显骨折；Ⅱ型：喉内血肿或水肿伴气道损伤，黏膜轻微撕裂但软骨未暴露，CT 扫描显示非移位性骨折；Ⅲ型：大块喉内水肿伴气道堵塞，黏膜撕裂伴软骨暴露，声带固定；Ⅳ型：在Ⅲ型基础上，影像常诊断有 2 条以上骨折线；喉腔大块紊乱；Ⅴ型：喉气管分离。

2. 皇甫秀明分类　轻：无呼吸发音功能障碍；重：有轻度呼吸发音功能障碍或短时间内可导致喉水肿，术后可发生并发症者；危急：有明显呼吸发音障碍，伴喉气管挤压伤、环状软骨骨折、环杓关节脱位、甲状软骨缺损及合并邻近组织大出血，误吸等复合性外伤。

（三）治疗

处理原则：抢救生命放在首位，并尽可能恢复喉机能和防止并发症发生。其中最困难及最主要的问题是维持或恢复喉的生理功能，防止和减少喉狭窄。需要提醒的是要注意外伤后立即就诊时症状不明显，但 2h 后出现迟发型的呼吸困难。Schaefer 提出闭合性喉外伤的处理原则：①用纤维喉镜及选择性 CT 扫描正确评价损伤范围；②及时使气道通畅，同时减少进一步喉损伤；③修复和喉骨折及撕裂黏膜技术标准化；④喉模的应用。

1. 药物治疗　微小喉内撕裂及单一的甲状软骨非转移性骨折的处理包括 24h 密切观察、床头抬高、噤声、吸入湿化空气、尽早使用类固醇药物、预防性使用抗生素。Klimek 报道使用 H_2 受体阻断剂以防胃、食管返流。

2. 手术治疗　多主张在伤后 24h 内进行，对维持气道通畅和嗓音质量有重要意义。气管切开还是气管插管存在争论，目前倾向前者。高调的呼吸音可作为气管造口术的指征。巨大的黏膜撕裂，软骨暴露，明显移位骨折需切开探查。当喉前半部破坏（前联合破坏），软骨支架高度不稳定（复合骨折）。术中发现软骨骨折应予复位，并用钢丝固定，切忌摘除骨片，严格解剖复位，恢复功能。缺损的黏膜可以用梨状窝获得，会厌软骨膜也可以用皮肤移植，如颈部带蒂皮瓣。Shapshay 报道一种不需要切开喉，内镜下应用 CO_2 激光焊接技术移植喉内大伤口的方法。手术后主要是Ⅳ型损伤时需要喉模 2 ~4 周，材料包括橡皮指套、硅胶管、聚硅酮水囊等。

（四）术后观察及处理

对喉部黏膜轻微挫伤、撕裂或小血肿形成，不影响呼吸者，可采用药物治疗，如抗生素、激素全身应用和局部雾化吸入、卧床休息等。而对黏膜水肿、血肿，喉软骨骨折合并皮下气肿及气胸者，虽然颈部无伤口，也应引起重视，必须在保守治疗的同时，随时作好气管切开的准备，以免出现迟发性喉梗阻而措手不及。同时气管切开术对喉外伤的治疗有以下优点：①解除或预防呼吸困难；②便于止血；③可防治皮下气肿及纵隔气肿；④缓解任何原因引起的压迫症；⑤便于清除吸入气管内的血液与分泌物；⑥便于给氧，防治休克；⑦减少下呼吸道继发感染；⑧如喉内出血严重，可在直接喉镜下，用纱布填塞喉腔止血；⑨可使喉部休息，防止剧咳引起缝合伤口裂开。因此，喉外伤后气管切开的护理非常重要。

（五）疗效判断及处理

疗效判定标准：①气道情况：分为良好：气道情况类似损伤前；一般：有轻度呛咳或活动后有呼吸困难；差：不能拔除气管套管；②嗓音情况：良好：嗓音类似损伤前；一般：有声嘶，但在可理解的语言标准内；差：耳语、失音或难理解的语言；③吞咽情况：根据患者主观判断进行评价。

闭合性喉外伤的研究方向是喉支架损伤的程度与嗓音的关系，而要切开复位和内固定，需要进一步工作来测量声带的位置和张力，声带正常移动波的变化。另外如何使外伤喉狭窄治疗后取得满意的效果也值得进一步探讨。

（六）出院随访

出院后定期复查，注意喉狭窄的发生。

三、开放性喉外伤

开放性喉外伤（open laryngeal trauma）是耳鼻咽喉科常见急症之一，多数患者病情危急，发展迅速，如果抢救、处理不及时，护理不得当，极易使患者遗留严重后遗症，甚至造成生命危险。常见的开放性喉外伤包括喉刺伤、切伤及贯通伤。喉刺伤伤口虽小但损伤较深，大多并发皮下气肿及咯血，若未伤及附近器官或并发感染，伤口容易愈合。喉切伤多见于刎颈者，以横切口多见，切伤后常因颈阔肌及颈前肌的收缩使伤口扩大。喉贯通伤多发生于战时，损失范围广泛，常伴有颈部大血管、颈椎、颈段气管或食道的损伤。

（一）诊断

1. 病史采集

（1）了解损伤的范围和评估损伤的程度。

（2）全身情况的评估。

（3）是否合并有其他器官的损伤。

2. 体格检查

（1）一般情况：首先注意患者的呼吸、脉搏、血压等情况，了解患者是否出现休克症状。

（2）局部检查

1）严重的咽喉开放性外伤可见唾液从伤口流出。

2）检查伤口前要准备良好的照明设备和必要的抢救止血器械，通过伤口常可见咽壁及喉内组织以及血管和神经束。

3）不能贸然取出伤口内的凝血块或异物，不宜用探针探查伤口，以免引起大出血。

4）对局部大动脉损伤，往往在现场已经死亡，能来到医院者多已经停止出血，处于渗血状态，可根据外伤的部位、失血性休克或搏动性血肿做出诊断。

5）大静脉外伤常在颈部及胸部早期出现瘀斑。

（二）治疗

治疗原则：喉外伤的急救应首先处理出血、呼吸困难及休克三大危急情况，并随时准备实施气管切开。严密观察生命体征，维持血压，对于失血较多的患者遵医嘱给止血药，活动性出血的患者，一方面采取有效的止血措施，作好术前准备，一方面大剂量补充各种液体、全血、代血浆等，可从多条静脉通道给入，并严密观察脉搏、血压的变化，血压不稳定者可每0.5~1h测血压一次，有条件者可给予心电监护，及早发现休克征象，及时作好抗休克处理。

1. 出血处理　喉外伤大出血有原发和继发两种，其危险性如下：①出血急量大，立刻引起失血性休克；②伤口与喉腔相通，可致窒息，或易发生感染，引起败血症；③有引起大脑缺氧和气栓的可能性。

（1）急救时，仔细检查伤口，寻找出血点，用止血钳止血，如出血点位置很深，不易发现，可用纱布在喉气管两侧填塞止血。有条件要进行即时的输血，如喉气管有穿通伤，应暴露伤口，用吸引器清除其中血块及喉气管内的血液，保证呼吸道通畅。必要时，可暂时由切口插入气管套管，作为急救措施，但不可超过6h，否则易引起软骨膜炎，以致软骨坏死，导致日后喉狭窄的恶果。故应在6h内作常规气管切开术，并拔除原伤口插入的气管套管。已穿通喉腔的伤口，切忌用敷料掩盖，外加绷带包扎，这样会引起窒息死亡。此类伤口，以暴露为宜，可轻盖一单层湿纱布．以防污物进入。

（2）在无止血和输血条件下，不可贸然取出填塞物，以免发生再次大出血。在大量抗生素控制下，填塞物可留置一周，填塞止血后，有可能再度出血，应有思想和物质上的准备。

（3）出血剧烈者，在用手压迫止血的同时进行颈部血管探查术指压不能过重，以不阻断其搏动为度。颈内静脉破裂时有发生气栓之虞，在压迫同时扩大切口，于近心端予以结扎。动脉破裂可用丝线缝合，必要时尚须行血管吻合术。结扎颈内或颈总动脉死亡和偏瘫发生率较高。

2. 呼吸困难或窒息的处理

（1）取出喉部异物，吸出分泌物和血液，保持呼吸道通畅，密切观察呼吸情况，给氧气吸入，患者如无休克征象，则保持患者高枕位，颈部舒展，不可使颈部过度后仰或前曲，以防造成已受伤的喉或气管断裂或损伤加重。

（2）急救时首先使呼吸道通畅，可就地取材，迅速经伤口插入气管导管，吸净气道内的凝血块和分泌物，然后做正规的气管切开，这样可赢得宝贵的抢救时间，提高抢救的成功率。

（3）可先行环甲膜穿刺或切开，待病情稳定后再行气管切开术。

（4）气管切开术根据患者的情况考虑是否做气管切开术，但需要运送的患者应实施。气管切开术对喉外伤的治疗有以下优点：①解除或预防呼吸困难；②便于止血；③可防治皮下气肿及纵隔气肿；④缓解任何原因引起的压迫症；⑤便于清除吸入气管内的血液与分泌物；⑥便于给氧，防治休克；⑦减少下呼吸道继发感染。

（5）合并有气胸或纵隔气肿者应请胸外科协助处理。

3. 休克的处理　如患者出现烦躁不安、脉搏增快、呼吸急促、皮肤苍白、手足湿冷、出汗等休克早期表现，应立即放置静脉导管，须尽快从静脉输入高渗葡萄糖、低分子右旋糖酐、全血，补充血容量；处理伤口和止血；做好保暖，给氧。同时使用止血和多巴胺等血管活性药。加强对生命体征、尿量及中心静脉压的监测，以指导补液和观察疗效。

4. 抗生素、抗毒素治疗　给足量抗生素外，更需作皮肤敏感试验后注射破伤风抗毒素1 500～3 000IU以及必要的止血药。

5. 放置鼻胃管　喉部外伤多伴有喉咽部损伤，甚至可伤及食道，为保护创面，减轻患者的吞咽痛，补充营养，需较长时间放置鼻胃管，故应保持鼻胃管的通畅、固定，避免反复插鼻胃管而损伤咽部及食道黏膜；早期放置鼻胃管，保证充分的营养，尚可避免发生咽喉或食管瘢痕性狭窄的作用。

6. 伤口的初期处理

（1）对咽喉浅表损伤，伤口小并且无感染者，用生理盐水或双氧水冲洗后，清创并初期缝合，放置引流条，1～2d 后抽出。

（2）对有感染可疑病例，则应切除失活组织，使深部组织充分暴露，5～7d 后再行延期缝合。

（3）对咽喉本身外伤的处理，不宜随意进行清创术。在保证呼吸道通畅的情况下，咽部切伤，如伤及舌骨、舌肌，发生舌下垂者，应将舌拉出，予以固定，然后用可吸收线缝合黏膜。对喉部切伤，应尽可能保留喉软骨，并按解剖学关系分层对位缝合，必要时喉内放置橡皮管或塑料膜，以防止狭窄。会厌软骨断裂者，须修整对位缝合。缝合甲状软骨伤口时，宜用褥式缝合法。喉组织缺损过多，不要强行缝合，可在实施气管切开后，用消毒的凡士林填塞喉腔，注意将纱布缝合于皮外固定，以免坠入呼吸道，在有条件的情况下再做进一步的处理。

（4）颈部的伤口不可环形包扎，以免发生喉水肿或加重脑水肿及脑缺氧。必要时可将健侧上肢高举过头作为支架，再用绷带将健侧上肢连同伤侧敷料一起包扎。

7. 异物的处理　表浅的异物可于手术中取出，有条件可 X 线拍片，以判断异物的位置。如 X 线透视下发现异物随着颈动脉搏动者，说明异物在颈动脉附近。对子弹和弹片的取出，应考虑异物的部位和引起组织的反应，同时还要考虑手术的危险性和复杂性。

（三）并发症

局部感染、皮下气肿、纵隔气肿、吸入性肺炎、气管瘘、气管食管瘘、喉麻痹和喉狭窄等。

（四）术后观察及处理

1. 注意呼吸，保持呼吸道通畅　密切观察呼吸情况，给氧气吸入，患者如无休克征象，则保持患者高枕位，颈部舒展，不可使颈部过度后仰或前屈，以防造成已受伤的喉或气管断裂或损伤加重。已行气管切开的患者，注意保持气管套管的通畅，及时吸出套管内的分泌物。常规应用生理盐水 50mL 加 α－糜蛋白酶 2 万 U 超声雾化吸入或术后微量泵持续气管内滴药，以稀释呼吸道内的分泌物，防止细菌感染。注意患者气管切口周围有无皮下气肿及皮下气肿是否增大，如有增大，则应将局部消毒后用无菌注射器抽出气体，然后用无菌敷料包扎，防止气肿压迫气管及胸部引起呼吸困难。如患者气管套管通畅，无分泌物堵塞，而呼吸困难愈来愈严重，则应注意可能有纵隔气肿发生。对于闭合性喉外伤行保守治疗的患者，注意颈部有无肿胀及肿胀是否继续加重，防止因颈部软组织损伤、内出血等压迫喉、气管，引起呼吸困难。对喉外伤患者，禁用吗啡、哌替啶、可待因、阿托品等抑制咳嗽及分泌的药物，应给予祛痰药如氯化铵合剂，以利于下呼吸道分泌物的排出，预防并发肺炎，如情况良好，一般于术后1周考虑拔管。

2. 密观察生命体征，维持血压　对于失血较多的患者遵医嘱给止血药，活动性出血的患者，一方面采取有效的止血措施，作好术前准备，一方面大剂量补充各种液体、全血、代血浆等，可从多条静脉通道给入，并严密观察脉搏、血压的变化，血压不稳定者可每0.5～1h测血压一次，有条件者可给予心电监护，及早发现休克征象，及时作好抗休克处理。

3. 管道处理　根据喉外伤的部位、程度等不同，患者往往需要置“T”管、胃管、气管套管等，必须作好各种管道的护理。如置“T”管是支撑喉软骨、防止喉狭窄的关键，因此应保持其位置固定，切勿拉脱、移位；喉部外伤多伴有喉咽部损伤，甚至可伤及食道，为保护创面，减轻患者的吞咽痛，补充营养，需较长时间放置鼻胃管，故应保持鼻胃管的通畅、固定，避免反复插鼻胃管而损伤咽部及食道黏膜；气管切开是喉外伤最常见的抢救措施，保持气管套管通畅是维持呼吸的保证，应注意观察套管系带的松紧是否得当、位置有无错动，管腔有无堵塞，特别是对烦躁不安、精神错乱、幼儿等，要防止抓脱套管，必要时可给予适当的约束。

4. 伤口观察　每日检查伤口，如发现伤口红肿、化脓或气肿，须拆除部分皮肤缝线，以利脓液或气体排出。给予红外线照射局部，或超短波理疗，对伤口有消炎和促进愈合效果。为防止伤口再次裂开，在伤口未完全愈合前不宜行直接喉镜检查，可用间接喉镜或纤维喉镜来观察喉内情况，以防加重喉黏膜、软骨损伤。

5. 备好各种急救器械　喉外伤患者床头应常规备有给氧装置、吸引器、血管钳、气管切开包、照明灯等，以防气管阻塞、脱出或窒息时急用。

6. 心理护理　喉外伤后，患者发声功能受到影响，多数患者因不能正常表达自己的感受而表现为烦躁、易怒。因此，护理此类患者应耐心、细致，为患者准备好笔、纸，嘱患者用手势或文字表达自己的意愿。另外，部分喉外伤患者为自伤（刎颈等），应多注意患者的思想状态，多与患者交流和沟通，做好家属的思想工作，动员社会的力量，帮助患者正确面对人生，珍爱生命，勇敢地迎接各种挑战。

（吕颜露）

第三节　喉狭窄

一、概述

喉狭窄（laryngeal stenosis）系由各种原因所引起的喉部瘢痕组织形成，以致喉腔变窄，影响呼吸和发声功能。

二、临床表现及诊断

1. 诊断要点　喉狭窄的诊断主要是了解狭窄的部位与性质。颈侧位X射线摄片是最基本的方法，可了解喉结构、气道狭小的情况。通过间接喉镜、直接喉镜或纤维喉镜检查，可了解喉狭窄的具体部位、形状与程度，但无论何种喉镜检查都有可能加重喉狭窄而引起更明显的呼吸困难，所以，对未做气管切开的患者有一定危险性，要密切注意观察。CT已被广泛应用，它能极好地分辨气体组织界面，但在准确地评估狭窄的长度与形状方面较为困难。喉气管体层摄影能较好地显示狭窄的长度、直径与大小。MRI结合了上述两者的优点。

2. 临床评估　喉狭窄的患者常有其他呼吸道阻塞性病变，所以一个完整的评估需包括对整个喉气管气道的估计。Mc Caffrey（1992 年）总结评估包括以下 4 个参数。①部位：分声门上、声门、声门下或联合性狭窄；②形状：分完全或不完全环状狭窄，薄蹼状或长条状狭窄；③性质：分成熟的、硬的瘢痕，软的、新生的瘢痕或肉芽组织，缺乏软骨支撑的塌陷部分，牢固而弯曲的软骨结构；④狭窄严重程度的分级：Ⅰ级 <70%，Ⅱ级 70% ~90%，Ⅲ级 >90%，但可以看到管腔，Ⅳ级为完全阻塞。对狭窄的评估相当重要，可以指导采用何种治疗方法，并可以此为依据对各种治疗方法进行比较。上述 4 个参数中，以狭窄的部位和狭窄的直径对手术治疗的效果最具决定性意义。

三、治疗

喉狭窄的病情复杂各异，必须选择最合适的治疗方法，应根据病变的性质、范围、狭窄的长度以及术中所见选择合适的处理方法及术式。

1. 探条扩张术　比较陈旧，由于其不能解决瘢痕问题，所以效果较差，患者最终还是需要行开放性手术来松解或切除瘢痕组织。目前国内外已基本淘汰了这种手术方法。

2. 喉内激光手术　多在内窥镜下进行，对狭窄部位进行气化和扩张。激光的种类主要有 CO_2，激光、Nd：YAG 激光、KTP 激光等。CO_2 激光很精确，并且与气道内所发生的大多数损伤组织之间的相互作用相当理想，可作为黏膜切割用，但凝固作用较差。喉内激光手术有其限制性。

3. 喉气管成形术　对环状的瘢痕性狭窄，缺少软骨支撑的，长度超过 1cm 或累及气管隆凸的狭窄，最好采用开放性外科手术。开放性手术能提供很好的手术视野，有利于解决广泛的狭窄，手术包括 2 种类型：①扩大狭窄部位的周缘以开放狭窄；②切除气道的狭窄部位。

（吕颜露）

第四节　喉异物

一、概述

喉异物指异物卡于喉部声门区，是一种非常危险的情况，可以引起喉梗阻致窒息死亡。多发生于学龄以前的儿童、学龄儿童，成人患者多见于老年人。

儿童因玩耍时将异物放入口中，于哭喊时吸入异物所致。经常是由于跌倒和其他人扭斗等原因，神经精神病患者、昏迷患者、醉酒等原因使喉部保护性反射活动丧失，也是产生异物的一部分原因。

二、临床表现及诊断

1. 临床表现

（1）咳嗽：病前玩耍正常的小孩，突然发生阵发性呛咳。由于异物的活塞作用（上下移动时可拍击声门，可引起反射性咳嗽），当其嵌留于喉内某一部位后，咳嗽可随之得到改善。

（2）呼吸困难：一般取决于两方面的因素：第一看异物所在部位管道的粗细；第二看异物的大小及位置。特别当异物卡入声门时，可引起呼吸困难或窒息，脱离后呼吸困难随即缓解。

（3）嗓音破坏：有时凭借听到患儿嗓音改变的特点，即可明确诊断。如异物卡在声门，则有声嘶或完全失音，且呈犬吠样咳嗽；卡于声门下，可以使嗓音接近正常。

（4）咯血：由尖锐异物损伤喉膜所致。异物长期停留，刺激局部组织，使其产生炎性变化而产生肉芽组织增生，也经常咯血。

一般异物较大者可阻塞喉部，可致呼吸困难、发绀，甚至窒息。较小异物常有声嘶、咳嗽、咯血、呼吸困难、喘鸣和疼痛感。

2. 诊断　X 射线透视、摄片、CT，对诊断异物有很大参考价值，有条件的单位不应放弃这一方法。金属性异物，通过 X 射线透视能发现所在部位，并立刻可以得出定位诊断。塑料物质、植物性异物等物质，透视下无法显影，确定诊断就必须收集详细病史。

三、治疗

1. 确诊异物后，要及时地取出异物　经诊断后应立即行直接喉镜检查，有异物则下异物钳取出。如就诊时已有呼吸困难，可先做气管切开术缓解喉梗阻，然后再下喉镜取异物。身边准备好气管切开包、氧气、各种急救用品（如麻醉喉镜、各种型号的气管插管和气管套管，负压吸引器、人工呼吸机、强心升压和中枢兴奋药物等）。

2. 现场急救及自救　当患者病情较危重时往往需要现场急救及自救，可酌情采取以下方法：①患者站立时，术者应于患者身后，两臂绕至患者腰前抱紧，一手握拳以拇指顶住患者腹部，可略高于脐上、肋缘下，另一手与握拳的手紧握，并以突然的快速向上冲力，向患者腹部加压（必要时可反复数次），异物可从喉喷向口腔，冲出体外（注意勿挤压胸部）；②患者坐位时，术者可在椅子后面取站立或跪姿，施用上述手法；③患者卧位时，先将其翻至仰卧位，然后术者跪姿跨于患者两胯处，以一手置于另一手之上，下面手的掌根部按于患者腹部（脐上胸肋缘下），以快速向上冲力挤压患者腹部；④患者自救时，以自己握拳的拇指侧置于腹部，另一手紧握这只手，同样快速向上冲压腹部，将异物喷向口腔而排出体外。

（吕颜露）

第二十章

喉的急性炎症性疾病

喉的急性炎症性疾病是指与喉的特殊感染相对应，主要局限于喉黏膜和黏膜下组织的急性炎症性疾病。

急性会厌炎（acute epiglottitis）是一起病突然，发展迅速，容易造成上呼吸道梗阻的疾病，可分急性感染性会厌炎和急性变态反应性会厌炎两类。

第一节　急性感染性会厌炎

急性感染性会厌炎（acute infective epiglottitis）为一以会厌为主的声门上区喉黏膜急性非特异性炎症。Woo（1994）利用纤维声带镜观察，炎症不仅累及会厌，同时或多或少地波及声门上区各结构，因此称为“急性声门上喉炎”。早春、秋末发病者多见。

一、病因

（1）细菌或病毒感染：以β型嗜血流感杆菌最多。身体抵抗力降低、喉部创伤、年老体弱者均易感染细菌而发病。其他常见的致病菌有金黄色葡萄球菌、链球菌、肺炎双球菌、奈瑟卡他球菌、类白喉杆菌等，也可与病毒混合感染。

（2）创伤、异物、刺激性食物、有害气体、放射线损伤等都可引起声门上黏膜的炎性病变。

（3）邻近病灶蔓延：如急性扁桃体炎、咽炎、鼻炎等蔓延而侵及声门上黏膜。亦可继发于急性传染病后。

二、病理

声门上区如会厌舌面与侧缘、杓会厌皱襞、声门下区等黏膜下结缔组织较疏松，炎症常从此处开始，引起会厌高度的充血肿胀，有时可增厚至正常的6～10倍。因声带黏膜附着声带黏膜下层较紧，故黏膜下水肿常以声带为界，声门上区炎症一般不会向声门下扩展。

病理组织学的改变可分3型。

1. 急性卡他型　黏膜弥漫性充血、水肿，有单核及多形核细胞浸润，会厌舌面之黏膜较松弛，肿胀更明显。

2. 急性水肿型　会厌显著肿大如圆球状，间质水肿，炎性细胞浸润增加，局部可形成脓肿。

3. 急性溃疡型　较少见，病情发展迅速而严重，病菌常侵及黏膜下层及腺体组织，可发生化脓、溃疡。血管壁如被侵蚀，可引起糜烂出血。

三、临床表现

1. 症状　多数患者入睡时正常，半夜突感咽喉疼痛或呼吸困难而惊醒。畏寒、发热：成人在发病前可出现畏寒发热，多数患者体温在37.5～39.5℃。患者烦躁不安，精神萎靡不振，全身乏力。发热程度与致病菌的种类有关，如为混合感染，体温大多较高。幼儿饮水时呛咳、呕吐。咽喉疼痛：为其主要症状，吞咽时疼痛加剧。吞咽困难：吞咽动作或食团直接刺激会厌，导致咽喉疼痛，口涎外流，拒食。疼痛时可放射至下颌、颈、耳或背部。呼吸困难：因会厌黏膜肿胀向后下移位，同时杓状软骨、杓会厌皱襞等处黏膜也水肿，使喉入口明显缩小，阻塞声门而出现吸气性呼吸困难。如病情继续恶化，可在4～6h内突然因喉部黏痰阻塞而发生窒息。患者虽有呼吸困难，但发音多正常，有的声音低沉、似口中含物，很少发生嘶哑。

2. 体征

（1）咽部检查：由于幼儿咽短、会厌位置较高，张大口时稍一恶心，约30%可见红肿的会厌。压舌根检查时宜轻巧，尽量避免引起恶心，以免加重呼吸困难而发生窒息。切勿用力过猛，以免引起迷走神经反射发生心跳停止。卧位检查偶可引起暂时窒息。

（2）间接喉镜检查：可见会厌舌面弥漫性充血肿胀，重者如球形，如有脓肿形成，常于会厌舌面的一侧肿胀，急性充血，表面出现黄色脓点。

3. 辅助检查

（1）纤维喉镜或电子喉镜检查：一般可以看到会厌及杓状软骨，检查时应注意吸痰，吸氧，减少刺激。最好在有立即建立人工气道的条件下进行，以防意外。

（2）影像学检查：必要时可行影像学检查，CT扫描和MRI可显示会厌等声门上结构肿胀，喉咽腔阴影缩小，界线清楚，喉前庭如漏斗状缩小，会厌谷闭塞。CT扫描和MRI检查还有助于识别脓腔。

四、诊断与鉴别诊断

1. 诊断　对急性喉痛、吞咽时疼痛加重，口咽部检查无特殊病变，或口咽部虽有炎症但不足以解释其症状者，应考虑到急性会厌炎，应做间接喉镜检查。咽痛和吞咽困难是成人急性会厌炎最常见的症状，呼吸困难、喘鸣、声嘶和流涎在重症患者中出现。呼吸道梗阻主要见于速发型，在病程早期出现，一般在起病后8h内。由于危及生命，早期诊断十分重要。此病易与其他急性上呼吸道疾病混淆，必须与以下疾病鉴别。

2. 鉴别诊断

（1）急性喉气管支气管炎：多见于3岁以内的婴幼儿，常有哮吼性干咳、喘鸣、声嘶及吸气性呼吸困难。检查可见鼻腔、咽部和声带黏膜充血，声门下及气管黏膜亦显著充血肿胀，会厌无充血肿胀。

（2）会厌囊肿：发病缓慢，无急性喉痛，无全身症状。检查会厌无炎症或水肿表现，多见于会厌舌面。会厌囊肿合并感染时，局部有脓囊肿表现，宜切开排脓治疗。

3. 病情评估　门诊检查应首先注意会厌红肿程度、声重者应急诊收入住院治疗，床旁备置气管切开包。有下述情况者，应考虑行气管切开术。

（1）起病急骤，进展迅速，且有Ⅱ度以上吸气性呼吸困难者。

（2）病情严重，咽喉部分泌物多，有吞咽功能障碍者。

（3）会厌或杓状软骨处黏膜高度充血肿胀，经抗炎给氧等治疗，病情未见好转者。

（4）年老体弱、咳嗽功能差者。

出现烦躁不安、发绀、三凹征、肺呼吸音消失，发生昏厥、休克等严重并发症者应立即进行紧急气管切开术。

五、治疗

成人急性会厌炎较危险，可迅速发生致命性上呼吸道梗阻。应取半坐位或侧卧位。必要时行气管切开或气管插管。治疗以抗感染及保持呼吸道通畅为原则。门诊检查应首先注意会厌红肿程度、声重者应急诊收入住院治疗，床旁备置气管切开包。

1. 控制感染

（1）足量使用强有力抗生素和糖皮质激素：因其致病菌常为β型嗜血流感杆菌、葡萄球菌、链球菌等，故首选头孢类抗生素。地塞米松肌注或静脉注射，剂量可达0.3mg/(kg·d)。

（2）局部用药：目的是保持气道湿润、稀化痰液及消炎。常用的药物有：①庆大霉素16万单位，地塞米松5mg；②普米克令舒0.5mg。可采用以上两者的一种组合加蒸馏水至10mL，用氧气、超声雾化吸入，每日2～3次。

（3）切开排脓：如会厌舌面脓肿形成，或脓肿虽已破裂仍引流不畅时，可在吸氧，保持气道通畅（如喉插管、气管切开）下，用喉刀将脓肿壁切开，并迅速吸出脓液，避免流入声门下。如估计脓液很多，可先用空针抽吸出大部分再切开。体位多采用仰卧，垂头位，肩下垫一枕垫，或由助手抱头。不能合作者应用全身麻醉。

2. 保持呼吸道通畅　建立人工气道（环甲膜切开、气管切开）是保证患者呼吸道通畅的重要方法，应针对不同患者选择不同方法。

3. 其他　保持水电解质酸碱平衡，注意口腔卫生，防止继发感染，鼓励进流质饮食，补充营养。

4. 注意防治负压性肺水肿　氨茶碱解痉、毛花苷C强心、呋塞米利尿等治疗。

（吕颜露）

第二节　急性变态反应性会厌炎

一、病因与发病机制

急性变态反应性会厌炎（acute allergic epiglottitis）属Ⅰ型变态反应，抗原多为药物、血清、生物制品或食物。药物中以青霉素最多见，阿司匹林、碘或其他药物次之；食物中以虾、蟹或其他海鲜多见，个别人对其他食物亦有过敏。多发生于成年人，常反复发作。

二、病理

会厌、杓会厌襞，甚至杓状软骨等处的黏膜及黏膜下组织均高度水肿，有时呈水泡状，黏膜苍白增厚。

三、临床表现

发病急，常在用药0.5h或进食2～3h内发病，进展快。主要症状是喉咽部堵塞感和说话含混不清，但声音无改变。无畏寒发热、呼吸困难，亦无疼痛或压痛，全身检查多正常。间接喉镜和纤维或电子喉镜检查可见会厌明显肿胀。本病虽然症状不很明显，但危险性很大，有时在咳嗽或深吸气后，甚至患者更换体位时，水肿组织嵌入声门，突然发生窒息，抢救不及时可致死亡。

四、检查与诊断

检查可见会厌水肿明显，有的成圆球状，颜色苍白。杓会厌襞以及杓状软骨处亦多呈明显水肿肿胀。声带及声门下组织可无改变。诊断不难。

五、治疗

首先进行抗过敏治疗，成人皮下注射0.1%肾上腺素0.1～0.2mL，同时肌内注射或静脉滴注氢化可的松100mg或地塞米松10mg。会厌及杓会厌襞水肿非常严重者，应立即在水肿明显处切开1～3刀，减轻水肿程度。治疗中及治疗后应密切观察。1h后，若堵塞症状不减轻或水肿仍很明显，可考虑做预防性气管切开术。因声门被四周水肿组织堵塞而较难找到，可用喉插管使气道通畅，也可选择紧急气管切开术或环甲膜切开术，如窒息应同时进行人工呼吸。

六、预防与预后

采用嗜血流感杆菌结合菌苗接种可有效地预防婴幼儿急性会厌炎及其他嗜血流感杆菌感染疾病

（脑膜炎、肺炎等）。预后与患者的抵抗力、感染细菌的种类及治疗方法密切相关。如能及时诊断、治疗，一般预后良好。

（吕颜露）

第三节　急性喉炎

急性喉炎（acute laryngitis），指以声门区为主的喉黏膜的急性弥漫性卡他性炎症，亦称急性卡他性喉炎，是成人呼吸道常见的急性感染性疾病之一，约占耳鼻口因喉头颈外科疾病的1%～2%。急性喉炎可单独发生，也可继发于急性鼻炎和急性咽炎，是上呼吸道感染的一部分，或继发于急性传染病。男性发病率较高，多发于冬、春季。小儿急性喉炎具有其特殊性，详见本章后文。

一、病因

1. 感染　为其主要病因，多发生于伤风感冒后，在病毒感染的基础上继发细菌感染。常见感染的细菌有金黄色葡萄球菌、溶血性链球菌、肺炎双球菌、卡他莫拉菌、流感杆菌等。

2. 有害气体　吸入有害气体（如氯气、氨、硫酸、硝酸、二氧化硫、一氧化氮等）及过多的生产性粉尘，可引起喉部黏膜的急性炎症。

3. 职业因素　如使用嗓音较多的教师、演员、售货员等，发声不当或用嗓过度时，发病率常较高。

4. 喉创伤　如异物或器械损伤喉部黏膜。

5. 其他　烟酒过多、受凉、疲劳致机体抵抗力降低易诱发急性喉炎。空气湿度突然变化，室内干热也为诱因。

二、病理

初起为喉黏膜急性弥漫性充血，有多形核白细胞及淋巴细胞浸润，组织内渗出液积聚形成水肿。炎症继续发展，渗出液可变成脓性分泌物或成假膜附着。上皮若有损伤和脱落，也可形成溃疡。炎症若未得到及时控制，则有炎性细胞浸润，逐渐形成纤维变性。有时病变范围深入，甚至可达喉内肌层，也可向气管蔓延。

三、临床表现

1. 声嘶　是急性喉炎的主要症状，多突然发病，轻者发声时音质失去圆润和清亮，音调变低、变粗。重者发声嘶哑，甚至仅能耳语或完全失声。

2. 喉痛　患者喉部及气管前有轻微疼痛，发声时喉痛加重，感喉部不适、干燥、异物感。

3. 喉分泌物增多　常有咳嗽，起初干咳无痰，呈痉挛性，咳嗽时喉痛，常在夜间咳嗽加剧。稍晚则有黏脓性分泌物，因较稠厚，常不易咳出，黏附于声带表面而加重声嘶。

4. 全身症状　一般成人全身症状较轻，小儿较重。重者可有畏寒、发热、疲倦、食欲减退等症状。

5. 鼻部、咽部的炎性症状　因急性喉炎多为急性鼻炎或急性咽炎的下行感染，故常有鼻部、咽部的相应症状。

喉镜检查可见喉黏膜的表现随炎症发展于不同时期而异，其特点为双侧对称，呈弥漫性。黏膜红肿常首先出现在会厌及声带，逐渐发展至室带及声门下腔，但以声带及杓会厌襞显著。早期声带表面呈淡红色，有充血的毛细血管，逐渐变成暗红色，边缘圆钝成梭形，声门下黏膜明显红肿时，托衬于声带之下，可呈双重声带样。发声时声门闭合不全，偶见喉黏膜有散在浅表性小溃疡，黏膜下瘀斑。喉黏膜早期干燥，稍晚有黏液或黏液脓性分泌物附着于声带表面时声嘶较重，分泌物咳出后声嘶减轻。

四、诊断与鉴别诊断

根据症状及检查，可初步诊断，但应与以下疾病鉴别。

1. 喉结核　多继发于较严重的活动性肺结核或其他器官结核。病变多发生于覆有复层鳞状上皮处的喉黏膜，如喉的后部（杓间区、杓状软骨处），以及声带、室带、会厌等处。喉结核早期，喉部有刺激、灼热、干燥感等。声嘶是其主要症状，初起时轻，逐渐加重，晚期可完全失声。常有喉痛，吞咽时加重，当喉软骨膜受累时喉痛尤为剧烈。喉分泌物涂片或培养，必要时活检可明确诊断。

2. 麻疹喉炎　由麻疹病毒引起，其病情发展与麻疹病程相符。在出疹高峰伴有明显声嘶、咳嗽或犬吠样咳嗽声，随着皮疹消退迅速好转，较少发生喉梗阻。继发细菌感染引起的喉炎，往往病情较重，可能导致喉梗阻。幼儿麻疹病情较重者，大都有轻度喉炎，几乎是麻疹的症状之一。麻疹喉炎出现喉梗阻者，可按急性喉炎治疗，首先控制继发性感染，同时予糖皮质激素，如病情无改善，仍表现较重的呼吸困难，可进行气管切开术。注意有无膜性喉气管支气管炎，不可忽视下呼吸道的梗阻。

五、治疗

（1）声带休息，不发音或少发音。

（2）超声雾化吸入：早期黏膜干燥时，可加入沐舒坦等。

（3）继发细菌感染时使用广谱抗生素，充血肿胀显著者加用糖皮质激素。

（4）护理和全身支持疗法：随时调节室内温度和湿度，保持室内空气流通，多饮热水，注意大便通畅，禁烟、酒等。

六、预后

急性喉炎的预后一般良好，很少引起喉软骨膜炎、软骨坏死和喉脓肿。发生急性喉梗阻Ⅱ度时应严密观察呼吸，作好气管切开术的准备，Ⅲ度时可考虑行气管切开术。

（吕颜露）

第四节　小儿急性喉炎

小儿急性喉炎（acute laryngitis in children）是小儿以声门区为主的喉黏膜的急性炎症，常累及声门下区黏膜和黏膜下组织，多在冬春季发病，一二月份为高峰期，婴幼儿多见。发病率较成人低，但有其特殊性，尤其是易于发生呼吸困难，因为：①小儿喉腔较小，喉内黏膜松弛，肿胀时易致声门阻塞；②喉软骨柔软，黏膜与黏膜下层附着疏松，罹患炎症时肿胀较重；③喉黏膜下淋巴组织及腺体组织丰富，炎症易发生黏膜下肿胀而使喉腔变窄；④小儿咳嗽反射较差，气管及喉部分泌物不易排出；⑤小儿对感染的抵抗力及免疫力不如成人，故炎症反应较重；⑥小儿神经系统较不稳定，容易受激惹而发生喉痉挛；⑦喉痉挛除可引起喉梗阻外，又促使充血加剧，喉腔更加狭小。

一、病因与发病机制

常继发于急性鼻炎、咽炎。大多数由病毒感染引起，最易分离的是副流感病毒，占2/3。此外还有腺病毒、流感病毒、麻疹病毒等。病毒入侵之后，为继发细菌感染提供了条件。感染的细菌多为金黄色葡萄球菌、乙型链球菌、肺炎双球菌等。小儿营养不良、抵抗力低下、变应性体质、牙齿拥挤重叠，以及上呼吸道慢性病，如慢性扁桃体炎、腺样体肥大、慢性鼻炎、慢性鼻窦炎，极易诱发喉炎。

小儿急性喉炎亦可为流行性感冒、肺炎、麻疹、水痘、百日咳、猩红热等急性传染病的前驱症状。

二、病理

与成人急性喉炎不同的是病变主要发生于声门下腔，炎症向下发展可累及气管。声门下腔黏膜水肿，重者黏膜下可发生蜂窝织炎、化脓性或坏死性变。黏膜因溃疡可大面积缺损，表面有假膜形成者罕见。

三、临床表现

起病较急，多有发热、声嘶、咳嗽等。早期以喉痉挛为主，声嘶多不严重，表现为阵发性犬吠样咳嗽或呼吸困难，继之有黏稠痰液咳出，屡次发作后可能出现持续性喉梗阻症状，如哮吼性咳嗽、吸气性喘鸣。也可突然发病，小儿夜间骤然重度声嘶、频繁咳嗽、咳声较钝、吼叫。严重者，吸气时有锁骨上窝、肋间隙、胸骨上窝及上腹部显著凹陷，面色发绀或烦躁不安。呼吸变慢，10～15 次/min，晚期则呼吸浅快。如不及时治疗，进一步发展，可出现发绀、出汗、面色苍白、呼吸无力，甚至呼吸循环衰竭、昏迷、抽搐、死亡。

四、诊断

根据其病史、发病季节及特有症状和喉镜检查可初步诊断。

五、鉴别诊断

1. 气管支气管异物　起病急，多有异物吸入史。在异物吸入后，立即出现哽噎、剧烈呛咳、吸气性呼吸困难和发绀等初期症状。检查胸肺部有相应征象。

2. 小儿喉痉挛　常见于较小婴儿。吸气期喉喘鸣，声调尖而细，发作时间较短，症状可骤然消失，无声嘶。

3. 先天性喉部疾病　如先天性喉软化症等。各种喉镜检查和实验室血常规、咽喉拭子涂片或分泌物培养等检查均有助于鉴别。此外，还应注意与喉白喉、麻疹、水痘、百日咳、猩红热、腮腺炎的喉部表现相鉴别。

六、治疗

（1）治疗的关键是解除喉梗阻，早期可以临时使用肾上腺素类喷雾剂减轻喉水肿，及早使用有效足量的抗生素控制感染，同时给予较大剂量糖皮质激素，常用泼尼松口服，1～2mg/（kg·d）；地塞米松肌注或静脉滴注 0.2～0.4mg/（kg·d）。

（2）给氧、解痉、化痰、保持呼吸道通畅，可用水氧、超声雾化吸入或经鼻给氧。也可雾化吸入糖皮质激素。若声门下有干痂或假膜及黏稠分泌物，经上述治疗呼吸困难不能缓解，可在直接喉镜下吸出或钳出。

（3）对危重患儿应加强监护及支持疗法，注意全身营养与水电解质平衡，保护心肺功能，避免发生急性心功能不全。

（4）安静休息，减少哭闹，降低耗氧量。

（5）重度喉梗阻或经药物治疗后喉梗阻症状未缓解者，应及时作气管切开术。

七、预防与预后

幼儿哺乳是一种重要的保护措施。防止感冒，如发生，应及时治疗。一般预后较好。

（吕颜露）

第五节　急性喉气管支气管炎

急性喉气管支气管炎（acute laryngotracheobroiichitis）为喉、气管、支气管黏膜的急性弥漫性炎症。多见于 5 岁以下儿童，2 岁左右发病率最高。男性多于女性，男性约占 70%。冬、春季发病较多，病情发展急骤，病死率较高。按其主要病理变化，分为急性阻塞性喉气管炎和急性纤维蛋白性喉气管支气管炎，二者之间的过渡形式较为常见。

一、急性阻塞性喉气管炎

急性阻塞性喉气管炎（acute obstructive laryngotracheitis），又名假性哮吼（pseudocroup），流感性哮吼，传染性急性喉气管支气管炎。

（一）病因

病因尚不清楚，有以下几种学说。

1. 感染　病毒感染是最主要的病因。本病多发生于流感流行期，故许多学者认为与流感病毒有关，与甲型、乙型和亚洲甲型流感病毒以及V型腺病毒关系较密切。除流感外，本病也可发生于麻疹、猩红热、百日咳及天花流行之时。病变的继续发展，与继发性细菌感染有密切关系。常见细菌为溶血性链球菌、金黄色葡萄球菌、肺炎双球菌、嗜血流感杆菌等。

2. 气候变化　本病多发生于干冷季节，尤其是气候发生突变时，故有些学者认为与气候变化有关。因呼吸道纤毛的运动和肺泡的气体交换均需在一定的湿度和温度下进行，干冷空气不利于保持喉气管和支气管正常生理功能，易罹患呼吸道感染。

3. 胃食管咽反流　胃食管咽胃酸反流也是常见的病因。检测全时相咽部 pH 常低于6。

4. 局部抵抗力降低　呼吸道异物取出术、支气管镜检查术以及呼吸道腐蚀伤后也易发生急性喉气管支气管炎。

5. 体质状况　体质较差者，如患有胸肺疾病（如肺门或气管旁淋巴结肿大），即所谓渗出性淋巴性体质的儿童易患本病。

6. C1-酯酶抑制剂（C1-1NH）　缺乏或功能缺陷，为染色体显性遗传性疾病。

（二）病理

本病炎症常开始于声门下区的疏松组织，由此向下呼吸道发展。自声带起始，喉、气管、支气管黏膜呈急性弥漫性充血、肿胀，重症病例黏膜上皮糜烂，或大面积脱落而形成溃疡。黏膜下层发生蜂窝织炎性或坏死性变。初起时分泌物为浆液性，量多，以后转为黏液性、黏脓性甚至脓性，有时为血性，由稀变稠，如糊状或黏胶状，极难咳出或吸出。

基于小儿喉部及下呼吸道的解剖学特点，当喉、气管及支气管同时罹病时，症状较成人更为严重。气管的直径在新生儿为4~5.5mm（成人为15~20mm），幼儿每公斤体重的呼吸区面积仅为成人的1/3，当气管、支气管黏膜稍有肿胀，管腔为炎性渗出物或肿胀的黏膜所阻塞时，即可发生严重的呼吸困难。

（三）临床表现

一般将其分为三型。

1. 轻型　多为喉气管黏膜的一般炎性水肿性病变。起病较缓，常在夜间熟睡中突然惊醒，出现吸气性呼吸困难及喘鸣，伴有发绀、烦躁不安等喉痉挛症状，经安慰或拍背等一般处理后，症状逐渐消失，每至夜间又再发。此型若及时治疗，易获痊愈。

2. 重型　可由轻型发展而来，也可以起病为重型，表现为高热，咳嗽不畅，有时如犬吠声，声音稍嘶哑，持续性渐进的吸气性呼吸困难及喘鸣，可出现发绀。病变向下发展，呼吸困难及喘鸣逐渐呈现为吸气与呼气均困难的混合型呼吸困难及喘鸣。呼吸由深慢渐至浅快。病儿因缺氧烦躁不安。病情发展，可出现明显全身中毒症状及循环系统受损症状，肺部并发症也多见。

3. 暴发型　少见，发展极快，除呼吸困难外，早期出现中毒症状，如面色灰白、咳嗽反射消失、失水、虚脱以及呼吸循环衰竭或中枢神经系统症状，可于数小时或一日内死亡。

局部纤维喉镜或纤维支气管镜检查，可见自声门以下，黏膜弥漫性充血、肿胀，以声门下腔最明显，正常的气管软骨环显示不清楚。气管支气管内可见黏稠分泌物。喉内镜检查不仅可使呼吸困难加重，还有反射性引起呼吸心搏骤停的危险，因此，最好在诊断确有困难并做好抢救准备时使用。对反复发作的急性喉气管炎可行 pH 计监测胃食管咽反流。肺部 X 线片或 CT 扫描有时可见因下呼吸道阻塞引起的肺不张或肺气肿，易误诊为支气管肺炎。

（四）诊断和鉴别诊断

根据上述症状，尤其当患儿高热后又出现喉梗阻症状，结合检查可明确诊断。须与气管支气管异物、急性细支气管炎、支气管哮喘、百日咳、流行性腮腺炎、猩红热等相鉴别，与喉白喉、急性感染性会厌炎的鉴别参见表 20－1。

表 20－1　急性喉气管支气管炎与急性会厌炎和喉白喉的鉴别

	急性喉气管支气管炎	急性感染性会厌炎	喉白喉
发病率	较常见	稀少	非常稀少
发病年龄	6 个月～3 岁	2～6 岁	6 月～10 岁
起病	较急，1～2 天	突然，6～12 小时	较缓，2～4 天
病因	病毒，尤其是副流感病毒Ⅰ型	B 型嗜血流感杆菌	白喉杆菌
病理	声门下肿胀为主，黏稠的渗出物阻塞气管树	声门上区严重肿胀可发生菌血症	喉假膜形成可发生毒血症
发热	中度发热	高热	发热不明显
临床主要特点	慢性进行上呼吸道梗阻、喉鸣、哮吼性咳嗽	严重的喉痛、吞咽困难声音低沉、迅速进行性喉梗阻	慢性发作性头痛、喉痛、哮吼性咳嗽、声嘶、喘鸣
预后	如果呼吸能维持数天内可自行消退	如不及时建立人工气道可发生严重的呼吸循环衰竭	可发生窒息、中毒性心肌炎循环衰竭

（五）治疗

对轻型者，治疗同小儿急性喉炎，但须密切观察。对重症病例，治疗重点为保持呼吸道通畅。

（1）给氧、解痉、化痰、解除呼吸道阻塞，对喉梗阻或下呼吸道阻塞严重者须行气管切开术，并通过气管切开口滴药及吸引，清除下呼吸道黏稠的分泌物。中毒症状明显者，须考虑早行气管切开术。

（2）立即静滴足量敏感的抗生素及糖皮质激素：开始剂量宜大，呼吸困难改善后逐渐减量，至症状消失后停药。

（3）抗病毒治疗。

（4）室内保持一定湿度和温度（湿度 70% 以上，温度 18～20℃为宜）。

（5）忌用呼吸中枢抑制剂（如吗啡）和阿托品类药物，以免分泌物更干燥，加重呼吸道阻塞。

（6）胃食管咽反流在新生儿和婴幼儿时期是一种生理现象，出生 1 年后随括约肌功能及胃－食管角的发育成熟，食物由稀变稠而逐渐消退。治疗措施有：①睡眠时可抬高床头，减少胃酸反流；②低脂饮食，避免睡前进食；③必要时加用降低壁细胞酸分泌的药物、H2 受体阻滞剂（西咪替丁）、质子泵抑制剂（奥美拉唑）、胃肠蠕动促进剂（西沙必利）；④重者甚至可手术治疗。

二、急性纤维蛋白性喉气管支气管炎

急性纤维蛋白性喉气管支气管炎（acute fibrinous laryngotracheobronchitis），也称纤维蛋白样－出血性气管支气管炎，纤维蛋白性化脓性气管支气管炎，流感性（或恶性，超急性）纤维蛋白性喉气管支气管炎，急性膜性喉气管支气管炎，急性假膜性坏死性喉气管支气管炎等。多见于幼儿，与急性阻塞性喉气管炎虽同为喉以下呼吸道的化脓性感染，但病情更为险恶，病死率很高。

（一）病因

（1）阻塞性喉气管炎的进一步发展。

（2）流感病毒感染后继发细菌感染。

（3）创伤、异物致局部抵抗力下降，长时间气管内插管，呼吸道烧伤后等。

（二）病理

与急性阻塞性喉气管炎相似，但病变更深。主要特点是喉、气管、支气管内有大块或筒状痂皮、黏液脓栓和假膜。呼吸道黏膜有严重炎性病变，但无水肿，黏膜层及黏膜下层大片脱落或深度溃疡，甚至软骨暴露或发生软化。因黏膜损伤严重，自组织中溢出的血浆、纤维蛋白与细胞成分凝聚成干痂及假膜，大多易于剥离。

（三）症状

类似急性阻塞性喉气管炎，但发病更急，呼吸困难及全身中毒症状更为明显。

（1）突发严重的混合性呼吸困难，呼吸时呈干性阻塞性噪响，可伴有严重的双重性喘鸣。咳嗽有痰声，但痰液无法咳出。如假膜脱落，可出现阵发性呼吸困难加重，气管内有异物拍击声，哭闹时加剧。

（2）高热，烦躁不安，面色发绀或灰白，可迅速出现循环衰竭或中枢神经系统症状，如抽搐、惊厥、呕吐。发生酸中毒及水电解质失衡者也多见。

（四）检查及诊断

检查参见急性阻塞性喉气管炎，常有混合性呼吸困难，胸骨上窝、肋间隙、上腹部等处有吸气性凹陷，伴以锁骨上窝处呼气性膨出。呼吸音减弱或有笛音，甚至可闻及异物拍击声。用力可咳出大量黏稠的纤维蛋白性脓痰及痂皮，咳出后呼吸困难可明显改善。如行支气管镜检查，可见杓状软骨间切迹、气管及支气管内有硬性痂皮及假膜。结合症状可确定诊断。

（五）治疗

同急性阻塞性喉气管炎，应及早进行血氧饱和度监测和心电监护。较严重者，需行气管切开术，术后通过气管套管口滴药消炎稀释，必要时需反复施行支气管镜检查，将痂皮及假膜钳出和吸出，以缓解呼吸困难。

（六）并发症

常见的并发症为败血症或菌血症，其次是心包炎、弥漫性支气管肺炎、脑膜炎、脑炎等。

（七）预后

一般预后良好，如并发麻疹和支气管肺炎者预后较差。

（吕颜露）

参考文献

[1] 马建民，等．眼耳鼻喉口腔科学．第2版．北京：北京大学医学出版社，2016.

[2] 王玉明，卫俊英，单瑞英，等．五官科常见疾病诊疗与护理．上海：第二军医大学出版社，2010.

[3] 李湘医，黄见平．甲硝唑联合氟哌酸治疗慢性化脓性中耳炎临床疗效观察．吉林医学，2014. 33（16）：3455－3456.

[4] 临床路径在耳鼻咽喉头颈外科中的应用研究．中国耳鼻咽喉头颈外科，2013. 20（3）：156－158.

[5] 刘蜓．内耳病．北京：人民卫生出版社，2010.

[6] 吴玉坤．耳鼻咽喉头颈外科疾病诊断与治疗．长春：吉林科学技术出版社，2009.

[7] 宋行华．耳鼻咽喉头颈外科治疗学．天津：天津科学技术出版社，2010.

[8] 黄选兆，汪吉宝，孔维佳．实用耳鼻咽喉头颈外科学．2版，北京：人民卫生出版社，2014.

[9] 郭玉德．现代耳鼻咽喉实用手术学．武汉：湖北科学技术出版社，2009.

[10] 王跃建．鼻咽癌诊断和治疗．北京：人民卫生出版社，2012.

[11] 张挽时．耳鼻咽喉影像诊断学．北京：人民军医出版社，2008.

[12] 郑亿庆，邹华，黄晓明．头颈部恶性肿瘤多学科协作诊疗模式．第3版．北京：人民卫生出版社，2011.

[13] 邹坚定，熊华．咽鼓管功能对鼓室成形术疗效的影响．中国眼耳鼻喉科杂志，2010，10（1）：21－22.

[14] 李凡成，蓢新春．实用眼耳鼻咽喉口腔科手册．第2版．长沙：湖南科学技术出版社，2010.

[15] 毋桂花．耳鼻咽喉及口腔科病．北京：科学出版社，2010.

[16] 孙爱华．耳鸣的诊断与治疗．中国眼耳鼻喉科杂志，2007，7（4）：208－210.

[17] 孔维佳，周梁，许庚．耳鼻咽喉头颈外科学．北京：人民卫生出版社，2010.

[18] 许庚．耳鼻咽喉科疾病临床诊断与治疗方案．北京：科学技术文献出版社，2011.

[19] 王正敏．慢性中耳炎功能性根治．中国眼耳鼻喉科杂志，2010，10（3）：137－141.

[20] 郑虹，戴晴晴．听力重建术失败的原因分析及处理对策．听力学及言语疾病杂志，2010，18（3）：220－221.

[21] 潘耀平，戴春富，王正敏．慢性中耳炎术后听力改善的临床分析．中国眼耳鼻喉科杂志，2010，10（3）：144－147.

[22] 刘景传，汤志伟，王崇谦，等．误诊为感音性耳聋及颈动静脉瘘的硬脑膜动静脉瘘．临床误诊误治，2014，27（7）：52－53.

[23] 涂厚义，倪红丽．42例慢性化脓性中耳炎手术治疗失败的原因分析．吉林医学，2014，35（12）：2608－2609.

[24] 王浩，张晓斌，刘芳芳．耳鼻咽喉真菌感染50例诊治分析．中国中西医结合耳鼻咽喉科杂志，2013，（6）：457－459.

[25] 荣芳．慢性化脓性中耳炎患者围手术期的护理．吉林医学，2013，34（33）：7061.

[26] 洪海填，刘海楼．地塞米松不同给药途径治疗突发性耳聋的疗效观察．吉林医学，2013，34（27）：5607－5607.